脑血管疾病诊疗思维

主编◎ 付登磊 赵 欣 常朋飞
袁 辉 包 可 蔺通通

吉林科学技术出版社

图书在版编目（CIP）数据

脑血管疾病诊疗思维/ 付登磊等主编. -- 长春：
吉林科学技术出版社, 2019.5
ISBN 978-7-5578-5602-1

Ⅰ. ①脑… Ⅱ. ①付… Ⅲ. ①脑血管疾病–诊疗
Ⅳ.①R743

中国版本图书馆CIP数据核字(2019)第113881号

脑血管疾病诊疗思维
NAOXUEGUAN JIBING ZHENLIAO SIWEI

出 版 人	李 梁
责任编辑	李 征 李红梅
书籍装帧	山东道克图文快印有限公司
封面设计	山东道克图文快印有限公司
开 本	787mm×1092mm 1/16
字 数	333千字
印 张	14.25
印 数	3000册
版 次	2019年5月第1版
印 次	2020年6月第2次印刷

出 版 吉林科学技术出版社
发 行 吉林科学技术出版社
地 址 长春市福祉大路5788号出版集团A座
邮 编 130000
发行部电话/传真 0431-81629529 81629530 81629531
81629532 81629533 81629534
储运部电话 0431-86059116
编辑部电话 0431-81629508
网 址 http://www.jlstp.net
印 刷 北京市兴怀印刷厂

书 号 ISBN 978-7-5578-5602-1
定 价 98.00元

《脑血管疾病诊疗思维》
编委会名单

主　编

付登磊　赵　欣　常朋飞
袁　辉　包　可　蔺通通

副主编

刘丽娟

编　委

(排名不分先后)

付登磊　潍坊市中医院
赵　欣　潍坊市中医院
常朋飞　潍坊市中医院
袁　辉　潍坊市中医院
包　可　潍坊市中医院
蔺通通　潍坊市中医院
刘丽娟　山东中医药大学

前　言

脑血管病是人类健康的头号杀手,我国中老年人当中有 80％患有高血压、高血脂、冠心病和脑中风等心脑血管疾病。中医药在防治心脑血管疾病方面历史悠久,并有着简便、安全、低毒、副作用小等的优势。

本书共七章,内容包括脑血管病常见急危重症的处理、脑血管病临床常用药物、脑血管病的护理与中医养生、脑血管病的康复、出血性脑血管病、缺血性脑血管病、临床较罕见的脑血管病等内容。选择心脑血管常见疾病,按中医、中西医结合的理论进行系统地阐述,深入探讨中医对该病病因病机的认识,并介绍编者的临床经验及独特见解。从辨证与辨病相结合的角度,结合临床实际,总结疾病的病机规律,就疾病的辨证及治疗原则、辨证分型、治法方药、常用药对、辨证要诀或临证要点等几个方面进行阐述。

本书可作为临床各科医师、科研工作者的参考书籍,也适用中医、中西医结合专业本科生、研究生学以借鉴,开拓思路。

由于都是在繁忙的工作之余进行编写以及受我们的水平所限,疏漏之处在所难免,恳请读者及同行指正,以供今后修订时完善。

目　录

第一章　脑血管病常见急危重症的处理

第一节　脑血管病常见急症

一、缺血性脑卒中

缺血性脑卒中(transient ischemic attack,TIA)是神经病学中的常见病、多发病、致残率高。脑的供应动脉狭窄或闭塞引起,严重者可引起死亡。主要包括短暂性脑缺血发作、动脉粥样硬化性血栓性脑梗死和脑栓塞。缺血性脑卒中的发病率高于出血性脑卒中,约占脑卒中总数的60%～70%。颈内动脉和椎动脉都可出现闭塞和狭窄,年龄多在40岁以上,男性较女性多。

(一)短暂性脑缺血发作

短暂性脑缺血发作是指急性一过性脑局部供血障碍所引起的发作性感觉与运动障碍,起病突然,症状消失亦快,通常持续数秒、数十分钟或几小时不等,并在24小时内完全缓解,不留后遗症。但可反复发作。发病率随年龄增长而增高。约1/4患者在发病后两年内可导致完全性脑梗死。

1.病因与发病机制

(1)病因:是一种多病因所致疾病,一般可分为三大类:①心脏疾病:如瓣膜病变、心律失常、心脏手术与心肌梗死等。②动脉疾病:是TIA的主要原因,绝大多数为颅外动脉粥样硬化,特别是粥样硬化斑较大或粥样硬化斑表面有溃疡者,更易发生,多伴有高血压(40%)、糖尿病(20%)与缺血性心脏疾病(50%)。③血液病:在动脉、小动脉、毛细血管与静脉均正常时,血液成分异常可引起TIA,如红细胞增多症、镰刀细胞病、骨髓增生性疾病、白血病、血小板增多症与异常蛋白血症等均可减低脑血流量,引起TIA发作。

(2)发病机理:①血流动力学危象学说:认为在脑动脉粥样硬化、管腔狭窄的基础上,当全身和脑局部血压骤降引起脑局部血流量的减少时,导致局限性或全脑功能障碍。②微栓子学说:颈动脉和椎动脉因粥样硬化,使动脉内的脆性血栓或胆固醇结晶有时脱落而入颅内动脉腔,阻塞小血管而引起局部缺血发作。③颈动脉受压学说:有些一过性脑局灶缺血的患者在头颈过伸或突然向一侧移动时发生,多属椎-基底动脉系统缺血,因椎动脉颈段在骨质管道(椎动脉管)内走行,颈部活动时很易受到压迫。椎动脉有先天性迂曲、扭转,或一侧椎动脉发育不良,或因动脉粥样硬化后延伸,若伴有颈椎骨质增生、髓核变性脱出等,则在颈部运动时更易发生。颈部肌肉纤维发育不良患者在头位转向一侧时,可阻塞颈动脉并引起梗死或TIA。④脑部血流逆行学说:血流逆行也称盗血,多发生于动脉阻塞或狭窄时。脑部血因从交通支逆至阻塞动脉远端,从而导致脑组织缺血。如锁骨下动脉或头臂动脉,主动脉弓甚至颈总动脉病变可逆转正常压力梯度引起血液离开脑部,其中典型者为锁骨下动脉盗血综合征。⑤血管痉挛学说:仅见于直接的血管刺激

（外伤、出血与脑血管造影等）和高血压危象可以出现脑血管痉挛。

2.诊断

（1）特点：本病好发于中年以后，以 50 岁～70 岁多见，男性多于女性。症状多样，但有共同特点：①发作性起病：起病突然，出现某一肢体感觉异常或运动失灵等症状，一般在 15 分钟内达到高峰。②症状持续时间：短一般为 5～30 分钟，最长不超过 24 小时，若超过 24 小时则不属于 TIA，而称为"可逆性缺血性神经损害（RIND）"或"可恢复的脑梗死"。③缓解快：常在数分钟内症状消失，但可以再发作，一般每周发作 1～2 次，最多每天发作 12～20 次，也有的终生发作一次。④恢复完全：发作后症状一旦缓解，不遗留任何神经损害。

（2）临床表现：①症状：a.颈动脉发作型：常见的症状为单侧运动和感觉障碍，可伴有失语和构音不清，如果伴有眼动脉缺血者，则可以出现同侧一过性黑蒙与对侧偏瘫，以及同侧血管性头痛。b.椎-基底动脉发作型：常见症状为眩晕、恶心、呕吐，此因前庭系统对缺血最敏感之故。亦可突然下肢无力，口周围麻木，共济失调，复视，偏盲，甚至交叉性瘫痪。猝倒发作是一个相当特殊的表现，发作时患者突然两腿失去张力，无法支持躯体的重量而突然摔倒。一般意识清楚，往往很快缓解。这可能因脑干网状结构缺血，无法维持下肢肌张力之故。②体征：锁骨下动脉—椎动脉连接部与椎动脉到乳突有杂音；双上肢血压不对称（锁骨下动脉盗血综合征）；臂动脉血压与眼动脉血压成比例的两侧降低（两侧锁骨下动脉盗血综合征）。

（3）病理：发生缺血部位的脑组织，常无特别的病理改变，部分患者脑深部有小梗死灶。另外，在主动脉弓及其分出的大动脉、颈动脉处可见动脉硬化样改变、狭窄或闭塞。可见有颈动脉或椎动脉过长、扭曲或者基底动脉及其分支炎性浸润或闭塞。

（4）辅助检查：血液流变学检查可能发现异常，如血黏度增加，血小板聚集增加；心电图检查常示冠状动脉供血不足；透颅多普勒（TCD）局部脑血流量检查可查明血流障碍的区域；单光子发射计算机断层扫描（SPECT）检查可正确发现血流灌注减低的程度及缺血的部位；脑 CT 及磁共振成像（MRI）检查多无异常，部分患者可见小灶性脑梗死灶；动脉造影及数字减影术可发现颈内动脉的动脉硬化性斑块、溃疡、狭窄、畸形等。

3.治疗

（1）发作期的治疗与脑梗死完全一样（见动脉粥样硬化性血栓性脑梗死的治疗）。

（2）间歇期治疗：①血小板凝集抑制剂：当动脉粥样硬化斑的胶原组织暴露于动脉管腔内时，血小板迅速附着并释放二磷酸腺苷、前列腺素 G2 与血栓烷素 A2 等物质。后者又可引起血小板再聚集与再释放，终致血栓形成。目前抑制血小板原发性凝集或胶原组织诱导的继发性凝集作用的药物有：阿司匹林、潘生丁、磺唑酮等。②低分子右旋糖酐：具有降低血液黏稠度，增强脑缺血区的血流量，预防血小板及红细胞的凝集作用，适用于各种原因引起的 TIA。一般用量 300～500ml，静脉滴入，每日 1 次，10 天为一个疗程。首次使用应注意过敏反应。③抗凝疗法：双香豆素乙醇用于抑制 TIA 发作已 20 多年，对其评价仍在争论中，由于发生出血性事故达 5％～24.2‰，且临床监测复杂，现已较少使用。④外科手术治疗：对颅外段颈动脉狭窄、血栓、扭结和溃疡性斑块，可采用手术治疗，如颈动脉内膜切除术、血管重建术或颅内外血管搭桥术，以清除微栓子的来源，使 TIA 减少或终止发作。对其效果目前仍有争议，应慎重使用。

(二)动脉粥样硬化性血栓性脑梗死

动脉粥样硬化性血栓性脑梗死是在颅内、外供应脑部动脉血管壁病变基础上,由于流变学等各种因素作用,形成血栓,致使供应范围脑组织梗死性坏死,发生偏瘫,偏身感觉障碍,偏盲及其他神经系统症状与体征,或精神症状的一种脑血管疾病。动脉粥样硬化性血栓性脑梗死是急性脑血管疾病之一,为常见病、多发病。该病死亡率较低,但致残率较高。

1.病因与发病机制

脑动脉粥样硬化主要发生在供应脑部的大动脉和中等动脉,管径约 $500\mu m$ 以上,是全身动脉粥样硬化症的组成部分。脑动脉粥样硬化好发于颈动脉起始段、颈内动脉近分叉处和虹吸段,大脑中动脉起始段,椎动脉、基底动脉和主动脉弓。

脑动脉粥样硬化最严重的部位在颈内动脉近分叉处和基底动脉的上段,基底动脉的中、下段和椎动脉、大脑中和后动脉则较轻。虽然脑血管壁已有病变,但不是立即一定发生脑血栓形成。常常在其他因素的作用下,如睡眠、脱水、休克,血压下降,血流变慢,心律失常,血黏度升高,以及血凝固性增加等导致血栓形成。血管壁病变与诱发因子的存在,血小板及纤维素等有形成分黏附、聚集、沉着,形成血栓,并渐扩大,直至动脉完全闭塞,导致脑组织梗死,其程度与动脉血管闭塞的快慢、部位与侧支循环情况等有关。

2.诊断

(1)临床表现:局限性脑损害表现因阻塞的动脉不同而临床症状与体征亦各异,较为复杂,常见如下几种情况:①颈内动脉阻塞:并以大脑中动脉阻塞综合征形式表现出来,出现病变对侧偏瘫,包括面部与舌部肌肉,上、下肢瘫均匀;偏身感觉障碍,包括深、浅感觉;偏盲,为黄斑回避的同向性;精神症状,包括哭笑无常,言语无伦次,激动,烦躁,理解力、记忆力与定向力障碍;失语,呈运动性、感觉性或混合性。另外,可出现单眼失明,颈区闻到血管杂音,或有视神经萎缩等。②大脑中动脉阻塞:在颈内动脉分支出大脑中动脉起始处产生梗阻,其供血的皮层与深部结构全部遭受缺血性损害,多为进展型,历经 $3\sim5$ 天,出现病变对侧完整偏瘫(包括面、舌肌中枢性瘫痪)、偏身感觉障碍与偏盲,若主侧半球受损时,出现混合性失语。有时精神反应迟钝。此类阻塞,梗死广泛,脑水肿严重,出现头痛、恶心与呕吐等颅内压升高症状,并致脑疝,患者表现昏迷,一侧或双侧瞳孔散大(开始为一侧散大,两侧不等),呼吸障碍,呈潮式,或自主呼吸停止,逐渐加剧危及生命。③大脑前动脉阻塞:此动脉阻塞少见。当其皮层支阻塞致大脑半球内侧面梗死,表现病变对侧不完整偏瘫(中枢性),下肢重,上肢轻或无瘫痪;下肢皮层感觉减退;膀胱、直肠功能障碍,失去控制,常有失用症。大脑前动脉深支阻塞,致苍白球、内囊前支梗死,出现病变对侧面、舌肌与上肢中枢性瘫痪,感觉无明显损害。④椎基动脉系统阻塞:此系血管阻塞较颈内动脉系统为少。其阻塞致大脑半球后部、底面、脑干与小脑梗死。当其分支小脑下后动脉阻塞时致延髓外侧与小脑部分梗死。表现病变同侧与对侧躯干、肢体感觉减退;病变同侧软腭麻痹;咽反射减弱与消失;病变同侧上下肢共济失调;病变同侧前庭功能障碍,向病侧倾斜;病变同侧霍纳征阳性(睑裂变小,眼球后凹陷与瞳孔缩小)。椎动脉合成的基底动脉旁正中分支阻塞时,致桥脑腹内侧梗死,表现病变侧外展、滑车与动眼神经麻痹与对侧上下肢麻痹,有时出现凝视。如为基底动脉主干阻塞时,致桥脑与中脑广泛梗死,出现面神经、外展神经、三叉神经麻痹,四肢麻痹,昏迷、高烧,患者迅速死亡。椎动脉的分支小脑上动脉阻塞时,致小脑梗死或伴有一侧桥脑梗死，表现病变同侧肢体共济失调，肌张力降低，眼球水平性震颤等。有时表现急剧的颅内压增高，导致小脑扁桃体疝，引起迅速死亡。大脑后动脉阻塞致顶枕部梗死，表现偏盲、一过性黑蒙、体象障碍(对自身肢体或其他器官感知障碍)、失认与失用症等。如影响其深支供血，出现偏身感觉障碍与锥体外系症状。

(2)辅助检查：①CT 和 MRI 扫描：常规的 CT 和 MRI 扫描可以鉴别梗死和出血，排除其他疾病，明确中风的部位。对于动脉粥样硬化性脑血栓形成脑梗死，CT 的阳性发现明显低于MRI，尤其在脑干、小脑和静脉窦血栓形成。弥散 MRI 技术使临床能在超早期发现脑内缺血性损害，6h 内弥散加权 MRI 阳性达 100%，而常规 MRI 几无阳性。弥散加权 MRI 技术检查能够明确区分新旧病灶，同时应用灌注 MRI 可反映缺血损害区域的血流灌注，结合 MRS 检查了解病灶区的代谢物质变化(乳酸、谷氨酸等)。②脑血管造影检查：血管性疾病的证实须血管造影检查。通常，动脉插管血管造影检查可以选择用于怀疑有手术指征的颅外颈动脉病变，或鉴别颅内血管炎、颈或椎动脉内膜分层等疾病。临床上开始应用 MRA 检测颅内大血管的狭窄、动脉瘤和其他血管病变，但是其灵敏度仍不如传统的动脉插管血管造影检查。③超声血管检查：动脉粥样硬化性脑血栓形成是全身动脉粥样硬化的一部分，尤其是颈动脉系统的动脉粥样硬化(包括颅内和颅外血管)。应用传统的二维超声血管检查可以发现颅外颈动脉的狭窄或斑块，并测量血管直径和流速。对于颅内颈内动脉系统，选择多普勒超声血管检查，但是仅仅间接反映颅内各大动脉的流速，无法了解血管的狭窄，必须结合 MRA 或脑血管造影检查。

3.治疗

动脉粥样硬化性脑血栓形成的治疗除一般对症治疗外，结合病理生化变化的特点，国内外均集中在超急性期和急性期的治疗。

(1)无症状性颈动脉杂音/狭窄：国外报道老年人中无症状性颈动脉杂音或狭窄均较为多见。在 65 岁以上个体常规体格检查可以发现 7% 的无症状性颈动脉杂音，在 75 岁以上个体应用超声检查，近 30% 有无症状性颈动脉狭窄。大规模临床研究表明，75% 以上程度的无症状性颈动脉狭窄的个体，其同侧发生中风的危险是 2.5%，但是同时对侧中风发生亦增加，并伴心脏缺血的危险性增高，因此无症状性颈动脉狭窄和个体中风危险的相关性尚难于评价。针对无症状性严重的颈动脉狭窄而言，动脉内膜切除术是有意义的，但是其有效性尚有待于进一步的证实。目前，国外学者提倡应用阿司匹林抗血小板治疗无症状性颈动脉杂音/狭窄。

(2)短暂性脑缺血发作(ⅡA)：①抗血小板治疗：目前，针对预防非心源性中风的药物治疗，以抗血小板治疗有最佳的疗效/危险比率。抗血小板治疗通过抑制环加氧酶 1，达到阻断其催化血栓烷 A2 的作用。阿司匹林(Aspirin)可以减少 TIA 发作频率、减少中风发生和死亡率。并且能对心源性中风再发有预防作用，联合引用抗凝治疗的效果超过单用抗凝治疗。阿司匹林的治疗剂量因人种而异，国外临床研究应用口服 80~1300mg/d 的剂量范围是有效的，在北美区域一般应用口服 325mgd，国内多主张口服 50~75mg/d。曾认为男性应用阿司匹林更有效，但是在 40 岁以上男性、无 TIA 和脑血管病史的个体，阿司匹林能减少心肌梗死的危险，而不降低中风发生的危险。阿司匹林的副作用主要有消化不良、恶心、腹痛、腹泻、皮疹、消化性溃疡和胃肠出血，国内多应用肠溶性阿司匹林则消化道副作用明显减少，但是是否影响治疗的效果不明确。噻氯匹定(Ticlopidine)(250mg 口服，2 次/天)被认为比阿司匹林更有效，但副作用多而严重,如腹泻和皮疹,偶见严重中性白细胞减少症(可恢复)。噻氯格雷(Clopidogrel)通过不可逆结合血小板表面的 ADP 受体,抑制血小板聚集,减少缺血性中风的发生。腹泻和皮疹副作用较阿司匹林多见,但中性白细胞减少和血小板减少症与阿司匹林相当。②抗凝治疗:主要应用在心源性脑卒中的 TIA 患者,而动脉硬化性血栓形成的 TIA 患者中的疗效尚不明确。肝素治疗为急性期的治疗手段,1000～2000U/h、静脉滴注。须每天监测活化的部分凝血活酶时间(aPIT),并根据 aIylT 水平调整肝素的剂量,保持 aPTT 延长治疗前水平的 1.5～2 5 倍。华法林主要作为长期抗凝治疗的药物选择,5～15mg/口服。急性期肝素静脉抗凝治疗使凝血酶原时间(PT)较治疗前延长 1～1.5 倍时(多在治疗的 5 天左右)应用华法林口服治疗。华法林治疗期间,需每 2 周监测 Prr 或国际规格化比率(INR),使 PT=治疗前 1.5 倍或 INR =3～4。在 TIA 患者应用抗凝治疗应该慎重,因为颅内出血的危险性很大,尤其是在 65 岁以上和伴高血压的患者中。③其他治疗:脑前循环的 TIA 症状的发生与颈动脉硬化中等狭窄(50％～70％)、严重狭窄程度(70％～99％)相关,动脉内膜切除术结合阿司匹林治疗较单独应用阿司匹林治疗有效,主要应用在颅外颈动脉病变患者,椎基底动脉系统、颅内动脉血管和完全性颈动脉阻塞患者不适用。其手术率在 1％～5％左右,对微小颈动脉狭窄而形成溃疡的患者,治疗效果不清楚。另外动脉腔内支架治苯疗颈动脉狭窄的 TIA 患者尚有待于进一步临床试验的结果。部分 TIA 发作与颅内颈动脉系统动脉狭窄有关,希望应用颅外颅内动脉的分流术治疗,但是目前认为无效。

(3)完全性卒中:①溶栓治疗:t-PA 是丝氨酸蛋白酶,定位于人类 8 号染色体(8p12),促使纤溶酶原转化为纤溶酶,溶锵纤维蛋白血栓。多数研究包括对照临床试验的结果提示,发病 3h 内应用 t-PA 治疗可以减轻神经缺失程度和减少中风的死亡率,理论上而言其中包括部分 TIA 患者。t-PA 治疗剂量是 0.85～0.9mg/kg,最大总剂量 90mg,以 10％剂量静脉注射,90％的剂量在 60min 内静脉滴注。超过 3h 使用,或应用其他溶栓剂和动脉内溶栓的有效性尚待证实。国内九五计划应用尿激酶溶栓临床对照研究正在进行中,使用尿激酶剂量为 150 万单位,静脉滴注。溶栓治疗的严重副作用是出血,可以是脑和其他部位组织出血,有报道出血比率在 8％～12％左右。影响治疗效果和并发症的因素很多,治疗的选择应该慎重。②抗凝治疗:抗凝治疗急性缺血性卒中历史悠久,主要应用抗凝治疗心房颤动患者,预防缺血性卒中的发展。最近,有学者报道应用低分子量肝素可改善急性缺血性卒中患者的神经功能残缺程度的多中心随机双盲研究工作。但大规模应用肝素减少中风的再发率未显示有明显意义。临床应用低分子量肝素较安全,皮下注射 4100U,2 7 灾/天,10 天为一疗程。国内外的临床试验,主张应用在起病 48h 内。③抗血小板治疗:参照 TIA 治疗。④神经保护治疗:许多涉及脑缺血病理生化机制的药物均希望临床应用达到神经保护的目标。目前可用于临床的神经保护药物有巴比妥类药物和阿片拮抗剂纳洛酮,一系列临床试验均未发现能产生预期的效果。实验研究提示钙离子通道的阻断能有效减轻缺血损害,但是临床应用电压依赖性钙离子通道阻断剂尼莫地平的试验仍是阴性结果,多中心试验提示早期应用大剂量尼莫地平(120mg/d、口服),并防止低血压副作用,可能改善预后。电刺激小脑顶核可抑制缺血脑组织的扩布性抑制,降低缺血神经元的去极化,抑制脑血管免疫炎性反应,抑制神经细胞凋亡,改善脑血流,促进神经功能恢复。可用于脑梗死急性期及恢复期治疗。⑤其他治疗:国内外使用降低纤维蛋白原药物治疗急性缺血性卒中有较多的报道,但是迄今尚无肯定的结论;近期国内对来自蛇毒的降纤酶的验证研究,提出降低纤维蛋白原可能对缺血性卒中有效,治疗剂量是治疗第 1 天 10U、第 3 天和第 5 天各 5U,静脉滴注。必要时可以根据血纤维蛋白原浓度,重复应用。抗高血压治疗是一个临床关注的问题,虽然高血压和中风的病理生理有密切关系,而且急性中风时多有血压的增高,抗高血压治疗的给予应根据血压的变化而定。脑组织缺血状态下,降低血压不利于梗死周围区域的脑组织代谢,将加重组织损害。参照 WHO 标准,急性脑缺血时,血压低于26.7/14.7kPa(200/110mmHg)水平,不予降压处理。临床上大面积脑梗死后可发生细胞毒性及血管源性脑水肿,常用的脑水肿治疗药物如甘露醇、皮质激素通常无效。可试用抑肽酶100 万 u/d 静脉滴注,共 5~7d。

在完全性中风中,手术治疗很少采用,仅仅是在大面积脑梗死影响脑干功能时,为抢救患者生命可以考虑采用大骨板减压术,可能提高此类患者的生存率。

(三)脑栓塞

脑栓塞是指来自全身各部位的栓子随血流进入颅内阻塞脑血管,引起相应的脑功能障碍。其发病率占全身动脉栓塞的 50%,占脑卒中的 20%。以年轻人为多。

1.病因与发病机制

(1)病因:以风湿性的瓣膜病的栓子较多,常见于年轻成人,继发于动脉硬化的栓子见于老年人。①心源性栓子:风湿性心脏病,特别合并心房颤动时,尤易发生;急性或亚急性感染性心内膜炎,常在瓣膜病变的基础上发生;心律失常,特别是慢性或阵发性心房纤维颤动最为常见;心肌梗死,心内膜表面易发生附壁血栓,脱落形成栓子;先天性心脏病伴发右心至左心短路,直接经左心房或左心室进入颅内动脉.形成脑栓塞。②大血管性疾病:主动脉硬化所致动脉血管内壁溃疡斑块脱落;动脉炎、无脉症与类风湿病等;颈动脉外伤、狭窄与闭塞,升主动脉动脉瘤。③全身其他疾病:败血症、肺部感染性脓栓子;空气栓子,如潜水员病、胸腔手术、人工气胸、肾周围充气及人工流产等;脂肪栓子,多发生在长骨骨折、长骨外科手术等;寄生虫卵栓子;癌性栓子。

(2)发病机理:脑栓子最易进入左侧大脑中动脉血管内,使其阻塞的动脉供应区域发生脑梗死,引起急性脑缺血,若梗死的血管范围少,仅引起局部脑症状。而大血管栓塞或复发性脑梗死可以引起全脑症状。梗死的脑血管因对管壁的刺激发生脑血管痉挛,症状加重。

2.诊断

(1)临床表现:脑栓塞发病迅速。风湿性心脏病引起者年轻人较多,且女性多于男性。动脉硬化、心肌梗死所致者多见于老年人。栓塞后脑局部症状有偏瘫、偏盲、失语及局限性抽搐,部分患者出现一过性意识障碍。若栓子较小,神经症状可以完全消失,重者可以留有不同的后遗症状;严重者可突然昏迷,全身抽搐,可因脑水肿或继发脑出血引起颅内压升高,形成脑疝而死亡。

(2)病理:脑栓塞的脑部病理所见类似脑血栓形成,梗死动脉区发生急性坏死,周围为程度不同的脑水肿区,严重时可导致脑疝形成,坏死区神经元、轴索、髓鞘及胶质细胞破坏、坏死,软化组织被吞噬细胞清除,遗留胶质疤痕,坏死组织液化、吸收形成大小不等的囊腔。但许多有典型脑栓塞临床表现的病例,在尸解时找不到栓子,甚至动脉中也未发现栓子,仍可诊断脑栓塞。另外,栓塞血管的栓子移向远端时,因血管壁的损伤、通透性增强,血流重建时,可见到血管周围渗出性出血,称出血性脑栓塞,约50%～60%脑栓塞性梗死为出血性,几乎所有的出血性梗死继发于栓塞,出血部位多在灰质。有的甚至发生蛛网膜下隙出血。

(3)辅助检查:腰椎穿刺检查脑脊液多完全正常。如有出血性脑栓塞,脑脊液可有红细胞,压力轻度升高。而炎性栓子造成脑栓塞,脑脊液白细胞增多,蛋白升高。EEC可见局限性的异常慢波。CT扫描在脑梗死区表现低密度灶,MRI可见异常信号。EKG可明确有无心律失常。

3.治疗

(1)脑栓塞的治疗:与脑血栓形成的治疗相同,但在急性期使用脱水剂,治疗脑水肿,要注意心脏功能。(2)治疗原发病,根除栓子来源,防止栓塞复发非常重要。如彻底治疗亚急性感染性心内膜炎,根除栓子的来源。对感染的栓子应给予抗生素治疗控制炎症及扩散;若有手术治疗指征的心血管病,应积极进行手术治疗等。脑栓塞病死率约为25%左右,大多因脑水肿、脑疝及心、肺并发症或心脏功能衰竭而死亡。在存活者中,有50%～60%的栓塞复发率,再发者死亡率更高。多数患者留有不同程度的神经功能障碍,如偏瘫、失语等。

二、蛛网膜下隙出血

蛛网膜下隙出血(SAH)是指由各种原因出血血液流入蛛网膜下隙所致的临床综合征。SAH可分为自发性SAH和外伤性SAH。自发性SAH又分为原发性SAH和继发性SAH。因各种原因引起软脑(脊)膜血管破裂血液流入蛛网膜下隙者称原发性蛛网膜下隙出血;因脑(脊髓)实质内出血血液穿破组织流入蛛网膜下隙者称继发性蛛网膜下隙出血。通常临床所谓蛛网膜下隙出血是指脑原发性蛛网膜下隙出血,引起蛛网膜下隙病因较多,本节主要涉及动脉瘤性与动静脉畸形蛛网膜下隙出血。

(一)病因与发病机制

原发性蛛网膜下隙出血的病因很多,而其主要原因是脑动脉瘤和动静脉畸形(约占50%～90%)。

1.脑动脉瘤

可见于任何年龄,以40～60岁多见,而以50～54岁发病最常见。婴儿及高龄期较少见。动脉瘤好发于组成颅底动脉环的血管上,尤其是动脉分叉处。动脉瘤破裂的频度,据报道颈内动脉占38%,大脑前动脉占36%,大脑中动脉占21%,大脑后动脉占0.9%,基底动脉占2.9%,椎动脉占0.9%,小脑占0.8%。颈内动脉颈段的动脉瘤较少见,其蝶鞍床突下段海绵窦内的动脉瘤是在硬膜外,很少引起蛛网膜下隙出血。床突上段占39.3%,其中5.4%在后交通动脉以下,25%在与后交通动脉连接处,4.5%在后交通动脉分叉处,4.4%在颈内动脉分叉部。颈内动脉及大脑中动脉的动脉瘤以女性为多,而前交通动脉的动脉瘤则以男性多见。

2.血管畸形

血管畸形也称血管瘤。分动静脉型和毛细血管型。动静脉型常见,毛细血管型比较少见。动静脉型是蛛网膜下隙出血的常见原因之一,占6%～7%,与动脉瘤之比约为1:6.5,可发生于脑的任何部位,而以大脑突面较多发,最常见于大脑中动脉系统。血管畸形90%以上在小脑幕上。血管畸形引起的蛛网膜下隙出血常伴局灶体征,发病前或发病时可有癫痫发作或精神障碍,有时可闻及血管杂音,可合并脑内出血。

(二)诊断

1.临床表现

(1)头痛:在数秒或数分钟内即达高峰的突发头痛是 SAH 主要临床特征,常被患者描述为呈炸裂样或爆裂样剧烈头痛。通常患者描述头痛为生平最剧烈的头痛。头痛最初局限的部位常提示 SAH 之出血部位,具有定位价值。额、枕部头痛提示出血源于后循环,头痛局限在同侧额部和眼眶者常提示前循环出血。头痛可很快蔓延到整个头部,并向颈项部放射。SAH 发病前数天或数周部份患者可出现一些预警性症状如头痛、痛性颈僵硬感、眼或面部疼痛、复视、视野缺损。警示性头痛是预警性症状中最常见的症状。约 20%～50%患者在动脉瘤破裂数天或数周前有这种警示性头痛,症状的出现可能代表不同的病理生理状况如动脉瘤的急性扩张或栓塞,动脉瘤壁孤立性出血和动脉瘤预警性渗漏。渗漏性少量出血所致头痛可以很轻微或呈刻板式发作。有慢性偏头痛患者或其他原因头痛患者如出现突发的、性质与以往不同的头痛,或程度更重的头痛应考虑到 SAH 警示性头痛的可能。其头痛部位可出现在头部各处,无定位价值,大多持续数小时或数天。除头痛外,其他症状如面部或眼疼痛,视野缺损,复视及其他视觉症状常提示动脉瘤的急性扩张。

(2)意识障碍:SAH 后多数患者可出现突然发生的短暂或持续较长时间的意识障碍。意识丧失短暂者常述意识丧失前有剧烈的头痛。突发意识障碍与早期脑血管痉挛、脑血流量急骤减少、颅内高压等有关。

(3)脑膜刺激征:SAH 后多数患者于 12～48h 出现脑膜刺激征,多在 3～4 周后消失,颈强直常在起病后数小时或 1～2d 内出现。Brudzindki 征发生率约为 66%～100%,Kemig 征发生率为 35%～60%。

(4)脑神经麻痹:SAH 后脑神经麻痹以动眼神经麻痹最常见(38.6%),一侧动眼神经受累常提示后交通动脉和颈内动脉连接处的动脉瘤;也见于床突下海绵窦颈内动脉瘤,此处的动脉瘤常伴外展神经、三叉神经受累和可能导致视力丧失的视神经受累。其余脑神经Ⅱ、Ⅳ、Ⅵ、Ⅶ、Ⅷ也可受累。

(5)其他:大脑中动脉动脉瘤破裂可产生偏瘫、失语、视野缺损或单纯性部分性痫性发作。前交通动脉动脉瘤破裂可引起视交叉压迫症状而出现双侧下半部视野缺损。眼底检查可发现视网膜前、玻璃体膜下出血和视盘水肿(10%)。自主神经损害可出现心动过缓、暂时性血压升高或低血压、体温升高等。体温升高可能与小动脉痉挛致下丘脑损害,或血液吸收产生吸收热有关。

2.病理

囊状动脉瘤发生于脑底部大动脉的分叉处,并破入基底池的蛛网膜下隙间隙中。动脉瘤的常见部位包括大脑前动脉的前交通动脉连接处;后交通动脉与颈内动脉连接处;大脑中动脉分叉处;基底动脉顶部;基底动脉与小脑上动脉或小脑下动脉连接处或椎动脉与小脑后下动脉连接处。近于 85%的病例发生于韦利斯环的前部,10%～30%的患者有多发动脉瘤,10%～20%病例发生在双侧对称部位。由于动脉瘤的扩展,常形成一个带圆顶的颈。颈的长度和圆顶的大小对于决定是否为显微外科手术是极为重要的。在颈的基底部动脉的内弹力层消失,中层变薄,结缔组织取代了平滑肌细胞。破裂部位(常位于顶端)壁厚不足 0.3mm,出血的破口常不足 0.5 mm 长。

3.动脉瘤临床分级

现常用两种动脉瘤分级标准,Hunt 和 Hess 分级标准表 4-1。

Ⅰ级	无症状或仅有轻微头痛和颈硬
Ⅱ级	中度或严重头痛、颈硬,但无局灶性或偏侧的神经体征
Ⅲ级	嗜睡、烦躁、轻度局灶性神经损害
Ⅳ级	持续性昏迷或浅昏迷、去脑强直及自主神经功能障碍
Ⅴ级	深昏迷、去大脑强直

4.实验室检查

(1)脑脊液:血性 CSF 是 SAH 最重要的诊断依据。此项检查只能证实 SAH,而不能判断出血的部位。对血性脑脊液首先要鉴别是穿刺出血或真性 SAH。现在广泛采用的连续收集三个试管 CSF,比较其红色色度的方法是不可靠的。正确的方法是将脑脊液离心后对其黄变上清液作分光光度检测。SAH4h 至 3 周均可检测到该黄变色素,故腰穿应在发病数小时后施行。在此之前如需与脑膜炎鉴别则仍需作腰穿。如在刚发病不久腰穿发现血性脑脊液,此脑脊液为穿刺出血的可能性较大。

(2)头颅 CT:头颅 CT 扫描不仅可以确诊 SAH,还可以明确 SAH 部位、体积、范围及脑室大小。CT 检出的阳性率与出血量和出血时间有关。如出血量少,5～7d 后 CT 确诊率就非常低;出血量大,1～3 周仍可检测到 SAH。因此,CT 检查应在 5～7d 内进行。Fisher CT 分级标准:Ⅰ级,发现血液;Ⅱ级,血液层厚<1mm,遍及整个蛛网膜下隙;Ⅲ级,血液层厚>1mm;Ⅳ级,脑内或脑室内积血。该分级有助于预测 cvs,利用 CT 预测 cvs 扫描最好在出血后 24～48h 进行。一般 Fisher CT 分级≥Ⅱ级者,发生症状性 CVS 的可能性比较大。

(3)全脑血管造影或 DSA:脑血管造影或 DSA 能明确 SAH 的病因是动脉瘤、AVM 或其他血管异常,也能确定病变的部位、数量、形态,同时也是证实 CVS 的直接证据。如条件许可,主张尽早施行全脑造影或 DSA,理由:①早期诊断手术可避免 DVS 的发生或加重;②约 1/2 SAH 者,再出血发生在第 6 周内,大多数发生在最初 3 周内,早期诊断早做手术可降低再出血的概率;③造影有助于设计最佳治疗方案。

(4) TCD 和经颅彩色编码超声显像(TCCS):通过测定血流速度,TCD 可以确诊大脑中动脉(MCA)的动脉痉挛。但对颈内动脉(ICA),大脑前动脉(ACA)、基底动脉(BA)血管痉挛无创判断的有效性较差,此时可借助 TCCS 来弥补其不足。TCCS 是一实用、无创、可在床旁操作的诊断方法,其对 MCA、ICA、ACA 动脉痉挛检测的敏感性和特异性均较常规 TCD 高。

(三)治疗

原发性蛛网膜下隙出血,其治疗目的是为减少出血后死亡及再出血,使损害的脑功能得到最大限度的恢复。对已发现动脉瘤或血管畸形者,若一般状况良好,应争取早期手术治疗。对不宜手术者,则应预防其发生破裂。

1.内科治疗

(1)发病后应绝对卧床休息 4～6 周,防止再出血,适当应用镇静、止疼剂。(2)降低颅内压:20％甘露醇 250ml,每 4～6 小时一次静脉点滴;地塞米松 5～10mg,每日 2～3 次。不仅能减轻脑水肿,降低颅内压,而且可改善意识状态,预防和治疗脑血管痉挛。其作用机制,目前认为主要系消除损害细胞膜的自由基。应用大量维生素 E,对预防脑血管痉挛有益。其他如呋塞米、甘油等,也可做降颅压的治疗。国产复方甘油注射液 500ml,每日静脉滴注 1～2 次,效果较好。(3)调整血压:目前尚有争议,一般认为急性期不急于调整血压。用降压疗法,预防再出血,不一定有益处,缺血引起的后果可能更严重。而伴丘脑下部损害者,血压的控制亦较困难,某些降压药如吩噻嗪类(冬眠灵等)易发生低血压休克,应列为禁用或慎用。(4)止血疗法:无肯定疗效,有的学者认为止血剂可促进凝血过程,增强小动脉壁的张力。大剂量应用可发生心肌梗死,因而主张对高龄者及已有心电图异常者慎用或不用,但也有主张用 6-氨基己酸者,认为除止血外,还有解除血管痉挛,预防再出血的作用。另有报告用止血药者较不用者脑血管痉挛发生率明显增高。笔者认为对高龄、有动脉硬化、心血管疾病者小剂量用或不用,对青少年蛛网膜下隙出血、心电图正常者应采用。据报告 6-氨基己酸 18g,每日 2 次静脉滴注,效果最好。(5)抗脑血管痉挛:异丙基肾上腺素能激活腺苷酸环化酶,使血管平滑肌松弛,从而预防和缓解血管痉挛。异丙基肾上腺素 0.4～0.8mg,加入 5％葡萄糖 150ml 内静脉滴注,每分钟 10～20 滴,每 8 小时一次。同时利多卡因 200mg,加入生理盐水 450ml,点滴,10～20 滴/分输注。苯胺卡胺 50～100mg 颈内动脉注射,亦可用罂粟碱、氨茶碱。以上方法对因血管痉挛所致的缺血性神经机能障碍,可获得迅速改善。目前以钙离子拮抗剂尼莫地平最为理想,能进饮食者每日应用 30mg,每日 3 次,对意识障碍者需用尼莫地平 5～25mg,静脉点滴。(6)腰穿放脑脊液:隔日一次,缓慢放出血性脑脊液可降低脑压、缓解症状及预防蛛网膜粘连。(7)侧脑室体外引流:对重症蛛网膜下隙出血出现深昏迷并已有脑疝征象者,本方法不失为一挽救生命的方法。

2.手术治疗

根据病例的不同情况可采用颈总或颈内动脉结扎法,直视下动脉瘤或血管畸形结扎或切除法,此外尚有瘤颈夹闭法,瘤壁加固、凝固法,填塞法与栓塞法等。手术时机,多数主张出血后立即行脑血管造影,并争取及早手术。对有血管痉挛者,可在 7～10 天后,血管痉挛基本缓解时再手术治疗。对于年迈体弱、一般情况较差、深昏迷、生命体征受累,伴高血压及动脉硬化者,或动脉瘤位置不准确或多发性动脉瘤者,不宜行手术治疗。

三、原发性脑出血

原发性脑出血(PICH)是指由高血压等原因引起的原发于脑实质内的出血。可分为幕上出血、幕下出血。幕上者常见于壳核、丘脑、脑叶,幕下者则常为脑桥和小脑出血。原发性脑出血的发病率随受调查人群的民族、居住地域、性别、年龄、饮食习惯等不同而不同。目前,脑出血的病死率几乎均在 50％以上。

(一)病因与发病机制

慢性高血压是 PICH 的最常见最直接的原因。由于高血压可导致小动脉的纤维素样坏死、脂质沉积、中层变性等病变,因而易于破裂。电镜研究发现高血压性脑出血患者出血动脉存在严重的动脉硬化及变性改变。

近年来,非高血压患者的急性血压增高与脑出血的关系备受瞩目。由于平时血压不高,患者的血管床对血压急剧增高缺乏良好的调节贮备,因此在极度情感刺激、屏气用力或使用拟交感药物等血压急剧升高的情况下,发生脑出血的危险性增加。寒冷时发生的脑出血(cold - related ICH)的机制亦可能类似。

脑过度灌注引起 PICH 的机制与血压急骤升高引起 PICH 相似,尤其在已有动脉局灶性病变或自身调节机制受损的患者。另外,血压骤升、过度高灌注亦可触发已有高血压病的患者产生 PICH。颈动脉内膜剥脱术等颈部血管手术患者较易发生高血压,其原因可能与手术导致颈动脉窦压力感受器反射丧失有关。颈动脉内膜剥脱术引起的同侧脑血流高灌注状态与术后高血压可能是该类手术引起 PICH 的重要机制。

脑淀粉样血管病(CAA)的发病率随年龄增长而增加。CAA 是 70 岁以上 PICH 患者的主要原因之一,CAA 所致脑出血患者的再出血率高,且可呈多灶性。动、静脉畸形(AVMs)和动脉瘤是 ICH 的重要原因。其发病年龄亦偏轻,是 14～45 岁的脑出血患者的头号病因(占 38%～67%)。

高血压不但是脑出血的直接原因,也是脑出血第一位的危险因素。高血压的控制则与脑出血发病率的下降呈平行关系。抗凝治疗与溶栓药物的使用者患脑出血的危险性增加。吸烟与脑出血的关系仍无明确结论。饮酒者发生脑出血的危险性明显增加。低胆固醇血症患者发生脑出血的危险性明显增加,低胆固醇血症与舒张压增高在促发 PICH 中相互作用。

(二)诊断

1.临床表现

(1)起病形式:90% 以上 PICH 患者的首发症状为局灶性。2/3 患者的症状在起病初 10～30min 进行性加重,另 1/3 起病时即达高峰。由于出现活动性出血导致血肿扩大,部分患者症状可进行性恶化,甚至持续 24h 以上。

(2)意识障碍:起病时,仅少数患者有意识水平降低,但在整个病程中,大多数患者出现不同程度的意识障碍。血肿体积与意识水平的关系最为密切。幕上血肿常通过颅压增高或通过压迫上位脑干引起意识障碍,而脑桥出血可直接破坏上行性网状激活系统,小脑出血则可通过压迫脑干或通过影响脑脊液循环引起颅内压增高产生意识障碍。

(3)头痛与呕吐:头痛是 PICH 的最重要的症状之一。脑叶与小脑出血的头痛最为突出,而少量出血与单纯脑深部出血可能完全没有头痛,或头痛并不为患者所注意,因为脑实质并不含痛觉神经末梢,只有当脑外血管受到机械牵扯、脑膜痛觉敏感纤维受到刺激或者颅底部三叉血管系统受溢出的血液成分刺激时才会引起头痛。呕吐常为病灶累及前庭结构或呕吐中枢的结果,提示颅压增高或继发脑室出血。虽然后循环支配区脑梗死亦常出现呕吐,但符合幕上脑血管病变特点的呕吐,PICH 可能性更大。

(4)痫性发作:约 10% 的患者在脑出血急性期出现痫性发作,常为局灶性,脑叶出血患者更常见,丘脑出血少见,血肿大小与痫性发作之间似无明显关系;而血管瘤、瘤卒中出现痫性发作的可能更大。早期痫性发作除增加以后发生癫痫的可能性外,并不改变患者的生命与功能预后。

(5)心血管与其他系统症状:PICH 后常可出现脑内脏综合征,主要表现为上消化道出血、中枢性肺水肿、中枢性心脏损害等。较重的上消化道出血可造成严重贫血、低血压甚至失血性休克;呼吸中枢受损与中枢性肺水肿合并存在,可迅速危及生命;中枢性心脏损害包括各种心律失常、心肌损害的表现,其所致心肌损害可类似心肌梗死,严重的心律失常可迅速致死;其他尚有高血压、中枢性高热等。以上改变常由于交感神经活性亢进、儿茶酚胺类物质增加所致,脑干受累时尤其突出。血压增高也常为颅压增高的伴发征象,但常与原发性高血压病并存而难于单独识别。

(6)局灶症状:局灶症状与血肿部位密切相关。高颅压及远隔缺血亦可引起局灶症状。①壳核出血:为高血压性脑出血的最常见部位。中到大量壳核出血常常引起典型的严重的对侧面瘫,上、下肢瘫痪,感觉障碍常同时存在,但由于语言障碍、忽略症或意识水平下降,感觉障碍的确定常较困难,几乎所有中到大血肿患者均存在同向偏盲与凝视麻痹。皮质功能障碍如优势半球出血的失语、非优势半球出血后的忽略症与注意障碍均较突出。由于急性期存在较广泛的缺血、功能异常和代谢障碍,CT 显示的病灶部位与失语亚型间的确切关系常常只有在急性期过后才较清楚。快速进行性出血时,则由最初局灶性症状如偏瘫发展至四肢瘫、昏迷甚至脑疝征象,整个过程可能仅有数分钟或数十分钟,此时鉴别出血原发于幕上亦或幕下较为困难。较小的壳核出血常只有 CT 或 MRI 才能检出。仅凭临床表现常误诊为脑梗死,尤其 CSF 为清晰透明、无红细胞时。纯运动、纯感觉等腔隙综合征中 5% 的患者可为小量壳核出血,需引起注意。②尾状核出血:起病常急骤,相继出现头痛、呕吐、意识水平下降、颈强直、定向障碍,可出现一过性记忆缺失。临床表现与蛛网膜下腔出血类似。大量出血时常伴一过性侧视麻痹及偏瘫。同侧霍纳(Homer)征可提示出血向外侧扩展。尾状核出血预后常较好,大多数可完全恢复。③丘脑出血:由于内囊后肢与丘脑的密切关系,几乎所有丘脑出血患者均有较严重的对侧肢体瘫痪,其程度亦与血肿的体积相关。但是仅累及丘脑背部时,运动障碍较轻。当出血位于侧后方,但偏瘫不重时,可出现丘脑性共济失调,此时通常伴有感觉障碍或感觉运动异常(如偏身共济失调、偏身感觉障碍或感觉障碍性共济失调性偏瘫),其他如对侧肢体运动减少,肌张力障碍性姿位异常、舞蹈运动和震颤等锥体外系症状亦可见到。感觉障碍常较重,并常同时累及浅、深感觉与皮质觉,小量丘脑出血常仅出现局限性感觉异常,或仅引起部分感觉障碍,但由丘脑出血引起的纯感觉性卒中非常少见。失语、行为异常在丘脑出血亦较常见,在优势半球丘脑出血的患者,半数存在语言障碍,常为经皮质感觉性或混合性失语;在非优势侧出血时,常可出现疾病失认、视空间忽略、语法运用障碍、触觉、听觉、视觉缺失等。④脑叶出血:脑叶出血是主要累及各脑叶白质,而基本不直接累及基底节的出血。脑叶出血起病亦较突然。局灶性神经体征常在数分钟或数小时内进行性加重。伴痫性发作者较其他部位 PICH 常见。血肿体积通常较深部出血的大,血肿体积 > 60ml 者接近半数。继发脑室出血少见,而更易发生继发性蛛网膜下腔出血。脑叶出血通常仅局限于一叶,但亦可同时累及毗邻的两叶白质。额、顶叶最常单独受累,联合受累时,以顶颞、顶枕叶出血多见。额叶出血以对侧运动障碍为突出表现,头痛、呕吐、痫性发作均较常见。头痛为双侧前头部疼痛,额叶下部出血常可引起偏瘫、偏身感觉障碍、侧向注视麻痹、意识障碍。优势半球出血时可引起失语症。优势半球的颞叶出血可引起流利性失语、语言理解困难,而非优势半球出血可引起意识模糊、认知障碍常与同向偏盲、上位象限盲并存。若病灶累及附近脑叶或基底节区则可见对侧感觉、运动障碍或忽略症。前外侧部顶叶出血时常有较特征性表现,如对侧肢体严重感觉障碍、偏瘫。同向偏盲,依照病变所在半球可有失语或忽略症。而前内侧部出血时,意识水平下降者更多见。在顶叶后部出血时,失语或忽略症较常见。枕叶出血引起对侧同向偏盲。有时可伴有感觉缺失、书写障碍、诵读困难,不伴失写或失读症等,肢体瘫痪不常见。外侧枕叶出血可能仅出现头痛,而无局灶性体征。⑤脑桥出血:典型脑桥出血的症状可在数分钟内达到高峰,主要表现为深度昏迷、四肢瘫痪、去脑强直、针尖样瞳孔,四肢瘫痪可不对称,针尖样瞳孔可与侧向注视麻痹共存。具有这些表现者,出血量较大,占全部脑桥出血的 1/4,常于数小时内死亡。昏迷可在 24h 内逐渐加重,眼球沉浮、视幻觉亦可见到。大多数患者可出现不规则的长吸式呼吸。中枢性高热常为终末期表现。出血量较少的脑桥出血依其出血部位不同而有不同表现。单侧旁中央部出血,可为纯基底部、纯被盖部或二者混合。基底部出血可表现为纯运动性偏瘫或共济失调性偏瘫、同侧面部感觉减退、瞳孔对光反应减弱,可伴头痛。旁中央被盖部血肿少见,内侧血管受累后可出现对侧感觉缺失或"一个半"综合征。患者多可存活。脑桥背外侧血肿由长旋动脉深穿支破裂引起,患者除有感觉障碍外常无意识障碍。眼征较突出,主要表现为病灶侧瞳孔缩小、同侧注视麻痹、核间性眼肌麻痹、同侧外展神经麻痹、上视困难、眼球沉浮。所有患者均可出现病灶对侧严重的面部和偏身感觉、运动障碍,小脑体征缺如较轻且短暂,此型出血预后好,通常存活而无症状。⑥小脑出血:小脑出血起病亦较突然,但症状恶化过程大多持续数小时。由于天幕下压力缓冲空间小于幕上,因而较早出现高颅压征象。起病时头痛、呕吐较常见。眩晕、共济失调(如不能站立、行走、坐立)较为突出。头痛常位于枕部,但亦可出现或放射至其他部位,有时头痛较剧烈,类似蛛网膜下隙出血。小量出血时,小脑症状较为典型。主要为躯干及四肢共济失调、水平眼震、吟诗样语言、构音障碍。可能存在颈抵抗。当出血量增大时,可相继出现脑桥受压体征如外展神经麻痹,侧视麻痹,强迫性、分离性注视,分离性斜视,周围性面瘫,角膜反射减弱,霍纳(Homer)征,同侧或双侧病理反射,轻度偏瘫,意识水平开始下降。若第四脑室与导水管受压,可出现意识模糊。大量出血尤其蚓部出血时,患者表现类似脑桥出血,如昏迷、针尖样瞳孔、共济失调样呼吸和去脑强直。

2.病理

(1)出血部位:壳核出血是最常见的出血部位,这一类型几乎占全部脑出血的 3/5。在西方 1810 例脑出血中,各部位比例如下:壳核 32%、丘脑 18%、尾状核 3%、脑叶 36%、脑桥 6%、小脑 3%。日本 5255 例脑出血的部位分布为壳核 61%、脑叶 18%、丘脑 12%,脑桥 1%。

(2)出血方式:不同病因的 ICH,出血方式亦有差异。因高血压病、CAA、AVM 和动脉瘤等原因引起的 ICH,出血方式常为血管破裂,一般出血量较大,症状出现快且较重;而因脑静脉血栓形成及其他原因所致的栓塞、血液病、感染等引起的 ICH 常表现为点状、环状出血,出血量一般不大,与出血相关的症状较轻。一支血管破裂导致 PICH 后,其附近血管亦可因机械压迫扭曲而破裂,或因缺血、缺氧坏死,从而导致瀑布或雪崩式出血,使血肿体积扩大或形成分叶状出血。

(3)活动性出血:CT 问世以前,人们已知临床症状恶化的脑出血患者可有血管造影剂的渗漏,提示存在继续出血。近年来,系列 CT 研究已证实,入院后血肿体积扩大的患者约占全部 PICH 的 1/3 左右。

3.辅助检查

(1) CT 检查:CT 的使用使小量脑出血的诊断成为可能。由于更多的非致命性 PICH 的检出,脑出血总病死率有所下降。增强剂的使用可为更多的非高血压性或非典型部位脑出血的病因(如肿瘤、AVM)诊断提供了明确信息。脑出血时,由于出血区存在高浓度血红蛋白(球蛋白)而呈现高密度影。根据以下公式可在床旁计算血肿量的大小:V= abc/2。本式中,a 为最大血肿层面的最长径,b 为与 a 垂直的最大横径;c 为血肿直接累及的层面数。以血肿体积增加 30% 为标准,2d 之内复查 CT 者,约 1/3 患者血肿扩大。血肿扩大常使患者的临床症状加重,近期与远期预后恶化。出血后血肿区及其周围组织经历一系列密度改变。病程中血肿体积减小为血肿吸收。而血肿区密度值的高低主要与血红蛋白的浓度及红细胞的完整性等有关。随着血肿周边 CT 值下降、血肿周围组织水肿形成,血肿区外界变得日渐模糊。只有结合其他参数如中线结构移位程度、血肿周边强化、MRI、SPECT 等才能准确判断血肿吸收情况。血肿密度的降低及高密度区的缩小与占位效应不呈平行关系亦说明了这一点。

(2)磁共振成像(MRI):在幕上出血时,MRI 不如 CT 检出率高,而对幕下出血,MRI 则较 CT 有特别优越性。由于场强的不同,PICH 后成像特点有较大差异。一般认为,在<0.5T 的低场强条件下,急性期血肿呈低信号,亚急性期或慢性期血肿呈高信号。MRI 除可观察 PICH 及其演变外,还可对动静脉畸形、肿瘤等做出病因诊断,对水肿的判断亦较 CT 敏感。

(3)单光子发射电子计算机辅助成像(SPECT):SPECT 为目前广泛使用的可探测脑血流量(CBF)分布与变化的方法。脑出血后,血肿局部与远隔部位可出现不同程度的 CBF 下降,其持续时间亦不等。SPECT 在 PICH 的诊断及其鉴别诊断中的作用不大,但由于血流量降低在 PHT 水肿形成中可能起重要作用,因而 SPECT 在脑出血性水肿的研究中起着特殊作用。脑出血后早期,大多数患者的 PHT 存在明显的低灌注甚至无灌注区,这些低灌注区可出现于远离血肿的脑叶,甚至血肿对侧半球。一般在病后 3~6 个月可恢复相对正常水平,个别患者恢复正常时间可长达 1 年以上,其功能恢复亦更差。

(4)经颅多普勒检查(TCD):将 TCD 应用于脑血管功能异常的检查已经较为广泛,但用于脑出血患者的研究较少。搏动指数、血流速度等参数可反映脑出血患者两侧半球血流动力学的变化。当血肿体积较大时,血肿侧搏动指数明显升高,而平均血流速度持续下降。无论血肿体积大小,同侧/对侧平均血流速度比均有相似的下降。双侧半球搏动指数均与脑室出血体积相关。相反,同侧/对侧搏动比与出血性损害总体积(血肿+水肿体积)呈正相关,亦即搏动指数较平均速度的改变更可靠的反映了脑内损害体积。

(5)脑循环动力学检查(CVA):近年来,利用超声波原理并以压力传感器为基础,综合运用血管输入阻抗理论、动脉弹性腔理论和脑循环动力学模型研制的脑循环动力学检查仪,已成为脑血管疾病的辅助检查手段。脑出血后,血肿侧脑血流量明显下降,反映血管阻力的参数明显增高。脑出血患者的 CVA 参数的异常程度与血肿体积有关。血肿体积愈大,CVA 参数异常愈明显,对血肿对侧脑血流量的影响亦愈明显。CVA 参数恢复较快者其临床神经功能评分亦较快恢复;反之,脑出血后第二周 CVA 参数仍无恢复迹象者预后较差。

(三)治疗

1.急诊处理

应在接诊即刻得到体现。在对患者进行初步病史采集及简要体检的同时,对生命体征进行初步评价,保持气道通畅并及时给氧,包括采取适当的头位、及时吸去呼吸道分泌物、及时插管或气管切开等。气管插管应以急迫呼吸为主要指征,而 GCS 评分等人为标准可作为辅助判定依据。前者除呼吸频率与深度外,PO$_2$<8.0kPa(60mmHg)或 PCO$_2$>6.7kPa(50mmHg)为主要指标,为避免插管引起反射性心律失常,可先予以小剂量阿托品。插管者应予置鼻胃管,以免误吸。软质气管插管可保留 2 周以内。患者若有持续昏迷或有肺部并发症时,可选择性地行气管切开术。在完成上述处理的同时,应确立 PICH 的诊断,并采取进一步治疗措施。

2.血压控制

血压过高可使血肿扩大,而不适当的降压则可能使脑灌注压降低,加重 PHT 损害,两者均应避免。血压的最佳水平应视 PICH 患者的既往血压水平、颅内压、年龄、出血原因及病后时间而定,总体上,对血压的控制要较脑梗死患者更积极。

在病后超早期(<24h),血压的控制可参考以下标准(若能测定颅内压,则应维持脑灌注压>9.3kPa(70mmHg)):(1)间隔 5 min 以上再次测压,如收缩压(SBP)均>30.6kPa(230mmHg),舒张压(DBP)均>18.6kPa(140mmHg),可考虑使用硝普钠(0 5~1.0μg/kg.min);

(2)间隔 20min 测压,SBP 23.9~30.6kPa(180~230mmHg)或 DBP 14.0~18.6kPa(105~140mmHg)或平均动脉压(MAP)>17.3kPa(130mmHg),可静脉给予拉贝洛尔、艾司洛尔、依那普利或其他易于调整用量的药物;

(3)SBP<23.9kPa(180mmHg)与 DBP<14.0kPa(105mmHg),暂不给予降压药物。在 SBP<23.9kPa(180mmHg),DBP<14.0kPa(105mmHg)的患者,如何开始降压,以及何时降至正常水平尚无一致意见。我们的意见是,在无颅内压监测时,应于 2 周后,脑水肿形成的高峰期过后开始,根据脑水肿消退情况,在 1—2 个月后降至正常,当有颅压监护条件时,可在颅内压稳定下降后给予降压药物,并注意维持足够的脑灌注压,在病后 1~2 个月降至正常并予以维持治疗。

3.降低颅内压

颅内压增高的两个主要原因为早期血肿占位效应及亚急期的 PHT 水肿,它们是引起患者死亡的两个主要因素。

颅内压(ICP)增高以间隔 5min 2 次测压均>2 7kPa(20mmHg)为标准。降颅压的目标是使之降至 2.7kPa(20mmHg)以下,且保持脑灌注压不低于 9.3kPa(70mmHg)。对于疑有 ICP 升高及意识水平下降(GCS<9)的患者均应考虑监测颅内压,存在脑积水或脑积水高度危险者亦应脑室引流,并应注意避免感染,必要时可预防性使用抗感染药物。引流管留置不宜超过 1 周。

病后 2d 内,控制颅内压最好的办法是清除血肿,减少血肿的占位效应,具体方法请参见外科手术部分。发病 2d 之后,颅内压升高的最重要原因是血肿周围组织水肿。使用渗透性药物如甘露醇是治疗由水肿引起的高颅压的最重要药物之一。但甘露醇不利于出血部位止血,因而不宜用于活动性出血者。另外,由于甘露醇分子量较小,很易透过受损 BBB 进入水肿区,因而反复使用可在局部蓄积,反而加重局部水肿。同时,现已证明小剂量甘露醇的效果并不比大剂量差,且有更少的副作用,因而其使用应遵循以下原则:病初 24h 不预防性使用,除非针对脑疝及脑疝危险者;剂量 0.25-0.5 g/kg,每 4~6h1 次;可同时使用呋塞米(10mg/次)以协同维持渗透梯度;治疗过程中,血渗透压不应高于 310mOsm/L;总使用时间不应超过 5d,以减少副作用。

白蛋白可提高胶体渗透压,从而有效降低脑水肿及颅内压。白蛋白对抗渗透性水肿效果较好。因其分子量较大,故具较少的反跳作用。推荐剂量为 100ml/d,使用 3~5d。根据脑出血后病理生理变化,激肽释放酶活性升高在脑水肿的发生中起重要作用。为此,我们对脑出血患者早期使用激肽释放酶抑制剂抑肽酶,每天 50~100 万 U,取得了减轻水肿、改善症状的效果。

低碳酸血症可引起血管收缩,脑血流量下降,从而降低颅内压。理论上,过度通气时,随着CSF 与血液 pH 达到稳态,其降颅压作用即告终止。但实际上,这一过程持续时间可能较久。调整潮气量,使 PCO_2 下降至 4.7~4.0kPa (35~30mmHg),可降低颅压 25%~30%。停止过度通气治疗也可产生反跳作用,因而需缓慢停用,使 PCO_2 在 24~48h 后恢复正常。

在经上述措施治疗效果均不佳且颅压增高特别明显时,可审慎考虑使用巴比妥昏迷疗法。巴比妥盐可降低 CBF,减少脑的容积,并可能通过降低血压或自由基清除作用改善水肿。其剂量安全限度为 10mg/(kg.d)。为避免持续给药产生耐受造成药效降低,可分次少量给予。

4.改善组织缺血

血肿周围组织缺血是诱导组织水肿、加重神经损害、引起症状恶化的重要原因。因而,改善缺血在脑出血治疗中的作用应引起重视。由于起病 48h 内存在血肿扩大可能,因而在 48h 后谨慎使用抗缺血药物较为安全。可选择尼莫地平,2~5mg/d,静脉缓慢滴注,使用中应及时调整滴速,严密监测血压,避免血压过度下降。药物使用控制在 3~5d 为宜,之后改口服制剂。

5.细胞保护

脑出血血肿周围组织神经元损害是近几年备受关注的问题之一。目前认为脑出血后,除血肿自身对组织的机械压迫作用外,血肿周围组织的水肿和神经元损害是与患者预后密切相关的重要因素。

血肿周围组织的神经元损害的机制尚不清楚。血细胞破坏及各种蛋白降解后产生的细胞因子、各种组织蛋白酶、血红蛋白、高渗透/大分子物质对神经元都有直接或间接的毒性作用。血肿直接压迫及血管活性物质大量释放,引起血肿附近或其远隔部位血管闭塞或痉挛,造成神经元缺血性损害。目前认为,这种血肿周围的缺血性损害与缺血性脑血管病时的神经元损害的机制基本相同,有人认为它就是后者的一种类型。

血肿周围组织神经元损害的细胞保护治疗并不像缺血性脑损害进行过广泛、系统的研究。现有的研究多是简单模拟既往缺血性脑损害的研究而设计的,如钙通道阻滞剂、自由基清除剂、兴奋性氨基酸拮抗剂等在脑出血细胞保护中的作用的研究都是如此。随着对脑出血血肿周围组织神经元损害认识的逐步深入,直接针对脑出血病理生理过程进行的细胞保护研究会逐步增多。

国内可供临床试用的脑保护剂不多。目前主要有尼莫地平、神经节苷脂 GM1、灯盏花素、镁制剂、银杏制剂等。中药(尤其含黄酮组分者)、针灸、亚低温等可能通过不同机制发挥脑保护作用,可以有选择的使用。

6.止血药物

是否使用曾引起广泛争论。目前的观点是,当有明确的凝血障碍、肝功异常、存在长期饮酒或合并消化道出血时,应积极使用止血药物,以有利止血,使用以不超过 1 周为宜。1 周以后是否使用,应对凝血功能仔细评价后再决定。

7.维持水、电解质平衡

急性期每日测定血 K^+、Na^+、Ca^{2+}、Mg^{2+}、尿量、血渗透压、血气、进食量等以决定补给量。液体补给总量为最近 1 天尿量＋500ml 非显性失水。若有发热,应按每上升 1℃增加 300 ml 计算;存在电解质异常、酸中毒或碱中毒时应及时纠正。

8.其他

体温增高者应予以药物或物理降温。若疑有感染,应及时行微生物培养与涂片(如气管分泌物、血液、尿液);有脑室引流者,应定期分析 CSF,必要时使用抗感染药物。病程早期的精神障碍与后期的心理问题均应积极处理,以加快恢复。康复治疗应视患者的实际情况,尽早开始。

9.外科治疗

目前主张超早期手术,尤其尾状核、外囊出血。一般在发病后 6～12 小时内,血肿量在 30～40ml 以上适合手术治疗。另外有人主张稳定期(发病 10 天后)手术效果最好。外囊、额叶或颞叶皮质下血肿,清除血肿有利于瘫痪的恢复。如果出现脑疝,手术与否对预后差别很大,因此越早越好。在瞳孔散大前或散大后均可进行手术。出现凝视麻痹者,如同向偏视消失而意识程度并无好转,此时已影响脑干,也是手术的适应证。手术效果除与手术的时机及出血的部位有关外,还与全身情况、血压、对侧半球是否病变以及血肿是否位于主侧半球等有关。严重昏迷伴有高氮血症、高血糖、高热、高血压以及呼吸和循环衰竭等患者禁止手术。

第二节　中枢性高热

体温升高不超过 38℃为低热;38～39℃为中等热;39～40℃为高热;超过 41℃为过高热。中枢性高热为由中枢神经系统体温调节功能受损,导致体温达 39～40℃,持续居高不退的一种严重临床症状。

一、发病机制

视前区一下丘脑前部是体温调节的基本部位。下丘脑前部的热敏神经元和冷敏神经元既能感受它们所在部位的温度变化,又能对传入的温度信息进行整合。因此,当外界环境温度改变时,可通过:①皮肤的温、冷觉感受器的刺激,将温度变化的信息沿躯体传入神经经脊髓到达下丘脑的体温调节中枢;②外界温度改变可通过血液引起深部温度改变,并直接作用于下丘脑前部;③脊髓和下丘脑以外的中枢温度感受器也将温度信息传给下丘脑前部。通过下丘脑前部和中枢其他部位的整合作用,由下述三条途径发出指令调节体温:①通过交感神经系统调节皮肤血管舒缩反应和汗腺分泌;②通过躯体神经改变骨骼肌的活动,如在寒冷环境时的寒战等;③通过甲状腺和肾上腺髓质的激素分泌活动的改变来调节机体的代谢率。

当颅脑感染、出血、外伤、手术和中毒等病因损伤以上有关体温调节神经时,可因散热机制受到抑制而出 39℃以上的高热。如损害严重可导致下丘脑体温调节中枢功能衰竭,以致丧失通过呼吸和心率增快以及大量出汗等反应机制促使机体高热下降的能力时,可因极度高热而危及患者生命安全。

二、临床表现

临床常有严重的脑部病变、同时伴有高热(体温达 39～40℃以上,持续不退)、深昏迷、去大脑强直、全身性痉挛发作或持续痉挛发作、无汗、应用解热药无效、血压时高时低、血糖升高等表现,常可因循环、呼吸功能迅速衰竭而死亡。

三、治疗

除病因治疗外,主要是降温疗法。

1.物理降温

因本病对退热药无效,故可先试行物理降温,使中枢性高热获得暂时性下降。如冰枕、冰敷、冰毯等,可降低脑和全身的基础代谢率,减少脑组织耗氧量,并减少脑组织乳酸堆积、防止细胞内酸中毒、抑制内源性毒性产物对脑细胞的损害作用、减轻脑水肿、降低颅内压、保护血脑屏障。

物理降温时要防止冻伤发生。做到勤观察,用冰枕前应先检查冰枕的质量,有无渗漏,冰枕外面用布套套好,侧卧时可用棉花垫在耳下,以免耳郭冻伤。冰敷处应经常检查皮肤,防止冻伤。

2.药物降温如病情十分严重,在严密观察下可用小剂量吗

啡(2mg 皮下注射)或 4℃的 5％葡萄糖注射液缓慢地静脉点滴。低温液体的输入,可以吸收体内大量的热量,从而使温度下降,而其余生命体征均无明显变化。

3.亚冬眠疗法

4.全身支持疗法

应给予营养丰富易消化的流质或半流质饮食,鼓励患者多饮水,并做好口腔护理等。

5.保持室内空气新鲜

每日通风 2 次,15～30 分钟/次,并注意保暖。保持室温在 18～22℃,湿度 50％～70％.夏季炎热季节,可采用空调或放置冰块,使室温下降。

6.输液

颅内高压者不可输入过多的液体,要求输入低温液体 500～1500ml。

7.多巴胺

多巴胺能受体激动剂溴隐亭,5mg,3 次/天,口服,用药后均有效。

8.丹曲林用法

为 0 8～2.5mg/kg,肌注或静注,每 6～12h 1 次,缓解后改为 100mg,肌内注射,隔日 1 次。

第三节 中枢性尿崩症

中枢性尿崩症(CDI)是由于下丘脑-神经垂体功能缺陷或遭到破坏,引起抗利尿激素(ADH)即加压素(AVP)分泌不足导致肾小管对水的重吸收功能障碍的一种疾病,临床上表现为以多尿为主的一系列症候群。

一、病因

1.特发性尿崩症

临床上往往无明显的病因可找,影像学检查下丘脑垂体未发现明显占位或病变的 CDI 患者,临床上多都归于此类型。部分患者进行尸体解剖发现下丘脑视上核与脑室旁核神经细胞明显减少或几乎消失。少数特发性 CDI 有家族史,其发病可能和遗传缺陷有关,也可能是DIDMOAD 综合征的部分症状之一,其表现为尿崩症、糖尿病、视神经萎缩、耳聋,又称Wolfran 综合征。

2.继发性尿崩症

(1)下丘脑垂体占位或病变:大多为下丘脑垂体新生物肿瘤侵入或病变所致,包括颅咽管瘤、松果体腺瘤、第三脑室肿瘤、转移性肿瘤;其他的如脑膜脑炎、白血病、结核、结节病、梅毒及血管性病变所致。

(2)物理性损伤:常见于严重的颅脑损伤、颅骨骨折或脑垂体下丘脑部位的手术、同位素治疗等出现 CDI。这类患者往往在物理性损伤后出现多尿,随着病情好转或缓解,自行恢复,有的永久性消失,有的复发或转变为慢性或永久性。严重颅脑外伤尤其是意识障碍患者病情发展为尿崩症和高血糖症,此后出现脑死亡,其机制可能与脑垂体受损及大脑对葡萄糖利用下降有关。

(3)妊娠期 CDI:个别患者妊娠期出现 CDI,分娩后尿崩症减轻或消失,这原因可能与胎盘产生抗利尿激素酶,使抗利尿激素降解灭活加速,而出现 CDI。

二、发病机制

抗利尿激素即精氨酸血管升压素(AVP)由下丘视上核、室旁核神经元内合成,释放到外周血中与肾脏远曲小管、集合管内皮细胞结合,促进水从管腔内向间质流动,起到浓缩尿液、维持渗透压和体液的容量作用。本病主要机制是抗利尿激素合成释放调节异常,以及其他因素对抗利尿激素的影响所致。

(1) AVP 的释放调节受多种刺激的因素影响,主要由下丘脑的渗透压感受器调节,渗透压的变化刺激 AVP 的产生与释放。

(2)体内血容量能刺激心房和肺静脉的张力感受器,来调节 AVP 的释放。即容量减少可使 AVP 浓缩减少,容量增多可使 AVP 增多。

(3)颈动脉和主动脉压力感受器也能刺激 AVP 的浓度。失血,血压下降时 AVP 浓度升高,使血管收缩,血压升高。

(4)下丘脑许多神经和神经多肽具有调节 AVP 的释放功能,乙酰胆碱、血管紧张素Ⅱ、组胺、缓激肽、γ-神经肽等均有刺激 AVP 的释放作用。

(5)有些药物对 AVP 有调节作用,如烟碱、吗啡、氯贝丁酯、氯磺丙脲、环磷酰胺、长春新碱、部分三环类抗忧郁药、乙醇、氯丙嗪、苯妥英钠、糖皮质激素。

三、病理生理

当 AVP 的生成、释放、调节任何一个环节发生障碍时均可出现病变。如下丘脑一垂体原发性或继发性病变及颅脑重度外伤、手术创伤等物理性的损伤都有可能使 AVP 的合成、释放减少;或由于神经调节异常,致使血浆的 AVP 浓度改变。这些都是造成 CDI 的原因。

四、临床表现

CDI 可发生任何年龄,中国医学科学院协和医科大学北京协和医院内分泌科 408 例 CDI 患者的统计结果,儿童少年时期的 CDI 发病多在 8～12 岁,成人 CDI 的发病多在 25～35 岁。CDI 病因中特发性尿崩症占 52%。儿童少年期鞍区肿瘤占 33%,其中以生殖细胞瘤为主,占 65%;而成人鞍区肿瘤占 22%。成人外伤导致的 CDI 占 11%,明显高于儿童少年时期(占 5%)。组织细胞增生症多见于儿童少年时期,占 3%。

CDI 的主要临床表现为多尿、烦渴、多饮。起病可缓可急。24h 尿量多达 4L,有的可达 18L 或更多。尿的渗透压 50～200mOsm/L,尿比重在 1.001～1.010。尿色淡如水。

CDI 由于低渗多尿,血浆渗透压轻度升高,如有足够的水分供应,患者一般健康不受影响。如饮水量不足或限制饮水时会表现由此带来水代谢紊乱的一系列神经精神症状,此时可产生头晕、头痛、疲乏、肌肉疼痛,甚至精神失常及休克等。如饮水过多,患者可发生水中毒,出现头痛、恶心呕吐、烦躁不安、精神错乱,严重者可痉挛及昏迷。颅脑损伤、手术、麻醉的患者,往往处于意识不清的状态,如不及时发现 CDI 的症状,不及时补充水分,可出现严重失水,血浆渗透压与血清钠浓度明显升高(血钠可达到 175mmol/L),可出现谵妄、痉挛、呕吐等。CDI 合并垂体前叶功能不全时尿崩症状反而会减轻,糖皮质激素替代治疗后症状再现或加重。

继发性尿崩症除尿崩症本身症状外还有原发性疾病的症状与体征。

五、辅助检查

(1)血浆渗透压和尿渗透压测定在临床上测定血浆渗透压和尿渗透压来诊断中枢性尿崩症和肾性尿崩症的常见手段,具有参考价值。一个多尿的患者数次同时测定血尿渗透压,并进行比较,有协助诊断作用。CDI 患者尿渗透压在 50～200mOsm/L,血浆渗透压早期(轻症)患者轻度升高,严重者失水过多,血浆渗透压显著升高,大于 330mOsm/L。

(2)禁水一加压素实验正常人禁止饮水一定时间后,体内水分减少,血浆渗透压升高,促使抗利尿激素分泌增加,因而尿量减少,尿液浓缩,尿比重及渗透压升高。CDI 患者由于抗利尿激素分泌不足或缺乏,禁水后尿量仍多,尿比重及渗透压仍低。

1)方法:禁饮后测体重、血压、尿量、尿比重、渗透压。禁饮时间 6～16h(一般 8h),禁饮时每小时排尿 1 次,测尿量、尿比重、渗透压,待连续 2 次尿量变化不大,尿渗透压变化小于 30mmol/kg.H_2O 时,用皮下注射 AVP 5U 后 1h 排尿,测尿渗透压。如果患者排尿多,体重下降 3%～5%,或血压明显下降,应立即停止实验,给患者饮水。

2)结果:正常人禁水后血压、渗透压变化不大(小于 295mOsm/kg.H$_2$O),尿比重超过 1.020,尿渗透压可大于 800mOsm/kg.H$_2$O。注射 AVP 后,尿渗透压升高不超过 9%。精神性多饮者接近或与正常人相似。CDI 患者在禁饮后体重下降大于 30%,严重者可有血压下降、烦躁等症状。注射 AVP 后,尿渗透压可以进一步升高,较注射前至少增加 9% 以上,抗利尿激素缺乏的程度越重增加的百分比就越多。

禁水—加压实验鉴别 CDI 与精神多饮,而且可以提示体内 AVP 缺乏,了解肾脏对 AVP 的敏感性,区别完全性和部分性尿崩症,本法简单可靠,目前广泛应用。但实验中应注意严密观察病情,以免出现严重脱水及 AVP 带来的血压升高、诱发腹痛、心绞痛与子宫收缩等。

(3)高渗盐实验正常人静脉滴注高渗盐后,血浆渗透压升高,兴奋抗利尿激素,并大量释放,随即抗利尿激素减少,尿比重增加。CDI 患者由于抗利尿激素缺乏,注射高渗盐水后,尿量不减少,尿比重不增加。但注射 AVP 后,尿量明显增加,尿比重明显升高。此方法在诊断尿崩症时很少使用,需要证明 AVP 释放的渗透压阈值改变时可用此方法,对低钠、高钠血症有一定的应用价值。

(4)血浆 AVP 测定应用放射免疫法测 AVP。正常人血浆 AVP 值为 1~5pg/ml,禁水后可高达 15pg/ml 以上,有时可达 30pgml 以上。本病患者则不能分泌到正常水平,禁水后也不增加或增加不多。但肾性尿崩症患者往往较正常偏高。

(5)影像学检查包括蝶鞍正侧位摄片、气脑造影、脑血管造影、CT 及 MRI 检查。各种影像学检查的目的在于查找蝶鞍区结构有否异常,有否肿瘤存在。CT 与薄层 MRI 检查目前认为对此颇有诊断价值,而 MRI 成像更优于 CT 的检查。这是因为后颅窝和枕骨斜坡骨性结构限制了 CT 对蝶鞍区尤其是细微病变的显示;再则,MRI 可以三维成像,能清晰显示下丘脑、垂体柄、垂体腺及其邻近的结构,对软组织的分辨能力很强,对垂体邻近组织受侵细节能显示。一般认为观察到垂体后叶 Tl 高信号消失,可协助诊断尿崩症。对初诊不能明确 CDI 患者,应在 3~6 个月后复查 MRI,有 66% 的患者两年的随访可以明确病因。

(6)垂体前叶功能检查甲状腺轴功能(T3、T4. TSH);肾上腺皮质激素轴功能;性腺轴功能(FSH、LH、E2T);两项 GH 兴奋剂试验(胰岛素低血糖,左旋多巴或精氨酸 GH 兴奋试验);血清泌乳素 PRL(上午 10 点钟休息 0.5h 左右)水平,这些检查有助于对 CDI 的诊断与鉴别诊断。

七、诊断

多数患者病因学的诊断是根据临床的表现、影像学的动态变化、垂体前叶功能检查、诊断性治疗、手术病理以及长期随访病情转归可得到最终的诊断。在诊断初期病因不能明确的患者,对其进行影像学检查及垂体前叶功能的检查(一般表现为低下)是最终做出正确诊断与治疗的关键所在。

八、鉴别诊断

CDI 主要与以多尿为主的疾病鉴别。

(1)精神性烦渴主要表现为烦渴、多饮、多尿与低比重尿但 AVP 不缺乏,可伴有其他神经官能症,诊断性试验可以鉴别。

(2)肾性尿崩症是一种遗传性疾病,抗利尿激素不缺乏,对 AVP 无反应,多为男孩,这是因为抗利尿激素受体缺陷，大多数患者在 X 染色体的短臂上 V2 受体异常。此类患者注射 AVP 后，尿量不减少，尿比重不增加，血浆抗利尿激素浓度明显升高，但无效应。

（3）慢性肾病：肾小管病变，尿路梗阻后单侧肾动脉狭窄，肾移植术后低血钾、慢性高钙、甲状旁腺亢进、原发性醛固酮增多症，均可以影响肾脏浓缩功能而引起多尿、口渴等症状，但均有存在原发病的症状与特征。

（4）糖尿病糖尿病也有多尿烦渴，但血糖尿糖浓度升高。

九、治疗

1.激素替代治疗

（1）精氨酸加压素（DDAVP）：DDAVP 是目前治疗 CDI 最有效的药物，在世界范围内广泛应用，是治疗 CDI 首选药物，欧美各国应用比较广泛，国内也有上市，DDAVP 是天然的人精氨酸抗利尿激素 N 端 1 位的半胱氨酸，去氨以增加抗利尿活性。DDAVP 主要增加了抗利尿作用，而缩血管作用只有 AVP 的 1/400。抗利尿激素作用与升压作用之比为 4000：1，作用时间达 12～24h。

目前常用两种剂型，一为 DDAVP 点鼻液（1μg/ml）每次滴 5～10μl，2 次/d，抗利尿作用 4～6h，对意识丧失的患者较合适；另一种称为弥凝片，每次 0.1mg 或 0.2mg，1 次/8 小时，个别患者每次需要用 0.4mg，顿服弥凝片后时间可持续 10h，用药 1h 即能发挥作用。两种剂型疗效相似，后者比前者持续时间略长。弥凝片无不良反应，循环中也无抗 DDAVP 抗体，孕妇服用安全，它可提高尿崩症患者的生活质量。

（2）加压素：也称鞣酸加压素制剂，每毫升含 5U，深部肌内注射，每次 0.1～0.3ml，作用可持续 3～4 次/d。如不足 3d，可逐次加量，用时要摇匀，慎防用量过大，以免发生水中毒。

2.其他

抗利尿药物由于 DDAVP 与加压素的应用，非激素抗利尿药物的应用逐渐减少。

（1）氢氯噻嗪（双氢克尿噻）：该药主要通过促进钠的排泄从而引起利尿，使血容量减少，进一步刺激 ADH 分泌，增加近曲小管对水分的再吸收，使进入远曲小管尿量减少；药物还使细胞外液钠丢失和细胞外液容量减少，细胞外液容量减少对肾素-血管紧张素-醛固酮系统影响，口渴感减退。对轻型和部分尿崩症患者有效，用药期间应限制钠盐摄入，2～3 次/天，每次 25mg，长期用药时注意血糖和尿酸升高、低血钾及肌无力。

（2）氯磺丙脲：此药可刺激垂体释放 AVP，加强肾小管对 AVP 的敏感性，睡前 1 次口服 100～500mg，可起到抗利尿作用，吸收后数小时起作用，可持续 24h。此药可恢复渴觉，对渴觉缺乏的患者有一定的作用，对肾性尿崩症无作用。因氯磺丙脲属第一代磺胺类降糖药，可引起低血糖，即白细胞减少、肝功能损害等不良反应。可与氢氯噻嗪合用。

（3）氯贝丁酯：第 1 代贝特灵降甘油三酯药物，它可刺激 AVP 的分泌，每次 0.5～0.75g，3 次/天，口服。对肝功能有损害，使转氨酶升高。

（4）酰胺脒嗪：又称卡马西平，属抗惊厥药，可通过刺激 AVP 的释放，产生抗利尿的作用。每次 0.2g，2～3 次/天，口服。用药早期有头晕、嗜睡、乏力、运动失调、意识模糊，长期用药可出现粒细胞减少、血小板减少。

（5）吲达帕胺：是一种具有钙离子拮抗作用的口服利尿降压药，据报道它可使 CDI 患者尿量减少,机制是对电解质的作用,使血钾、钠、氯下降,引起血浆渗透压下降,口渴中枢对渴感减退,使饮水量减少及尿量减少。另外检验结果肾素血管紧张素Ⅱ较用药前升高。推论该药应用后是启动了肾素-血管紧张素-醛固酮系统,此系统参与了抗利尿与减少尿量作用。吲达帕胺可成为治疗CDI的一种新的选用药物。但由于其具有降低血钾作用,故应用过程中注意补钾。用药方法每日 2.5～7.5mg。

3.基因治疗

CDI除了应用药物治疗外,目前对基因治疗也有动物试验的报道:通过注入正常 AVPmRNA 到 CDI 大鼠下丘脑内,发现 1h 后翻译成成熟的 AVP,mRNA 注入后 2h 尿渗透压开始明显升高,5d 后接近正常生理 AVP 的血浓度。人类常染色体显性遗传垂体性尿崩症(ADN-DI)基因缺陷位置已定位在 20 号染色体短臂 13 位点(20 P13),即 AVP 运载蛋白(NPⅡ)基因内部已发现 4 种类型点突变及一种类型密码缺失,由变异 AVP 基因表达异常,AVP 前体蛋白在神经细胞内蓄积而引起细胞凋亡。这些实验与研究发现将对 CDI 的治疗带来进展。

4.病因治疗

CDI 患者在下丘脑—垂体肿瘤存在时可通过手术、放射、珈马刀等治疗。由颅内外伤、脑膜脑炎、白血病及血管性病变等可通过原发病的治疗,改善、缓解或根治 CDI,妊娠期 CDI 随着分娩后可以消失,或成为永久性尿崩症。

第四节　脑心综合征

各种急性颅脑疾患(急性脑血管意外、急性颅脑损伤、脑内各种炎症及其他引起颅内压增高的疾病)造成继发性心脏损伤,类似 AMI、心肌缺血、心律失常及心肌酶谱的改变称为脑心综合征。临床症状往往是在脑病转好时心脏损伤也随之好转;脑病加重时,心脏损伤也随之加重。

一、发病机制

脑心二大脏器往往具有共同病理基础,如:高血压病、高血脂、高凝状态、糖尿病等。一旦其中之一脏器发生病变,极有可能影响到另一脏器。在急性颅脑损伤时,心脏在电生理、生化、血流动力学和器质上的改变,发生脑心综合征。发生脑心综合征的机制可能与以下因素有关:

1.神经调节紊乱

在急性颅脑病变时,如出现血肿、缺血、损伤、水肿、炎症等,对颅内神经组织往往起到局部受压或损伤作用,病变累及丘脑下部、网状结构和脑干等重要的神经核团时,造成中枢神经系统功能紊乱。中枢神经系统对心脏具有直接调控功能,下丘脑受到刺激时,可引起交感、副交感神经功能紊乱,交感亢进,儿茶酚胺分泌增加,产生心动过速、ST 段偏移;副交感亢进产生心动过缓、异位心律、心房颤动和心肌受损的心电图改变;延髓网状系统及脑干受损,产生各种心律失常和心电图异常改变。

2.神经体液调节紊乱

各种急性颅脑病变时脑内血液循环障碍,致使丘脑—垂体—肾上腺轴功能障碍,儿茶酚胺分泌增多,肾上腺素、去甲肾上腺素水平升高,此时可导致心肌自律性增高和异位起搏点增加,造成心肌损伤和心律失常;另外血浆内皮素(ET)升高,ET 是内皮细胞释放的一种多肽,为体内最强的缩血管物质,它能造成心肌细胞因缺血而损伤,电生理及心功能异常,ET 参与了脑心综合征的病变过程;此外,急性颅脑病变还可以引起氧自由基、血栓素 A。前列腺素 IG、内源性阿片肽升高,这些物质可作用于心肌细胞,使心肌受损、冠脉痉挛及心肌细胞去极化受限,引起各种心律失常与心肌缺血改变。

3.颅内压升高

急性颅脑病变时大多数出现脑内水肿、颅内压升高,直接作用于脑内神经元组织与颈动脉压力感受器及化学感受器,促使血流动力学改变,造成心脏心肌损伤与心律失常。

4.其他因素

颅脑病变时血流动力学改变(如血压升高、外周循环阻力增加、血容量改变)、水电解质、酸碱紊乱等也可诱发心律失常与心肌损伤。

二、临床表现

脑心综合征主要表现一方面为本身颅脑急性损伤的症状,如神经精神功能障碍、脑水肿、颅内压升高、血压升高或下降,严重时脑疝形成等改变;另一方面表现由颅脑损伤带来的心脏损伤,表现为心电图、心肌酶谱、肌钙蛋白、ET 改变。

1.心电图异常

(1)脑性假性心肌梗死(FMZ):是指急性颅内病变当时或数日内出现类似心肌梗死的心电图改变,如 ST 段抬高、甚至出现异常 Q 波。随着原发病的好转,心电图(EKG)也好转。EKG 改变多见于 1～3d 开始恢复,1～2 周恢复正常。经动态观察,可排除真性急性心肌梗死。

(2)心律失常:脑源性心律失常呈多样性:窦性心动过缓、心动过速、房性心律失常(房性期前收缩、心房纤颤、室上性心动过速);室性心律失常(室性期前收缩、室性心动过速、心室纤颤);传导阻滞、P-R 间期缩短、交界性心律或房室传导阻滞。

(3)心肌损害改变:ST 段抬高或压低;T 波增大、尖耸或倒置;显著性 U 波、Q-T 间期延长。

脑心综合征患者 EKG 异常,可以出现以上各种单一的改变,也可出现多种异常混合图形。一般在发病后 12～2d 出现,约占 80％～90％。随着原发病的好转,EKG 异常随之改善。

2.心肌酶谱改变

脑心综合征患者心肌酶谱谷草转氨酶(AST)、磷酸酶(CK)、同工酶(CK-MB)、乳酸脱氢酶(LDH)均见升高,其中 CK-MB 升高被认为特异性反映心肌受损情况。一般心肌酶谱升高在病后 72h 之内最为明显。随着病情好转酶谱下降。此项也可以作为脑心综合征病情程度的判断与预后的估计。

3.心肌肌钙蛋白 cTnI 与 cTnT 的改变

肌钙蛋白 cTnl 是心脏肌钙蛋白成分之一,其以两种形式存在于心肌细胞内,小部分(5％)游离于胞浆为可溶性,大部分(95％)以结构蛋白形式固定于肌原纤维上,为不可溶性。其具有心肌损伤特异性表达意义,在急性心肌梗死时升高,是诊断心肌梗死重要指标之一。其与

cTnT 相比较更有意义,单纯的 cTnT 升高可考虑为脑心综合征所致。脑心综合征时部分患者肌钙蛋白 cTnI 升高时,可考虑存在心肌梗死的可能,这二项指标也作为判断脑心综合征心肌损伤的程度与有否心肌梗死的存在。

4.血浆内皮素 ET

ET 是内皮细胞释放的多肽,为体内最强的缩血管物质,广泛存在于血管平滑肌、心、脑、神经等组织中。当这些组织受到损伤时 ET 释放到血液中,引起组织的重复损伤。有人报道急性脑血管意外的患者 ET 水平异常升高。ET 可能在脑心综合征的发生机制中起着重要的作用。

5.血流动力学的改变脑心综合征的患者

往往出现或伴有血流动力学(外周循环阻力、血容量、血氧饱和度等)改变。连续性血流动力学的监测对观察判断病情与预后有着重要的意义。

三、诊断

根据有急性颅脑病变(包括脑血管意外、急性颅内损伤、颅内急性炎症等)引起急性颅内压升高的原因、EKG 异常改变、心肌酶谱升高,肌钙蛋白 T 的变化即可做出确诊。血浆内皮 ET 升高与心脏彩超检查结果有助于诊断。

四、鉴别诊断

(1)心电图改变需与原有存在的心脏疾病心电图异常作鉴别,这要了解原先有否心脏病史、原先是否存在心电图异常、本次 EKG 异常是否与以前类似。如有新的 EKG 改变,应考虑与本次颅脑病变有关;如与原先的类似,即可认为不属脑心综合征。

(2)急性颅脑病变与真性心肌梗死同时存在急性颅脑病变患者,个别患者同时存在真性心肌梗死,切不可忽略。这种人除本身存在的颅脑病变症状、体征外,还出现 EKG 心肌梗死图形,心肌酶谱、肌钙蛋白升高(特别是 cTnI 成倍升高);颅脑损伤症状好转,心脏的症状、体征、EKG 异常(包括急性心肌梗死图形等)、心肌酶谱仍升高。由此可判断同时存在着急性心肌梗死。

五、治疗

充分提高对脑心综合征的认识,及早诊断、早期干预、早期治疗对预后有着重要的作用。

(1)积极治疗原发急性颅脑损伤性疾病,降低颅内压,稳定血压。

(2)密切观察心脏情况,判断心脏损伤程度,及时应用营养心肌药物,酌情强心、抗心律失常。(3)注意水、电解质、酸碱平衡、补液速度、补液量。

第五节 脑耗盐综合征

脑耗盐综合征(csws)是指脑内疾患导致肾脏对钠及水丢失过多,造成低血钠、高尿钠、低血容量的一组综合征。严重者出现休克、意识障碍和癫痫发作。

一、病因

自 1950 年以来先后由 Peters、Nelson、Ogawasanav 提出报道,近年来 Lzumr、At - kin、

Zafonte 也相继报道,认为 csws 的病因是因为颅内疾患包括急性重度颅脑损伤、急性脑血管意外(蛛网膜下隙出血、丘脑、脑干出血)、颅内转移瘤、垂体瘤术后等引起颅内神经受压(特别是下丘脑受压)、损伤、缺血,造成利钠多肽释放,从而使肾脏丢失水与钠,导致严重的低血容量症状。

二、发病机制

现已知利钠多肽主要包括心房利钠多肽(ANP)、脑利钠肽(BNP)和 C 型利钠肽(CNP)。

ANP 是一种循环激素,对神经体液的调节起到重要的作用。其具有强大的利尿、利钠、舒血管、抑制肾素-血管紧张素-醛固酮系统的功能,维持着体内水电解质平衡。ANP 主要由心肌细胞分泌,但在大脑与脊髓组织中也有分布。研究已证明在颅内 ANP 活性细胞以下丘脑和隔区最多。

BNP 主要分布于脑、脊髓及垂体部位,其氨基酸排列与 ANP 大致相同。CNP 是 ANP 的类似物质,在脑组织和脑脊液中浓度比 ANP 和 BNP 高。

中枢神经利钠肽对水盐代谢的调节作用主要通过两种途径:一是直接作用于中枢神经系统;另一种作为神经递质,调节外周利钠肽的释放。

当利钠肽升高时,主要作用于肾脏,肾血流增加,肾小球滤过率及滤过分数增加,从而抑制近曲小管对钠与水的重吸收;抑制盐的摄入及 ADH 释放。已有研究表明:重度颅脑损伤、蛛网膜下隙出血、蝶鞍肿瘤、脑肿瘤术后等并发低钠血症患者的 ANP 含量明显升高,这是因为大脑组织特别是下丘脑、蝶鞍区受到压迫缺血等刺激后,颅内利钠肽升高,此后其又作用于外周,使心脏 ANP 释放,血中的利钠肽升高。

三、临床表现

(1)颅内原发性疾病的病史与体征这类患者往往存在严重颅脑损伤、脑血管意外(如蛛网膜下隙出血、丘脑、脑干出血)、颅内肿瘤(尤其蝶鞍区肿瘤)占位或术后的病史与体征。

(2)存在低血钠、低血容量的神经症状与体征的患者往往在原发病或颅脑术后 2～14d 内再度出现嗜睡、昏迷、意识障碍加重等改变。尿量增加多达 3000～6000ml。并见恶心呕吐,全身脱水,血压下降,甚至抽搐、癫痫大发作等。

四、辅助检查

(1)低血钠一般＜ 135mmol/L,多为中、重度低钠血症,存在明显的负钠平衡。

(2)高尿钠＞ 20mmol/L,大量的钠从肾脏排出,使尿钠升高。

(3)血浆渗透压在 218～252mmol/L。

(4)尿比重在 1.010～1.015。

(5)血浆 ANP 浓度升高,一般 2～3d 后出现,持续 10d 以上,有的重度颅脑损伤在 2 周以后升高,ANP 持续升高导致钠水丢失,引起负钠平衡。

(6)其他血浆中尿素氮、肌酐含量往往升高,呈氮质血症。

五、诊断

主要根据有明确的颅内重症疾患病史;在病变的 2～3d 后,或 2 周后出现严重的多尿,尿量大于 3000ml;并恶心呕吐,全身脱水,血压下降,精神神经出现症状,如意识障碍加重,嗜睡或昏迷等,或出现抽搐、癫痫大发作;实验室检查血钠低于 135mmol/L,高尿钠(大于 20mmol/L),或 BUN,Cr 升高;即可诊断 CSWS。有条件的可测定中心静脉压与肺毛细血管嵌压。当中心静脉压小于 $6cmH_2O$、肺毛细血管抗嵌压小于 $8cmH_2O$ 时可协助诊断。

六、鉴别诊断

该病主要与抗利尿激素分泌异常综合征(SIADH)相鉴别。SIADH 是由于抗利尿激素(ADH)异常分泌增多或其活性作用超常,使水潴留,而发生稀释性低血钠并细胞外液容积增大体液增多的综合征。其诊断特点:

(1)血钠小于 125 mmol/L。

(2)血浆渗透压小于 270mmol/L。

(3)早期高尿钠大于 20mmol/L,随着尿钠排泄增多,尿钠则下降,后期出现低尿钠,其与 csws 所引起的尿钠持续性升高不同。

(4)中心静脉压也是升高的。

(5)但无周围组织脱水,无低血压改变。

七、监测与治疗

(1)电解质与生化监测血清钠、尿钠、尿比重、血与尿渗透压,有条件者做血 ADH 浓度测定。

(2)一般监测包括生命体征监测、心电图监测、中心静脉压等监测。

(3)补钠应用 3%～5%高渗氯化钠,静脉输入或口服氯化钠溶液。补钠速度不宜过快,应该小于 0 7mmol/(L.h),每天血钠变化小于 20mmol/L。补钠过快会造成脑功能损害,也会加重心脏负担,严重者会造成死亡。

(4)适当应用盐皮质激素有助于肾小管对钠的重吸收,改善症状。

(5)其他注意保护肾脏、脑、心脏的功能,避免补钠不妥造成这些脏器的损害。

第六节　抗利尿激素分泌不当综合征

抗利尿激素分泌不当综合征(SIADH)属抗利尿激素(ADH)分泌不按血浆渗透压浓度调节而异常增多,导致体内水分潴留、尿排钠增多、稀释性低钠血症等一系列临床表现的综合征。

一、病因与发病机制

1.异位性 ADH 分泌

(1)体内某部位的恶性肿瘤:肺癌(小细胞肺癌、支气管类癌)、淋巴肉瘤、霍奇金病、胸腺癌、前列腺癌及消化系统癌(胰腺癌、十二指肠癌)、颅内肿瘤等。有调查表明肿瘤引起的占 SIADH50%～75%,其中以肺部肿瘤最常见,小细胞肺癌引起 SI-ADH 发病率最高。现已证明肺癌细胞可以合成一种血管升压素前体,后者可以解离血管升压素及其载体蛋白——神经垂体后叶素而分泌到血循环中去。

(2)肺部感染性疾病:如肺炎、肺气肿、肺结核、肺脓肿。已知肺炎或肺结核可直接分泌 ADH。

2.中枢危重性病症导致 ADH 释放

过多在重度颅脑损伤、蛛网膜下隙出血、硬膜下血肿、脑出血、脑梗死、脑脓肿、颅内感染、脑萎缩均可以引起颅脑移位，下丘脑受到刺激，使 ADH 释放过多。也有报道急性的颈髓损伤后出现 SIADH，并表明颈髓损伤越重，SIADH 发生率越高。急性颈髓损伤诱发 SIADH 的原因可能为异常冲动上传，刺激下丘脑有关神经和（或）垂体后叶有关细胞，使 ADH 分泌增高。这可说明为什么胸腰段脊髓损伤患者不发生 SIADH 的原因。

3.药物促进 ADH 释放或增强其作用

氯磺丙脲、氯贝丁酯、三环类抗抑郁剂、全身麻醉药、巴比妥类等药物有刺激 ADH 的释放；氯磺丙脲类还可增强其活性；噻嗪类利尿剂通过排钠利尿，促使 ADH 释放；抗癌药物长春新碱、环磷酰胺也可刺激 ADH 的释放。

4.其他

当左心房压力骤减时可刺激容量感受器，反射性地使 ADH 分泌增加。如二尖瓣分离术后。

任何原因促使 ADH 分泌增加、过度释放时，血中的 ADH 也增加，此时 ADH 增加了肾脏对水的重吸收，引起细胞外液量增多，造成水潴留稀释性低钠，继而使肾脏排钠增多，表现出低血钠和低渗透压；体液增多，细胞外液向细胞内液转移，产生细胞内水肿，引起细胞代谢障碍，造成神经细胞水肿—脑水肿，由于上述的各种不同原因产生了一系列的临床症状。

二、临床表现

SIADH 的临床表现往往存在于原发病的基础上，有时被原发病的症状所掩盖，未引起临床医生的高度重视，或误诊。有报道确诊 SIADH 最短时间为 7d，最长 66d，平均 40d。SIADH 病情轻重取决低钠血症的程度，初期出现乏力、倦怠、恶心呕吐，当血钠<125 mmol/L时，症状进行性加重，出现神志模糊、嗜睡；当血钠降至 110mmol/L 以下时。可有延髓麻痹，呈木僵状态，锥体束征阳性，甚至昏迷、抽搐，严重者可致死。患者体内水潴留于细胞内，故体重增加而无水肿。

三、辅助检查

(1)血钠<125mmol/L。

(2)血浆渗透压<270mOsm/(kg.H_2O)；尿渗透压升高>血浆渗透压。

(3)尿钠>20mmol/L，可达 80mmol/L。

(4) BUN 轻度降低。

(5)水负荷 ADH 抑制试验：方法：于 30min 内按 20ml/kg 体重饮水。正常人 ADH 释放减少，大量排尿，5h 排尿量等于饮水量的 80%。尿渗透压可低于 100mOsm/(kg.H_2O)。SIADH 患者排尿小于饮水量的 40%，尿渗透压>血渗透压。本试验具有一定的危险性，限于血钠> 125 mmol/L，无明显症状患者。

四、诊断

(1)具有原发病病史或应用过使 ADH 升高的药物依据。

（2）血钠小于 125 mmol/L。

（3）血浆渗透压小于 270mOsm/（kg.H$_2$O），尿渗透压比血浆渗透压升高达 100mOsm/（kg.H$_2$O）。

（4）早期尿钠大于 20mmol/L，后期尿钠下降，出现低尿钠。

（5）无肾功能、肾上腺功能、甲状腺功能异常。

（6）中心静脉压升高，无血压下降、脱水及血容量减少症。

五、鉴别诊断

（1）与脑耗盐综合征（csws）鉴别：csws 是指颅内疾患导致利钠多肽大量释放，肾脏对钠及水丢失过多，造成低血钠、高尿钠、低血容量的一组综合征。与 SIADH 的鉴别在于两者的原发病有所不同；SIADH 血中 ADH 升高，csws 血中 ADH 正常；两者同样有低血钠，但 SLADH 属稀释性低血钠，早期高尿钠，后期尿钠降低；SIADH 无低血容量、无脱水，而 csws 全身脱水，低血容量症；中心静脉压测定 SIADH 升高，csws 下降。

（2）肝硬化腹水、心力衰竭伴低血钠。其有原发病的表现，并有低血钠、尿醛固酮升高、水肿明显。

（3）胃肠道失水失钠，可出现血容量减少、低血压并伴氮质血症。

（4）失钠性肾炎和慢性肾上腺皮质功能减退，也可出现低血钠及高尿钠，但伴有血容量不足和低血压。有关实验室检查可以帮助鉴别。

六、治疗

（1）病因治疗尽早找出病因，有针对性地对病因进行治疗，如肺部疾病引起的，需对肺部病变进行治疗；药物引起的，停用药物。

（2）限制水摄入除正常饮水外基本上不能额外饮水，对轻症患者只用限水就可以奏效。每日液体入量 800～1000ml，造成负水平衡。通常限水治疗 2～3d，血钠水平回升。

（3）利尿补盐：对严重低钠血症、低渗透压患者，当血钠＜125mmol/L 时，须给予利尿剂，排出水分。可应用呋塞米、依他尼酸、甘露醇等利尿，及早给予补生理盐水或高渗盐，以纠正血钠浓度和血浆渗透压，控制精神神经症状。不可用 5％葡萄糖溶液。

第二章 脑血管病临床常用药物

第一节 中枢兴奋药

中枢兴奋药是指能选择性兴奋中枢神经系统、提高其机能活动的一类药物。临床常用的主要是兴奋大脑皮层的咖啡因及对延髓生命中枢有兴奋作用的药物,后者当中枢神经受抑制时的兴奋作用更加明显,特别是对呼吸的兴奋作用,故又称呼吸兴奋剂。此外尚有一定的苏醒作用和兴奋血管运动中枢的作用,因此常用于各种危重疾病和中枢抑制药中毒引起的呼吸抑制或呼吸衰竭(对呼吸肌麻痹所致的呼吸衰竭无效)。这类药物有咖啡因、尼可刹米、山梗菜碱、贝美格、甲氯芬酯等。

(一)尼可刹米

别名:尼可刹米,可拉明,Coramine。

1.药理作用与应用

选择性兴奋延髓呼吸中枢,也可通过颈动脉体和主动脉体化学感受器反射地兴奋呼吸中枢,使呼吸加深加快,对血管运动中枢有微弱兴奋作用。临床适用于疾病或中枢抑制药中毒引起的呼吸及循环衰竭。对肺心病引起的呼吸衰竭及阿片类药物中毒引起的呼吸抑制疗效较好,对巴比妥中毒时的呼吸抑制效果较差。

2.不良反应

不良反应少见。大剂量时出现血压升高、心悸、出汗、呕吐、震颤、阵挛性惊厥等。

3.注意事项

(1)注意选择剂量和给药间隔。

(2)出现药物过量所致惊厥时静脉注射应缓慢。可用短效巴比妥类药(硫喷妥钠)控制。

4.药物相互作用

与所有油溶性针剂、所有菌苗、疫苗及呋塞米、氨茶碱、巴比妥类等药物的注射液混合,可产生拮抗、增毒、分解、混浊、沉淀等,故不宜混合使用。

5.用法与用量

im,每次 0.25～0.5g;iv,每次 0.375～0.75g;ivd,每次用 0.375g 的 6～10 倍。儿童,5 岁以下,每次 10mg/kg;5～7 岁,每次 15mg/kg。制剂注射剂1ml:0.25g;1.5ml:0.375g。

(二)山梗菜碱

别名:洛贝林,洛贝林。

1.药理作用与应用

能选择性地刺激颈动脉体化学感受器,反射地兴奋呼吸中枢。注射后作用迅速,维持时间短(约 1h)。临床适用于新生儿窒息、吸入麻醉药及其他中枢抑制药的中毒、一氧化碳中毒以及肺炎等疾病引起的呼吸衰竭。

2.不良反应

(1)中等剂量可发生恶心、呕吐、咳嗽、震颤及头晕等。

(2)大剂量能引起心动过速、传导阻滞、呼吸抑制及惊厥。

3.注意事项

(1)注意选择剂量和给药间隔时间,静脉注射应缓慢。

(2)由进行性呼吸中枢衰竭引起的呼吸停止和呼吸无力等不宜使用本品。

4.用法与用量

im,每次 3～10mg,每次最大剂量 20mg;iv,每次 3mg,必要时每 30min 重复 1 次,每日最大剂量 20mg。儿童,im,每次 1～3mg;IV,每次 0 3～3mg。

5.制剂

注射剂 1ml：3mg;1ml：10mg。

(三)戊四氮

别名:戊四氮,五甲烯四氮唑,戊四唑.Cardiazol,Corazol, Leptazol,Metrazol。

1.药理作用与应用

直接兴奋呼吸中枢及血管运动中枢,使呼吸增加,血压微升。临床适用于急性传染病、麻醉药及巴比妥类药物中毒引起的呼吸抑制,急性循环衰竭。

2.不良反应

大剂量可致阵挛性惊厥。

3.注意事项

(1)安全范围小,现已少用。

(2)应严格控制剂量,剂量不宜过大。

(3)静脉注射须缓慢,最好采用静脉滴注。

(4)不宜用于吗啡和普鲁卡因中毒的患者。

4.禁忌证

急性心内膜炎及主动脉瘤病患者禁用。

5.用法与用量

se、im 或 1v,0.1～0.2g,q2h,静脉注射速度 0.1g/(1～2min)。儿童,每次 2～3g/kg。

6.制剂

注射剂 1ml:0.1g。

(四)贝美格

别名:贝美格,Bemegride。

1.药理作用与应用

对延髓呼吸中枢兴奋作用类似戊四氮,亦能直接兴奋血管中枢。临床适用于解除巴比妥类及其他催眠药的中毒,亦可用于减少硫喷妥钠麻醉的深度。

2.不良反应

(1)早期出现恶心、呕吐,继而反射运动增强、肌肉震颤、惊厥等。

(2)迟发毒性表现为情绪不安、精神错乱、幻觉等。

3.注意事项

(1)作用迅速,应用时多采用静脉滴注。

(2)注射剂量太大或速度过快可引起中毒。

(3)中毒时可立即用戊巴比妥钠注射液静注或水合氯醛灌肠。

4.用法与用量

ivd,50mg 以 5％葡萄糖注射液稀释。亦可每 3～5 分钟静脉注射 50mg 至病情改善或出现中毒症状为止。

5.制剂

注射剂 10ml：50mg。

(五)二甲弗林

别名:回苏灵。

1.药理作用与应用

对呼吸中枢有较强兴奋作用,静脉注射后能迅速增大通气量。临床适用于各种原因引起的中枢性呼吸衰竭及由麻醉药、催眠药所致的呼吸抑制,以及外伤手术等引起的虚脱和休克。苏醒率可达 90％～95％。

2.不良反应

(1)有恶心、呕吐、皮肤烧灼感等。

(2)剂量过大可引起肌肉抽搐或惊厥,尤以小儿多见。

3.注意事项

静脉注射速度必须缓慢,应注意患者情况,出现惊厥可用异戊巴比妥解救。

4.禁忌证

有惊厥病史者,肝、肾功能不全者,孕妇,吗啡类中毒者禁用。

5.用法与用量

im,每次 8～16mg;iv,每次 8～16mg 以 5％葡萄糖液稀释后缓慢注入。重症患者可每次 16～32mg 用生理盐水稀释后静脉滴注。

6.制剂

注射剂 2ml：8mg。

(六)匹莫林

别名：苯异妥英, 匹吗啉, Deltamine Cylert, Phenilone, Phe-noxine, Phenylisohydantoin, Pioxol

1.药理作用与应用

新型的中枢兴奋药,作用与苯丙胺、哌甲酯相似,但起效较慢而维持时间长。似交感神经作用(如心悸)较少出现,没有欣快感,也无药物依赖性。口服 t_{max} 为 2～4h,$t_{1/2}$ 约为 12h。临床适用于儿童多动症,也可用于发作性睡病及轻度抑郁症。

2.不良反应

(1)失眠、食欲减退、体重减轻等,多为一过性。

（2）大剂量可引起心动过速。

（3）偶见 SGPT 升高,减量或停药后可恢复。

3.注意事项

（1）见效慢,疗效高峰约在 1 周左右,停药后药效可持续 1～3d。

（2）6 岁以下儿童不宜使用。

4.禁忌证

肝肾功能不全、癫痫患者禁用。

5.用法与用量

清晨口服 20mg,若症状未减,中午可加服 20mg,下午禁服。每天最大剂量 80mg。

6.制剂

片剂 20mg。

（七）甲氯芬醒

别名:甲氯芬酯,遗尿丁,Centrofenoxate,Clophenoxine,Lucid-ril。

1.药理作用与应用

能促进脑细胞的氧化还原过程,对于抑制状态的中枢神经系统有兴奋作用。临床适用于新生儿缺氧症、儿童遗尿症、外伤昏迷、老年性精神病、酒精中毒等。

2.不良反应

偶见兴奋、失眠、血压波动、血管痛或倦怠。

3.注意事项

（1）作用产生缓慢,反复应用效果才显著。

（2）本品水溶液易溶解,应临用前配制。

4.禁忌证

精神兴奋过度患者、高血压患者及有明显炎症和具有锥体外系症状的患者禁用。

5.用法与用量

口服,0.1～0.2g,tid;1V 或 ivd,0.1～0.25g,以注射用水或 5％葡萄糖溶液稀释,tid。儿童,口服,0.1g,tid; iv 或 ivd,60～100mg,bicl。成人复苏:im,0.25g,q6h。新生儿缺氧症:im,60mg,q2h。

6.制剂

（1）片剂 0.1g。

（2）粉针剂 0.06g,0.1g,0.25g。

（八）纳洛酮

别名:丙烯吗啡酮,烯丙羟吗啡酮,Naloxan Hydroehloride,Narcan。

1.药理作用与应用

阿片受体拮抗剂,通过阻断阿片受体而发挥兴奋中枢神经、兴奋呼吸、抑制迷走神经中枢作用。纳洛酮尚具有稳定溶酶体膜,降低心肌抑制因子作用。注射给药能在 1～3 min 内解除呼吸抑制,可持续 45～90min,$t_{1/2}$ 为 90min。临床适用于麻醉和非麻醉镇痛药过量、安眠药中毒、急性乙醇中毒、脑梗死、休克等。

2.不良反应

偶见恶心、呕吐、血压升高、心率加快及肺水肿。

3.注意事项

应用时需注意观察,在用药后 5 min 内可出现一过性恶心、呕吐。

4.禁忌证

高血压和心功能不全的患者禁用。

5.用法与用量

成人:1V,0 4～0.8mg 加生理盐水或 5% 葡萄糖液稀释,必要时可重复给药甚至连续静脉给药。儿童:每次 0.01mg/kg,每次最大剂量 0.2mg。本品口服无效。

6.制剂

注射剂 1ml:0.4mg。

(九)细胞色素

别名:呼吸酶。

1.药理作用与应用

为细胞呼吸激活剂,对组织细胞的氧化、还原过程具有迅速的酶促作用。临床上适用于各种原因引起的组织缺氧的急救及辅助治疗,对放疗、化疗后的白细胞减少症亦有一定的疗效。

2.不良反应

局部痉挛、皮疹、发热、口渴、过敏性休克等。

3.注意事项

(1)可引起过敏反应,用前需作过敏试验。

(2)治疗一经终止,再用药时可能引起过敏性休克。

4.禁忌证

对本品过敏反应阳性者禁用。

5.药物相互作用

(1)本品含有铁,故与去甲肾上腺素等配伍时均产生沉淀或变色。

(2)与四环素、红霉素、卡那霉素、放线菌素 D、多黏霉素 E、青霉素、氨茶碱、贝美格等配伍可产生沉淀或降低效价。

6.用法与用量

1V,15～30mg,用 25% 葡萄糖液 20ml 稀释后缓慢注入,qd～bid;im,15～30mg,qd～bid。

7.制剂

(1)注射剂 2ml:15mg。

(2)粉针剂 15mg。

第二节　镇静、催眠、抗惊厥药

本类药物小剂量对中枢神经系统有镇静作用,中剂量则有诱导近似生理性睡眠作用,而大剂量能抗惊厥,且能麻醉中枢神经系统。临床上主要用于治疗各种原因所致的睡眠障碍和用作麻醉辅助药及抗惊厥药。长期服用本类药物会产生依赖性,若停用会出现反跳现象,表现为失眠、烦躁、多梦。因此要避免长期服用。

本类药物有巴比妥类、苯二氮䓬类、咪唑吡啶类及其他类如:甲丙氨酯、甲喹酮、格鲁米特、溴剂等。目前临床上应用最多的是苯二氮䓬类,几乎代替了原来广泛使用的巴比妥类。巴比妥类的镇静、催眠疗效不如苯二草卓类,且催眠次日晨多有宿睡后遗不适现象,加之安全范围较苯二氮䓬类小,且易出现耐药性和依赖性,因此,现已很少用于镇静、催眠,多用于抗惊厥。

一、巴比妥类

巴比妥类为巴比妥酸的衍生物。作用性质和机制基本相同,但存在着明显的构效关系,以致作用强度、效应产生时间及持续时间各有不同。口服均易吸收,注射其钠盐也易被吸收。体内消除方式相同,均主要经肝脏代谢和以原形从尿排出。部分品种可经肾小管重吸收,作用持久。临床上常依据用药后睡眠持续时间的长短将本类药物分为长效类(6～8h),如巴比妥、苯巴比妥;中效类(4～6h),如异戊巴比妥、戊巴比妥;短效类(2～3h),如司可巴比妥;超短效类(0 25h),如硫喷妥钠。本类药物的作用机制主要是抑制脑干网状结构上行激活系统。

(一)长效类

1.苯巴比妥

别名:鲁米那,卢米那尔,苯巴比通,迦地那,Barbiphen,Barbenyl,CardeRal,Dormytal。

苯巴比妥钠:Luminal sodium。

(1)药理作用与应用本药为长效镇静、催眠、抗惊厥药,较大剂量有麻醉作用。静脉注射15 min后或口服0.5～1h产生作用。此外,本品能诱导肝微粒体葡萄糖醛酸转移酶活性,促进胆红素与葡萄糖醛酸结合,降低血液胆红素浓度,可用于治疗新生儿高胆红素血症及脑核性黄疸。脑卒中患者应用本品能减轻脑水肿和脑血管痉挛。与罂粟碱联用能增强镇痛作用。

用于:①睡眠障碍。②眩晕、晕动病。③癫痫:对大发作、局限性发作、持续状态均有效。其钠盐是癫痫持续状态常用药物。④惊厥:如高热、脑炎、脑血管疾病等所致者。⑤新生儿脑核性黄疸。⑥麻醉前用药。

(2)用法用量

①镇静、催眠、抗惊厥、抗癫痫:每日30～90mg,分3次服,或60mg,睡前0.5h服。抗癫痫持续状态:肌肉注射钠盐,每次0 1～0.2g,每日极量0.5g;抗惊厥:肌肉注射钠盐,每次0.1～0.2g,必要时4h～6h后重复一次。

②麻醉前给药:术前0.5～1h,肌肉注射钠盐0.1～0.2g。

③眩晕、晕动病:使用晕动片。在旅行前1h服1片～2片。如有需要隔4h再服1片,但24h内不得超过4片。

④功能性头痛、呕吐、震颤、胃肠功能紊乱:使用鲁米托品片。每日 3 片,分 3 次服。极量每日 5 片。

(3)不良反应常见头晕、嗜睡、精神不振、关节疼痛、肌痛;偶见发热、皮疹、剥脱性皮炎;罕见呼吸抑制。

(4)注意事项

①严重肺、肝、肾功能不全者、昏迷者、休克者、间歇性卟啉症者禁用。

②长期应用会产生耐药性和依赖性。大剂量连续应用会蓄积中毒。突然停药会出现戒断症状。因此,不宜长期、大剂量连续服用。停药时应逐渐减量。

③要注意配伍禁忌。本品与酒精、镇静药、镇痛药、催眠药及抗组胺药等联用有增效作用,应适当减量。与氢化可的松、地高辛、氯霉素等联用能加速后者的代谢而减低疗效。

(5)制剂

①片剂:10mg、30mg、60mg、100mg。

②晕动片:每片含苯巴比妥 30mg、氢溴酸东莨菪碱 0.2mg、硫酸阿托品 0.15 mg。

③鲁米托品片:每片含苯巴比妥 15mg、硫酸阿托品 0.15 mg。

⑧注射液(苯巴比妥钠):0.1g/lml、0.2g/2 ml。

⑤粉针剂(苯巴比妥钠):o.05g、0.lg。

2.巴比妥 Barbital

别名:佛罗拿,巴比通,Malonal,Diethymalonylurea。

巴比妥钠:Barbital Sodium,Barbitone Sodium。

(1)药理作用与应用本品为较早应用的长效巴比妥类催眠药,有镇静、催眠、抗惊厥、麻醉等不同程度的中枢抑制作用。其优点是作用缓慢,维持时间长。口服后:30～60min 显效,维持 6～8h。此外,本品与解热镇痛药合用时,能增强后者的镇痛作用。

用于:①睡眠障碍。②麻醉前给药。③各种原因所致的惊厥。

(2)用法用量

①催眠:0.3～0.6g,睡前 0.5h 服。

②镇静:每日 0.3～0 9g,分 2～3 次服。

③麻醉前给药:0.3g,术前 40～60min 服。

④抗惊厥:用巴比妥钠注射液肌肉注射,每次 0.2g。或用 5%溶液灌肠,每次 0.5g。

(3)不良反应及注意事项与苯巴比妥相似,催眠后次晨会有精神萎靡、头晕等反应;少数有皮疹、发热。久用可产生耐受性和依赖性。大剂量能抑制呼吸中枢,严重者可出现呼吸麻痹而死亡。肝、肺、肾功能严重损害者禁用。

(4)制剂①片剂:0.3g。②注射液(巴比妥钠):0.5g/5 ml。

3.美沙比妥

别名:甲基巴比妥,Gemonil。

(1)药理作用与应用本药是巴比妥的 3-甲基衍生物,药理作用与苯巴比妥相似,为长效镇静、催眠、抗惊厥药。

用于①睡眠障碍。②各种原因所致的惊厥,尤其对癫痫的运动不能性发作、肌挛性小发作有效。对大发作的疗效不及苯巴比妥。

(2)用法用量

①催眠:100～200mg,睡前 0 5h 服。用于镇静时,药量酌减。

②抗癫痫:成人每日 100～300mg,分 2～3 次服。6 岁以下儿童,每日 100～200mg,分 2～3 次服。

(3)不良反应及注意事项与苯巴比妥相似。

(4)制剂片剂:10mg。

4.甲苯比妥

别名:甲基苯巴比妥,普鲁米那,Mephobarbital,Phemitone,Prominal。

(1)药理作用与应用本药亦为苯巴比妥的 3-甲基衍生物,口服吸收后在肝脏中去甲基转变为苯巴比妥而发挥作用。

用于:①睡眠障碍。②各种原因所致的惊厥发作。

(2)用法用量

①催眠:100～200mg,睡前 0.5h 服。

②镇静:每日 60 ～180mg,分 3 次服。

③抗癫痫:1 岁以上儿童:每日 30～60mg.分 2～3 次服;5 岁以上儿童:每日 50～150mg,分 2～3 次服;成人:每日 300～600mg,分 2 次口服。

(3)不良反应及注意事项与苯巴比妥相似。

(4)制剂片剂:30mg、50mg、100mg。

(二)中效类

1.异戊巴比妥 Amobarbital

别名:阿米妥,Amylobarbitone,Pentymalum,Sednotic。

钠盐:异戊巴比妥钠,阿米妥钠,Barbamyl,Dorminal。

(1)药理作用与应用药理作用同苯巴比妥,但作用较快,持续时间较短。钠盐注射后 15～30min 起作用,持续 3.6h。半衰期为 8 ～42h,新生儿半衰期明显延长。

用途同苯巴比妥。

(2)用法用量

①催眠:0 05～0.2g,睡前 0 5h 服。极量:1 次 0.2～0 6g。

②镇静、抗癫痫:成人每日 0.1～0.2g,分 3 次服。极量每日 0.6g。儿童每次 1～2mg/kg。

③抗惊厥、抗癫痫持续状态:用其钠盐,1 次 0.1～0.5g,肌肉注射或静脉注射。静脉注射时以注射用水稀释为 5%～10%溶液缓慢注射。注射过程中要注意患者呼吸及肌肉松弛情况,以恰能控制抽搐为宜。注射过快可引起呼吸抑制。极量为 1.0g。儿童每次 5 mg/kg。

④麻醉前给药:不作为首选。1 次 15～60mg,1 日 2～3 次。儿童每次 1～2mg/kg。

(3)不良反应及注意事项同苯巴比妥。

(4)制剂

①片剂:0.1g。②粉针剂(异戊巴比妥钠):0. 1g、0.25g、0.5g、1g。

2.戊巴比妥 Pentobarbital

别名：

Pentobarbitone，Mebumal，Mebumal，Nembutal，Embutal。

钠盐：戊巴比妥钠，Pentobarbital Sodium，Pentobarbitone Sodi-ulll。

钙盐：Pentobarbital calcium。

(1)药理作用与应用与异戊巴比妥相似。本药脂溶性高，易通过血脑屏障进入脑组织，起效快。服药后 15～20min 即显效，维持 3～6h。半衰期为 15～48h。

用于：①各种原因所致的睡眠障碍。②各种原因所致的惊厥发作。③基础麻醉。能解除患者紧张情绪，减少麻醉药物用量。

(2)用法用量

①镇静：口服，每日 0.05～0.1g，分 3～4 次服。

②催眠：口服，0.05～0.1g，睡前 0.5h 服。儿童每次 3～6mg/kg。

③抗惊厥：直肠给药或静脉滴注给药，每次 0.1～0.5g。初量：每小时 3～6mg/kg；维持量：每小时 0.5～3mg/kg。静脉滴注速度宜慢，并密切观察患者呼吸、血压变化情况，如出现呼吸抑制、血压下降等应立即停用。

④基础麻醉：术前静脉注射 5% 溶液 3～5ml。

(3)不良反应及注意事项与苯巴比妥相似。

(4)制剂①片剂：0.05g、0.1g。②粉针剂(钠盐或钙盐)：0.1g、0.5g。

3.仲丁比妥钠 Secbutabarbital Sodium

别名：另丁巴比妥钠(Secbutobarbitone

Sodium).Butabarbital Sodium。

本药作用与异戊巴比妥钠相似，有镇静、催眠作用。口服易吸收。

不良反应及注意事项与苯巴比妥钠相同。

用于镇静：每日 30～120mg，分 3 次服；用于催眠：50～100mg，睡前 0.5h 服。

4.丁巴比妥 Butoharbital

别名：里阿那，Butobarbitone，Butethal，Neonal，Soneryl，So-nabarb。

本药作用、适应证、不良反应及注意事项等均与异戊巴比妥相似。半衰期约 40h。

用法用量：①催眠：100～200mg，睡前 0.5h 服；②镇静：每日 50～200mg，分 3 次服。

5.阿洛巴比妥 Auobarbital

别名：二烯丙巴比妥，丙烯比妥，迪阿耳，$APaO_2$ barbitone，Di-al，Diadol。

本药作用、适应证、不良反应及注意事项等与异戊巴比妥相似。

用法用量：①催眠：100～200mg，睡前 0.5h 服；②用于镇静：每日 30～100mg，分 3 次服。

(三)短效类

1.司可巴比妥 Secobarbital

别名：速可巴比妥，西可巴比妥，速可眠，舍可那，西康尔，丙烯巴比妥。

钠盐：司可巴比妥钠，速可眠钠。

(1)药理作用与应用药理作用同苯巴比妥，有镇静、催眠、抗惊厥、肌肉松弛作用，但作用起效快,维持时间短。给药 15～20min 显效,持续 2～3h。

脂溶性较苯巴比妥高。口服后迅速吸收,分布至全身各组织,易透过血脑屏障进入脑组织。主要在肝脏代谢,代谢产物主要由肾脏排泄。半衰期为 18～36h。

用于:①各种原因所致的入睡困难。②麻醉前用药。③抗惊厥。

(2)用法用量本药为一类精神药物,须严格控制使用。

①镇静:成人:每日 0.1～0.2g,分 2～3 次服。用于儿童镇静:每次 2～3mg/kg。

②催眠:0 05～0.1g 或钠盐 0.1g,睡前 15～20min 口服或肌肉注射。

③麻醉前用药:术前 30～60min,肌肉注射钠盐 0.1～0.2g。静脉注射用于基础麻醉。

④抗惊厥:静脉注射钠盐,每次 0.25～0.5g。

(3)不良反应及注意事项与苯巴比妥相似,能引起依赖性。肝功能严重损害者禁用。

(4)制剂①胶囊剂:0.05g。②片剂:0.1g。③粉针剂:司可巴比妥钠 0.05g。

2.海索比妥

别名:甲环己巴比妥,安眠朋,依维本,环己巴比妥,Cito-pan,Evipan。

钠盐:甲环己巴比妥钠,海索比妥钠。

本药作用、应用、不良反应及注意事项等与司可巴比妥相似。口服吸收快,在肝脏中去甲基化和氧化代谢。半衰期为 2.7～7h。长期用药会产生乙醇—巴比妥躯体依赖性。

可用于:①催眠:250～500mg,睡前 20～30min 服;②镇静:500～750mg,分 3 次服;③静脉麻醉:钠盐,常用剂量为 10mg/kg。

二、咪唑吡啶类

咪唑吡啶类为新一代镇静、催眠药,对中枢神经系统的 GABA 受体有选择性激活作用,具有保持正常睡眠结构、疗效显著、不良反应少的优点。

1.唑吡坦 Zolpidem

别名:思诺思,酒石酸唑吡坦。

(1)药理作用与应用本药为第一个咪唑吡啶类的镇静、催眠药,具有强而快速的镇静、催眠作用。能迅速地催眠,使入睡时间缩短,减少觉醒次数,增加总的睡眠时间并改善睡眠质量。脑电图显示,唑吡坦仅延长Ⅱ期、Ⅲ期、Ⅳ期的睡眠期,将异常深睡眠调节到生理水平。在催眠剂量时,本药相对地没有肌肉松弛和抗惊厥作用。临床连续使用本品 6 个月,未发现有撤药问题,亦无反跳性失眠、戒断现象和耐药性等不良反应。其作用机制为激活中枢 CABA 受体,调节氯离子通道。

口服后迅速被吸收,0.5～2h 血药浓度达高峰。分布于全身各组织,易通过血脑屏障,乳汁中亦有少量分泌。无蓄积现象。半衰期为 2.5～3h。

用于各种原因所致的睡眠障碍。

(2)用法用量

口服。65 岁以下患者:10mg;65 岁以上患者:5mg。睡前 0.5h 服。每日剂量不超过 10mg。

(3)不良反应可见头晕、目眩(5.2%)、嗜睡(5.2%)、头痛(3.0%)、胃肠道反应。偶见情绪低落、反应迟钝、精神错乱、遗忘(几乎都发生在老年人)、复视、血压降低及猝倒。

（4）注意事项对本药过敏者、重症肌无力患者、15 岁以下者、孕妇、哺乳期妇女禁用。严重肝、肾功能损害者、驾车或操作机器者慎用。与其他镇静药合用时，中枢抑制作用增强。

（5）制剂片剂：10mg。

2.阿吡坦 Alpidem

别名：Ananxyl。

（1）药理作用与应用本药是继唑吡坦之后的第 2 个咪唑吡啶类药物。具有镇静、催眠、抗焦虑作用，疗效好，不良反应少，可与苯二氮䓬类媲美。

口服后吸收快，蛋白结合率高，半衰期为 18h。

用于各种原因所致的焦虑状态、睡眠障碍。

（2）用法用量

①抗焦虑：小量开始逐渐加量。开始，每日 50～75mg，分 3 次服。以后，依据病情逐渐加至每日 100～150mg，分 3 次服。体弱和高龄患者酌情减量。

②催眠：每次 50～100mg，睡前 0.5h 服。

（3）不良反应可见失眠、乏力、头晕、头痛、恶心、呕吐、消化不良等。

（4）注意事项过敏者、孕妇禁用。体弱和高龄者慎用。与其他镇静药合用，中枢抑制作用增强。

（5）制剂片剂：50mg。

第三节　抗精神病药

1.氯丙嗪 chlorpromazine

别名：冬眠灵，氯普马嗪，wintermine

（1）药理作用与应用本品系吩噻嗪类代表药物，为中枢多巴胺受体的阻滞剂，有多方面的药理活性。

①抗精神病作用

正常人服用治疗量后，产生安静，活动减少，感情淡漠，注意力降低，对周围事物不感兴趣，安静时可诱导入睡，但易被唤醒。精神患者服用后，在不过分抑制情况下，迅速控制精神分裂症患者的躁狂症状，减少或消除幻觉、妄想，使思维活动及行为趋于正常。目前认为氯丙嗪的抗精神病作用主要是由于阻断了与情绪思维有关的边缘系统的多巴胺受体所致。而阻断网状结构上行激活系统的 α-肾上腺素受体，则与镇静安定作用有关。

②镇吐作用本品小剂量可抑制延脑催吐化学敏感区的多巴胺受体，大剂量时又可直接抑制呕吐中枢，产生强大的镇吐作用。但对刺激前庭所致的呕吐无效。

③镇静作用一般剂量对中枢系统有特殊的抑制效果。正常人可出现安静，少动，淡漠，迟钝，但思考力不受影响，安静环境中易入睡。精神患者能迅速控制兴奋躁动症状，减少挑衅性行为，而不引起过分抑制。连续用药时上述作用可逐渐减弱而出现耐受性。

④降温作用对下丘脑体温调节中枢有很强的抑制作用，还能干扰其恒温控制功能，使体温

随环境温度的变化而升降,故不仅能使发热机体降温,还能影响正常体温。

⑤对自主神经及心血管系统可阻断外周 α-肾上腺素受体,直接扩张血管,引起血压下降,大剂量时可引起位置性低血压。还可解除小动脉、小静脉痉挛,改善微循环,而有抗休克作用,同时由于扩张大静脉的作用大于动脉系统,可降低心脏前负荷,而改善心脏功能(尤其是左心功能衰竭)。本品并具有抗胆碱(M 受体)的作用。

⑥对内分泌系统有一定影响如使催乳素抑制因子释放减少,出现乳房肿大,溢乳。抑制促性腺激素释放,抑制促皮质素及促生长激素的分泌而延迟排卵。

本品口服吸收慢而不完全,易受剂型、胃内容物的影响,且有首关效应。口服 2～4 小时血药浓度达高峰,作用持续 6 小时左右。肌注血药浓度迅速达到峰值。进入体内的药物 90% 与血浆蛋白结合。脑中浓度比血浓度高 10 倍。可通过胎盘屏障,进入胎儿体内。在肝脏氧化及与葡糖醛酸结合,代谢产物中 7-羟基氯丙嗪仍有药理活性。主要经肾脏排出,排泄较慢。停药 6 个月后,仍可从尿中检出氯丙嗪代谢物。$t_{1/2}$ 为 6 小时。

本品适用于:

①治疗精神病用于控制精神分裂症或其他精神病的兴奋骚动、紧张不安、幻觉、妄想症状等。对忧郁症状及木僵症状的疗效较差。

②镇吐对各种原因引起的呕吐几乎均有效。如尿毒症、胃肠炎、癌症、妊娠及药物引起的呕吐均有效。也可治疗顽固性呃逆。但对晕动病呕吐无效。

③低温麻醉及人工冬眠用于低温麻醉时可防止休克发生。人工冬眠时,与哌替啶、异丙嗪配成冬眠合剂用于创伤性休克、中毒休克、烧伤、高烧及甲状腺危象的辅助治疗。

④与镇痛药合用治疗癌症晚期患者的剧痛。

⑤治疗心力衰竭。

(2)用法用量

口服每次 12.5～100mg,极量每次 150mg,1 日 600mg。

肌注或静滴每次 25～50mg,极量每次 100mg,1 日 400mg。

精神病开始每日 25～50mg,分 2～3 次服,逐渐增至每日 300～450mg,症状减轻后再减至 100～150mg。

治疗心力衰竭:肌注,每次 5～10mg,1 日 1～2 次;也可静滴,速度每分钟 0.5mg。

(3)注意事项①长期大量应用时可引起锥体外系反应;震颤、运动障碍、静坐不能、流涎等,可用苯海索对抗,但疗效可降低,且可加重抗胆碱效应。②患有肝肾功能不良、尿毒症及高血压患者慎用。③本品注射可引起直立性低血压,血压过低时可静滴去甲肾上腺素或麻黄碱升压,不可用肾上腺素,以防血压降得更低。④本品能降低惊厥阈,故有癫痫史者禁用,昏迷及严重肝功能不全者禁用。⑤本品不可与其他药物混合、配伍。

(4)不良反应①有口干,上腹部不适,乏力,嗜睡,心悸,偶见分泌乳汁,肥胖,闭经等。②对肝功有影响,应定期检查肝功。③可引起眼部并发症,主要表现为角膜和晶体混浊,或使眼内压升高。长期用药者应进行眼科检查。④可发生过敏反应,常见有皮疹,接触性皮炎,剥脱性皮炎等,并与同类药物有交叉过敏。⑤静注可引起血栓性静脉炎,肌注较痛。

(5)药物相互作用①本品能增强麻醉药,镇静催眠药,镇痛药以及乙醇的中枢抑制作用,合用时应酌情减少这些药的剂量。②本品可逆转肾上腺素的升压作用,并逆转胍乙啶的降压作用。③本品与三环类抗抑郁药合用时能相互抑制代谢,应减量。合用时抗胆碱反应可加重。

(6)药物过量本品急性中毒表现为意识不清,深度昏睡,血压下降,休克,心肌损害(心电图Q-T间期或P-R间期延长,T波低平或倒置),应迅速采取对症治疗措施,宜用去甲肾上腺素或麻黄碱提升血压。

(7)制剂片剂:12,5mg/片;25 mg/片;50mg/片。

注射剂:每支 10mg/1ml;25mg/1ml;50mg/2ml。

2.奋乃静

Perphenazine

(1)药理作用与应用本品作用与氯丙嗪基本相似,抗精神病作用强度大于氯丙嗪,锥体外系反应多见,但镇静作用及心血管副作用较轻,对肝及造血系统的不良反应亦较轻。

肌注较口服的生物利用度大 4~10 倍。本品及其代谢物主要分布于脑,其次为肺,并可通过胎盘屏障。蛋白结合率高,主要由肾脏排泄,随尿排出。$t_{1/2}$ 为 10~20 小时。

用于急、慢性精神分裂症,躁狂症,反应性精神病及其他重症精神病的对症治疗。少量本品也能止呕。

(2)用法用量口服,每次 2~4mg,1 日 3 次。用于精神病,每日 8~64mg,分次服。对兴奋躁动者,可先肌注,每次 5~10mg,1 日 2~3 次。

(3)注意事项①与吩噻嗪类有交叉过敏反应。②孕妇,哺乳妇女,老年人,骨髓功能抑制,肝功能损伤,严重心血管疾患,青光眼,前列腺肥大,尿潴留,严重呼吸系统病症(尤其是儿童)及震颤麻痹症等患者均应慎用。③干扰诊断,出现心电图 Q、T 波异常改变,有时出现免疫妊娠试验及尿胆红素测定假阳性。④剂量应个体化,从小量开始,并逐渐停药。⑤注射给药只限于急性兴奋躁动患者,并应防止低血压和注意锥体外系症状,尤其是老年人和小儿。⑥肌注应深而慢,并至少卧床半小时。⑦与皮肤接触可产生接触性皮炎。⑧本品宜避光保存。

(4)不良反应锥体外系症状较氯丙嗪重。有时可见排尿困难,低血压,迟发性运动障碍,皮疹,月经不调,便秘,性功能障碍,头昏,口干,皮肤对光敏感,乳房增大。偶见有视物不清。

(5)药物相互作用与乙醇及中枢神经抑制药合用,彼此增效,但不能增强抗惊厥作用。本品与苯丙胺合用可减弱苯丙胺类药效。与制酸药或止泻药合用可抑制本品的吸收。与抗胆碱药合用,彼此加强作用。与肾上腺素合用可使肾上腺素的升压作用逆转。本品可抵消胍乙啶类的降压效应。可抑制左旋多巴的抗震颤麻痹效能。当与单胺氧化酶抑制药或三环类抗抑郁药合用,其抗胆碱作用相互增强并延长。本品可掩盖耳毒性抗生素的早期症状。

(6)药物过量药物过量主要临床表现为锥体外系反应。出现症状应即时停药,给予抗胆碱药或肌肉松弛药,如地西泮、苯海索、阿托品等。静滴 10%葡萄糖液能有助于药物排泄,改善症状。

(7)制剂片剂:2mg/片;4mg/片。

注射剂:每支 5mg/1ml;5mg/2 ml。

奋乃静庚酸酯(Perphenazine Enathate)、奋乃静癸酸酯(Per-phenazine Decanoate)制剂为油注射液,每支 25mmg/1ml,深部肌肉注射,可维持作用 2~3 周,开始宜用 12.5mg/次。逐渐增量为 20～25mg/次。

3.氟奋乃静 Fluphenazine

(1)药理作用与应用本品为吩噻嗪类抗精神病药中作用最强的一种,药理作用与氯丙嗪相似,其抗精神病作用为氯丙嗪的 25 倍,作用快而持久。镇静作用弱。镇吐作用强,为奋乃静的 4～7 倍。

用于紧张型、妄想型精神分裂症,对慢性精神分裂,幻觉妄想症状疗效较好。

(2)用法用量口服。成人 1 次 1～10mg,每日 10～30mg。老年体弱者应从最小量开始,逐渐加量,每日递增 1～2 5mg。小儿每次 0.25～0.75mg,每日 1～4 次。

本品的盐酸盐供口服用。本品的癸酸酯(Fluphenazine Decano—ate)或庚酸酯(Flu-phenazine Enanthate)为油注射液,供深部肌注用,起效慢,但维持时间可达 2～4 周。适用于精神分裂症缓解后的维持治疗,以巩固疗效,防止复发。每次肌注 25mg (1ml),每 2～4 周 1 次。

(3)注意事项 6 岁以下儿童,老年患者及患有严重肝肾功能不全者慎用。对本品过敏、严重抑郁症患者禁用。

(4)不良反应用药后易出现锥体外系反应,个别患者可出现嗜睡,视力模糊,口干、低血压,粒细胞减少等。

(5)药物相互作用服用本品出现锥体外系反应时,可同时服用苯海索,阿托品,严重时可立即注射东莨菪碱,以减少本品副作用发生。抗焦虑药如氯氮革、地西泮等,可对抗因使用本品而出现的恶心,呕吐等反应。

(6)药物过量超剂量可致锥体外系反应,多发生于口服用药病例。出现中毒症状应即时停药。给予苯海索等抗胆碱能药物治疗。

(7)制剂片剂(盐酸盐):2mg/片;5mg/片。

癸酸酯油注射液:每支 25 mg/1ml。

庚酸酯油注射液:每支 25 mg/1ml。

4.三氟拉嗪 Trifluoperazine

(1)药理作用与应用本品为吩噻嗪类衍生物。安定作用强。抗精神病作用比氯丙嗪强 20 倍,用于治疗精神分裂症幻觉型、妄想型、木僵型及慢性退缩型患者。小剂量可解除焦虑,并有较强的抗呕吐作用。而抗组胺、抗痉挛作用则较弱。

应用于:

①精神分裂症口服,开始 1 次 5mg,1 日 2～3 次。两周内递增至每日 30～40mg,维持量为 10～20mg。

②镇静口服,1 次 1～2.5mg,1 日 2～3 次。儿童 5 岁以上,每次 0.1～1mg,1 日 1～2 次。

(2)注意事项①肝功能不全者,贫血者禁用。②年老体弱应减量。③严禁与肾上腺素联合使用。

(3)不良反应①多见锥体外系反应。减少剂量或加服苯海索,可减轻症状。②可见心动过速,失眠等。③少数患者偶见眼花,口干,嗜睡,食欲减退,排尿困难等。④个别患者可发生黄疸,中毒性肝炎及粒性白细胞缺乏症。

（4）药物过量药物过量主要表现为锥体外系反应（60%），中枢抑制，呼吸困难，昏迷及心动过速等，治疗主要是支持疗法及对症治疗。中毒早期可采取洗胃减少吸收，维持呼吸道畅通，锥体外系反应可采用抗帕金森药治疗。

（5）制剂片剂：1mg/片；5mg/片。

5.硫利达嗪 Thioridazine

别名：甲硫达嗪。

（1）药理作用与应用本品为吩噻嗪类抗精神病药。抗精神病作用低于氯丙嗪，但锥体外系反应小。镇静作用较强。低剂量起抗焦虑及精神松弛作用，并对轻度抑郁症有效。高剂量用于抗精神病，其基本药理效能与其他吩噻嗪类相似。还具有扩张血管及降低血压的作用。

口服 100mg，血清峰浓度为 130～520ng/ml，血清药物 $t_{1/2}$ 为 6～40 小时，平均 16.4 小时，药物清除率在夜间减少，并随年龄的增加而减少。

本品用于治疗急、慢性精神分裂症，躁狂症，功能性忧郁症，更年期紧张症，焦虑症，严重性神经官能症，戒酒综合征等。

①抗精神病成人口服：开始 50～100mg，每日 3 次，需要时渐渐增加剂量到 1 日 800mg，症状控制后再逐渐减量，每日剂量范围在 200～800mg，分 2 卅次用。儿童口服：1 日 0.5～2mg/kg，分次服用。

②抗焦虑及抗抑郁成人口服：开始 25 mg，每日 3 次，根据不同病情，其剂量范围 10～50mg，每日 2～4 次，每日总剂量为 20～200mg。儿童口服：每日 1～4mg/kg，分次服用。

（2）注意事项①有昏迷状态或严重的中枢神经系统机能障碍，对其他吩噻嗪类有过敏史及有坏血病史者均禁用。②孕妇及哺乳期妇女慎用。③本品有中枢抑制作用，能影响患者对客观事物的反应性，服药期间不宜驾驶车辆、操作机器等等。④服用本品后，定期检查血象，肝功能等。

（3）不良反应可见昏睡，口干，调节障碍，眩晕，直立性低血压，鼻塞，过敏性皮疹，感觉过敏，尿失禁等。长期用药可出现闭经.血小板降低，白细胞减少。

（4）药物相互作用本品能增强止痛药，安眠药，抗组胺药，麻醉药及乙醇的中枢神经效应，亦可能增强奎尼丁对心脏收缩力的抑制效应。与三环抗抑郁药合用能引起严重的窦性心律失常。

（5）药物过量本品过量能引起心动过速和纤颤，大剂量可引起严重心律失常而导致死亡。

（6）制剂片剂：10mg/片；25 mg/片；50mg/片；100mg/片。

6.哌泊塞嗪棕榈酸酯 Pipotiazine Palmitate

（1）药理作用与应用本品为吩噻嗪类抗精神病药，具有较强的安定作用，并有抗组胺作用。主要用于慢性精神分裂症，对各型精神分裂症均有一定疗效，对妄想型疗效较好。本品有强效，长效之特点。

本品为哌泊塞嗪棕榈酸酯的油注射液，肌内注射后，缓慢从注射部位扩散并分解生成游离的哌泊塞嗪而起效。注射 2～3 日作用最强，在体内作用时间可保持 4 周，比氟奋乃静癸酸酯长。哌泊塞嗪大部分从粪便排泄，少量由尿和胆汁排泄。

本品适用于治疗精神分裂症的幻觉、妄想、思维障碍、淡漠孤独、兴奋、冲动、躁狂等症状。

尤其对孤独退缩性慢性精神分裂症患者有较明显的振奋作用,所以非常适用于慢性精神分裂症。对精神分裂症、躁狂以及嫁接性精神病都有较好疗效。并可改善病态人格和强迫症的症状。本品对神经症和抑郁症无效。

(2)用法用量肌注成人初次剂量25～50mg,1周后再注射50～100mg,可根据病情决定剂量和间隔时间。一般每4周注射100mg。病情巩固期用药量可酌减,适当延长注射间隔时间。

(3)注意事项①严重肝、肾疾患及年老体弱者忌用或慎用。②禁止与其他抗精神失常药合用。

(4)不良反应常见的副作用是锥体外系反应。有时还出现口干,乏力,嗜睡,头痛,头昏,视物模糊,恶心,出汗等自主神经症状,一般能自行消失。其他罕见的不良反应有直立性低血压,皮疹,体重改变等。

(5)药物相互作用本品与苯海索等抗震颤麻痹药合用可减少锥体外系副反应,与一般催眠药合用可对抗失眠。

(6)药物过量药物过量可引起严重的锥体外系反应症状,可用苯海索等抗震颤麻痹药对抗。

(7)制剂油注射液:每支50mg/2ml;每支100mg/4ml。哌泊塞嗪十一烯酸酯油注射液:每支100mg/4ml,注射1次可维持作用2～3周。

7.珠氯噻醇 Clopenthixol

(1)药理作用与应用通过阻滞多巴胺受体而起精神调节作用,镇静作用较强,对精神运动兴奋的患者能较快地控制兴奋、躁动,而起药物约束作用。

起效快,口服后2～7日起效,短效针剂肌注后4小时起效,长效针剂一般在肌注后1周内起效。

用于精神分裂症、躁狂症。

(2)用法用量片剂初始剂量10mg/日,每日1次口服,以后每2～3日增加5～10mg,根据疗效可增至80mg,每日2～3次口服。维持剂量10～40mg/日,每日1次服。

速效针剂(盐酸珠氯噻醇注射液)

每次50～150mg,深部肌注,一般72小时注射1次。老年患者每次不超过100mg。

长效针剂(癸酸珠氯噻醇油注射液)

剂量及用药间隔时间按治疗反应调整,一般200mg,深部肌注,每2～4周1次。

(3)注意事项本品可进入胎盘羊水和乳汁,孕妇和哺乳期妇女一般不宜使用。

(4)不良反应锥体外系反应较多见,大剂量时可出现头昏、乏力、嗜睡、口干,减量和坚持治疗可望减轻。

第四节 抗抑郁症药

1.氯米帕明 Clomipramine

别名:氯丙咪嗪

(1)药理作用与应用本品为三环类抗抑郁药,有较强的广谱抗抑郁作用,能够选择性地抑制脑内突触前神经末梢对去甲肾上腺素和5-羟色胺的再摄取,使游离的去甲肾上腺素含量增高,对阻断5-羟色胺的回收比其他三环类抗抑郁剂强。除有抗抑郁作用外,并有增强活动力和抗焦虑作用。静脉注射起镇静作用。

本品口服吸收完全,单剂量口服50mg,血药浓度峰值为56~154ng/ml,每日150mg,多剂量服用时,其稳态血浓度为94~339ng/ml。脑脊液浓度相当于血浓度的2%,蛋白结合率为97.6%。2/3由尿排泄,1/3由粪便排泄,$t_{1/2}$为12~36小时。

本品用于各种类型的精神抑郁症:内因性、反应性、神经性、官能性、更年期、体因性、老年期抑郁症,以及精神分裂症或性格障碍等伴有抑郁症状。也用于强迫症和恐怖症。

(2)用法用量口服:每次 25 mg,每日 2~3 次。可逐渐增至每日 100~150mg。

肌注:开始25mg,可增至每日50mg。

(3)注意事项①患有心血管病者、老人、儿童服用宜从小剂量开始,逐渐增加剂量。②可致白细胞减少应进行血细胞计数检查,尤其是发现发热、流感、咽肿痛患者。③静滴时应注意患者血压。

(4)不良反应

可见出汗、口干、便秘、轻微震颤、头晕、视力模糊、小便困难及直立性低血压,偶尔也有皮肤过敏、心传导障碍、心律失常、失眠等。

(5)药物相互作用本品不可与单胺氧化酶抑制剂合用。可与催眠药和抗焦虑药合用,与去甲肾上腺素和肾上腺素合用,可增强它们对心血管的作用。本品能抵消肾上腺素能神经阻滞剂(如胍乙啶)的抗高血压作用。

(6)药物过量本品过量所致的中枢系统表现有昏睡,共济失调,肌肉强直等;心血管系统表现有心律失常,心动过速,充血性心衰及心跳骤停;呼吸方面表现为呼吸抑制,发绀,低血压;尚有散瞳,少尿,无尿等症状等。治疗主要在中毒早期可洗胃,活性炭吸附,减少吸收。并采取相应的对症治疗。

(7)制剂片剂:25mg/片;100mg/片。

注射剂:每支 25 mg/2ml。

2.丙米嗪 Imipramine

别名:Tofranil。

(1)药理作用与应用本品为三环类抗抑郁药。有较强的抗抑郁作用,兴奋作用不明显,镇静作用微弱。对内源性忧郁症+反应性抑郁症及更年期抑郁症均有效。但本品起效慢(多在1周后才出现效果)。故不宜用于应急治疗。

本品口服易吸收,服药后 2～8 小时血药浓度达高峰。主要在肝脏代谢为具有显著抗抑郁活性的去甲丙米嗪。$t_{1/2}$ 约为 10～24 小时。

(2)用法用量

①抑郁症口服:成人开始每次 25～50mg,每日 3～4 次,以后逐渐增至每日 200～300mg。老年患者每日 30～40mg,分次服用。可根据耐受情况及时调整用量。

②遗尿症口服:6 岁以上儿童 25 mg,睡前 1 小时服。12 岁以下 50mg,12 岁以上 75mg。超过 75mg 并不能提高治疗效果。治愈后逐渐减量,遗尿的复发率较骤然停药低。

(3)注意事项①孕妇及患有癫痫患者禁用。②患有高血压,动脉硬化,青光眼及前列腺肥大患者慎用或禁用。③服药期间忌用升压药。④用量较大或长期用药者宜做白细胞计数及肝功能检查。

(4)不良反应有阿托品样副作用如口干,便秘,视力模糊,眼压升高,尿潴留。可引起直立性低血压,大剂量能使老年患者发生休克。也有出现传导阻滞、充血性心衰等。神经系统,出现幻觉、失眠、锥体外系反应等。个别患者偶见皮疹、粒细胞减少等过敏反应。

(5)药物相互作用本品与抗精神分裂症药苯海索等合用时,抗胆碱作用增强。本品能增强拟交感胺的升压效果,对抗胍乙啶和可乐定的降压效果。

(6)药物过量药物中毒可引起昏睡、共济失调、肌肉强直、痉挛等。心血管系统可引起心律失常、心动过速、传导障碍及心衰,呼吸系统可出现呼吸抑制、发绀、休克等。

中毒解救可采取洗胃,促进药物排出,活性炭吸附以减少吸收,地西泮可减少痉挛,毒扁豆碱可对抗中枢抗胆碱能症状。如出现心衰可用洋地黄治疗,保持呼吸道畅通等。

(7)制剂片剂:25mg/片

3.阿米替林 Amitriptyline

(1)药理作用与应用本品为三环类抗抑郁药,其镇静作用最强,抗抑郁作用与丙米嗪相似,还有抗焦虑作用。可使抑郁患者情绪明显改善,由于其阻断 M 受体作用强,易致阿托品样副作用。

本品口服后吸收完全,服用后 8～12 小时血药浓度达高峰,在血中约有 90％与血浆蛋白结合。部分经肝代谢为具有抗抑郁活性的去甲替林,由尿及粪便排出,排泄慢,24 小时排出约 40％,72 小时排出约 60％,停药 3 周仍可由尿检出。

本品主要适用于治疗焦虑性或激动性抑郁症。

(2)用法用量①抗抑郁症尤其是内源性的抑郁症。成人口服:开始每次 25mg,每日 2～4 次,而后根据病情和耐受情况逐渐增加至每日 150～300mg。老年人每次 10mg,每日 3 次,入睡时可用 20mg;一般维持量每次 25mg,每日 2～4 次。②治遗尿症睡前口服,6 岁以下 10mg;6～12 岁 25mg。

(3)注意事项①患有严重心脏病,青光眼,前列腺肥大及尿潴留者禁用。②可诱发癫痫,应予注意。③孕妇及哺乳期妇女慎用。

(4)不良反应常见有口干、嗜睡、便秘、视力模糊、排尿困难、心悸,亦可引起心律失常。偶见直立性低血压、肝功能损害及迟发性运动障碍。

(5)药物相互作用本品与单胺氧化酶抑制剂合用时,可增强不良反应,症状类似阿托品中毒症状,故如用单胺氧化酶抑制剂,至少停药 10～14 日后才能用本品。本品可增强中枢抑制药的作用,阻断胍乙啶的降压作用。本品亦可增强抗胆碱药的作用。甲状腺素、吩噻嗪类可增强本品作用。

(6)药物过量高剂量可引起躁狂发作或使分裂情感性精神病患者的症状加重,可出现严重的抗胆碱能作用体征。超剂量可出现中毒症状如:烦躁不安,进而出现谵妄、昏迷。对心脏毒性可引起传导障碍,心律失常,心力衰竭等。中毒的治疗主要是洗胃,促进药物排出,活性炭吸附减少吸收。如出现严重的抗胆碱作用,可静滴毒扁豆碱 1～3mg 对症治疗。心血管方面的毒性可采取对症治疗,并严密监测心功能。血液透析效果不肯定。

(7)制剂片剂:10mg/片;25 mg/片。

4.多塞平 Doxepin

别名:多虑平。

(1)药理作用与应用本品为多塞平的盐酸盐,为三环类抗抑郁药中镇静作用较强的品种,有一定的抗焦虑作用,抗胆碱作用较弱,抗抑郁作用较丙米嗪为弱。

本品口服吸收好,吸收后迅速分布到肝、肾、脑、肺等组织,经体内代谢后大部分在 24 小时内从尿排出。

本品常用于治疗年龄较高的焦虑性抑郁症或神经性抑郁症。也可用于镇静及催眠。

(2)用法用量成人口服:开始每次 25 mg,每日 3 次,然后逐渐增至每日 150mg。严重的焦虑抑郁状态,有自杀倾向或拒服药的患者,开始可肌内注射:每次 25～50mg。

(3)注意事项①青光眼患者,对三环类抗抑郁药过敏者及心肌梗死恢复初期的患者禁用。②对排尿困难者、心脏疾患者、眼压高者、癫痫患者、肝功能不全者、孕妇及 12 岁以下儿童慎用。

(4)不良反应可有轻度兴奋、失眠、口干、便秘、视物模糊、尿潴留等,某些症状可在继续用药中自行消失。

(5)药物相互作用本品与单胺氧化酶(MAO)抑制药并用,可产生严重的不良反应。如出现血压升高、惊厥、昏迷、高热等。用单胺氧化酶抑制药者至少停药 2 周后方可使用本药。

(6)药物过量中度药物中毒可引起昏睡、视力模糊、口干等。重度中毒则可出现呼吸抑制、低血压、昏迷、痉挛、心律失常及心动过速等。

中度中毒可采取一般支持疗法。重度中毒但患者清醒时可采取洗胃,活性炭吸附等减少吸收。如出现心血管或中枢神经系统症状,可缓慢静注或肌注水杨酸毒扁豆碱 1～3mg。出现痉挛可使用常规抗痉挛药物如:巴比妥类,但要注意其呼吸抑制作用。血压下降则可考虑给予升压药。

(7)制剂片剂:25mg/片;50mg/片;100mg/片。

注射剂:每支 25mg/1ml。

5.马普替林 Maprotiline

别名:路滴美,Ludiomil。

(1)药理作用与应用本品为四环类抗抑郁药,化学结构不同于三环药物,能够选择性地阻断中枢神经突触部位去甲肾上腺素的回收,但不阻断5-羟色胺回收。本品可显著地提高情绪,缓解焦虑、激动和精神运动障碍。

本品口服后吸收完全,用药后 3～4 日见效。当在血浆中达到治疗浓度时,与血清蛋白结合率达 88％。$t_{1/2}$ 约为 43 小时,用药后 57％由尿排出,(90％以上是代谢物)。另外,30％由粪便排出。

本品主要用于治疗各型(内因性、反应性及更年期)抑郁症。亦可用于疾病或精神因素引起的焦虑,抑郁症(如产后抑郁、脑动脉硬化伴发抑郁,精神分裂症伴有抑郁)的患者。此外,还可用于伴有抑郁、激越、行为障碍的儿童及夜尿者。

(2)用法用量口服。开始时每日 75mg,分 2～3 次服,约 2 周后渐增至每日 150mg。严重患者可渐增至 225mg,分 2～3 次服。60 岁以上的老年患者开始每日 50mg,酌情至每日 150mg。长期用药维持量为每日 50～75mg。

(3)注意事项①偶可诱发躁狂症、癫痫大发作,用于双相抑郁症时,应注意可能诱发躁狂症出现,癫痫患者慎用。②青光眼,前列腺肥大及心、肝、肾功能不全者慎用。③长期接受高剂量本品的心脏病患者,应监测心功能和心电图,直立性低血压者定期测血压。⑧对本品过敏,心肌梗死急性发作的患者禁用。⑤儿童、妊娠及哺乳期妇女不宜用。

(4)不良反应偶见短暂疲倦及口干、便秘、眩晕、视力模糊等抗胆碱能反应,程度轻微,一般持续 1～2 周后,症状减轻或消失。药量增加过快时,偶可发生抽搐和皮肤过敏反应。少数病例可有短暂性低血压和心动过速。

(5)药物相互作用本品与去甲肾上腺素,肾上腺素,中枢神经抑制剂和抗胆碱能神经药物合用,可加强它们的心血管效应。可阻抑胍乙啶及其同类物的抗高血压作用。本品不可与单胺氧化酶抑制剂合用,服用后者的患者,应停药 14 日后方能改服本品。

(6)药物过量药物过量可出现昏睡、心动过速、心律失常、共济失调、肌肉强直、发绀、低血压、瞳孔散大,严重时可出现休克、高热、痉挛及意识消失,也可能出现心衰。

中毒早期可采取洗胃、活性炭吸附等减少吸收,如出现痉挛可注射地西泮或苯妥英钠。保持呼吸道畅通,给予皮质激素,监测心律、呼吸、脉搏等生命指标,高热时可应用冰块。血液透析效果不佳。应用毒扁豆碱可诱发癫痫,因此不可采用。

(7)制剂片剂:25mg/片。

6.米那普令 Minaprine

(1)药理作用与应用本品为米那普令的盐酸盐。可增加脑组织内,特别是纹状体、海马体和脑干中乙酰胆碱的含量,间接作用于多巴胺受体,并增加下丘脑内 5-羟色胺的含量而起抗抑郁和精神振奋作用。

本品用于各种抑郁综合征,如抑郁心境、自杀企图、活动兴趣减退、迟滞、焦虑等。

(2)用法用量成人口服:每次 50mg,每日 3 次,可适当增加剂量,每日剂量不得超过 300mg。

(3)注意事项①患严重焦虑者,激越患者慎用。②癫痫患者、孕妇禁用。

(4)不良反应偶见入睡困难、神经紧张、易激动、恶心、头痛和胃痛等。

(5)药物相互作用本品不可与呼吸兴奋剂,苯异丙胺等药物合用。

(6)制剂片剂:50mg/片。

7.匹莫林 Pemoline

别名:苯异妥英。

(1)药理作用与应用本品作用与哌甲酯相似,为中枢神经系统兴奋药,作用温和,强度介于苯丙胺与哌甲酯之间,约相当于咖啡因的 5 倍。此外尚有弱拟交感作用。

口服后约 20～30min 出现作用。2～4 小时血药浓度达高峰。$t_{1/2}$ 为 12 小时。多次给药后约经 2～3 日,药物在体内达稳态浓度。主要经肾脏排泄,24 小时内自尿中排出约 75%。体内药物的 43% 以原形排出体外。血浆蛋白结合率为 50%。

本品可用于治疗轻度脑功能失调等,但只能改善注意,增强自制力,并不能直接影响智能。

(2)用法用量

①儿童轻度脑功能失调

口服:每日早晨服 20mg,若疗效不明显,可逐渐增量,直至出现效果,但不宜超过 60mg,每周服药 5～6 日,停药 1 日,根据疗效再决定是否继续用药。

②遗传过敏性皮炎口服:开始每日 20mg,每 2～3 日增加 20mg,至瘙痒减退或日剂量达 80mg 为止,每周用药 6 日,共用 2 周。

(3)注意事项①6 岁以下儿童慎用。②孕妇及哺乳期妇女慎用。③癫痫、肝功能不全患者禁用。④本品只在早晨服药 1 次,午后禁用。⑤为避免产生耐受性,每周仅服药 5～6 日为宜。

(4)不良反应①可出现一过性的失眠、恶心、食欲减少伴体重减轻。②偶见头痛、头昏、恶心、胃痛、皮疹、嗜睡、烦躁不安、易激动及轻度抑郁等,减量或停药可消失。

(5)药物过量服用,出现中枢过度兴奋和过度拟交感症状,表现为呕吐、激幼、震颤、反射亢进、肌肉抽搐、惊厥(可发展为昏迷)、欣快、精神错乱、幻觉、谵妄、出汗、潮红、头痛、高热、心动过速、高血压和瞳孔散大。可用适当支持疗法、减轻外界刺激,防止患者自戕。如患者清醒,可洗胃。氯丙嗪据报道有对抗兴奋和拟交感的作用。透析是否有效未能肯定。

(6)制剂片剂:20mg/片。

8.氟西汀 Fluoxetine

(1)药理作用与应用本品为氟西汀的盐酸盐。为抗抑郁药,在结构上不同于三环、四环抗抑郁药。其药理作用主要抑制了中枢神经对 5-羟色胺的摄取。

本品尚对胆碱能 M、组胺能和肾上腺能 α1 等受体起拮抗作用。

单剂量口服本品 40mg,6～8 小时达峰浓度 15～55ng/ml,蛋白结合率为 94.5%,排泄缓慢,其消除半衰期约为 2～3 日,其活性代谢产物的消除 $t_{1/2}$ 为 7～9 日。肝功能不全及高龄者体内消除半衰期会明显延长。

(2)用法用量每次 20mg,每日 1 次,早晨服用,若几周后疗效不明显可增至每次 20mg,每日两次(早,晚各 1 次),但日剂量不超过 80mg。

(3)注意事项①对本品过敏者禁用。②禁止与单胺氧化酶抑制剂合用,若服用过单胺氧化酶抑制剂,必须停服 14 日后才能服用本品。若服用本品,需在停用 5 周以后才能服用单胺氧化酶抑制剂。

(4)不良反应常见有皮疹或荨麻疹(4%),食欲减少,体重减少,偶见心律失常、高血压、胃炎、肝功能损害等。

（5）药物相互作用①与单胺氧化酶合用能引起严重的、有时是致命的反应。②与其他抗抑郁药同服时能使后者的血药浓度增加约 2 倍。③与锂盐合用要监测血锂浓度。④与地西泮同服能延长地西泮的半衰期。

（6）药物过量大剂量服用本品引起恶心、呕吐，超剂量服用可致死。

中毒抢救一般采取支持疗法，活性炭吸附减少吸收，保持呼吸道畅通，监测血压、脉搏、呼吸等生命指标。对症治疗。

（7）制剂散剂：20mg

9.曲唑酮 Trazodone

（1）药理作用与应用本品为抗抑郁药，从结构上不同于三环、四环及其他抗抑郁药，其作用原理可能是由于本品抑制了脑神经突触体对 5-羟色胺的摄取。

本品口服易吸收。口服约 1 小时达峰药浓度。其消除为双相消除，起始相 $t_{1/2}$ 为 3～6 小时，其后为一缓慢消除相，$t_{1/2}$ 为 5～9 小时。

本品用于抗抑郁。

（2）用法用量起始剂量，口服 150mg/日，分次服用，其后每 3～4 日，剂量增加 50mg/日，一般每日最大剂量不超过 400mg，在住院条件下可增至每日 600mg，分次服用。一旦出现满意疗效后，逐渐减低用量至最低有效剂量，然后维持。老年人的剂量为 50mg，1 日 2 次，单次剂量可不超过 100mg。

（3）注意事项①对本品过敏者禁用。②心脏病患者慎用。③本品对胚胎影响尚未十分清楚，孕妇应用本药前应充分衡量利弊后慎用。本品可进入乳汁，应用本药应停止哺乳。④服药期间避免进行带有危险性的机械操作。

（4）不良反应偶见窦性心动过缓。另有过敏反应、贫血、胸痛、食欲减退、尿频等。也有报道传导阻滞、直立性低血压、心悸、心律失常、室性心动过速等。

（5）药物相互作用当本品与地高辛、苯妥英钠同服时可使后二者血药浓度增加。与单胺氧化酶共用时要注意改变剂量，以达最佳疗效。

（6）药物过量大剂量服用可引起昏睡、呕吐，超剂量可引起呼吸骤停、心电图改变等，严重时可致死。

中毒的治疗一般采取支持疗法及对症治疗，中毒早期可采取洗胃，灌肠，减少药物吸收，利尿剂可有利于药物排泄，加速毒物排出。

（7）制剂片剂：50mg/片；100mg/片；150mg/片；300mg/片。

第五节　抗癫痫药

癫痫是一种由各种原因引起的脑灰质的偶然、突发、过度、快速和局限性的放电而导致的神经系统临床综合征，尽管近年来手术方法对难治性癫痫的治疗取得了很大进展，但 80% 的癫痫患者仍然可通过抗癫痫药物获得满意疗效。随着人们对抗癫痫药物的体内代谢和药理学参数的深入研究，临床医生能更加有效地使用抗癫痫药物，使抗癫痫治疗的效益和风险比达到最佳水平。

根据化学结构可将抗癫痫药物分为以下几类：

(1)乙内酰脲类苯妥英钠、美芬妥英等。

(2)侧链脂肪酸类丙戊酸钠、丙戊酰胺等。

(3)亚氏胺类卡马西平。

(4)巴比妥类巴比妥钠、异戊巴比妥、甲苯比妥、扑米酮。

(5)琥珀酰亚胺类乙琥胺、甲琥胺、苯琥胺等。

(6)磺胺类乙酰唑胺、舒噻美等。

(7)双酮类三甲双酮、双甲双酮等。

(8)抗癫痫新药氨乙烯酸、氟氯双胺、加巴喷丁、拉莫三嗪、非尔氨酯、托吡酯。

(9)激素类 ACTH、泼尼松。

(10)苯二氮䓬类地西泮、氯硝西泮等。

1.苯妥英钠

别名：大仑丁，二苯乙内酰脲，Dilantin，Diphenylhydantoin。

(1)药理作用与应用能稳定细胞膜，调节神经元的兴奋性，抑制癫痫灶内发作性电活动的传播和扩散，阻断癫痫灶对周围神经元的募集作用。对于全身性强直阵挛发作、局限性发作疗效好，对精神运动性发作次之，对小发作无效。是临床上应用最广泛的抗癫痫药物之一。口服主要经小肠吸收，成人单剂口服后 t_{max} 为 3～8h，长期用药后 $t_{1/2}$ 为 10～34h，平均20h。有效血浓度为 10～20μg/ml，开始治疗后达到稳态所需时间为 7～11d。

(2)不良反应

①神经精神方面神经症状有眩晕、构音障碍、共济失调、眼球震颤、视力模糊和周围神经病变。精神症状包括智力减退、人格改变、反应迟钝和神经心理异常。

②皮肤、结缔组织和骨骼可有麻疹样皮疹、多形性红斑、剥脱性皮炎和多毛。齿龈增生常见于儿童和青少年。小儿长期服用可引起钙磷代谢紊乱、骨软化症和佝偻病。

③造血系统

巨红细胞贫血、再生障碍性贫血、白细胞减少等。

④代谢和内分泌可作用于肝药酶，加速皮质激素分解，也可抑制胰岛素分泌、减低血中 T3 的浓度。

⑤消化系统可有轻度厌食、恶心、呕吐和上腹疼痛，饭后服用可减轻症状。

⑥致畸作用癫痫母亲的胎儿发生颅面和肢体远端畸形的危险性增加，但是否与服用苯妥英钠有关目前尚无定论。

(3)注意事项应定期检查血常规和齿龈的情况，长期服用时应补充维生素 D 和叶酸。妊娠、哺乳期妇女和肝、肾功能障碍者慎用。

(4)禁忌证对乙内酰脲衍生物过敏者禁用。

(5)药物相互作用

①与卡马西平合用，可使两者的浓度交互下降。

②与苯巴比妥合用，可降低苯妥英钠的浓度，减低疗效。

③与扑米酮合用,有协同作用,可增强扑米酮的疗效。

④与丙戊酸钠合用,可使苯妥英钠的血浓度降低。

⑤与乙琥胺和三甲双酮合用,可抑制苯妥英钠的代谢,使其血浓度增高,增加毒性作用。

⑥与三环类抗抑郁药合用,可使两者的作用均增强。

⑦与地高辛合用,可增加地高辛的房室传导阻滞作用,引起心动过缓。地高辛能抑制苯妥英钠的代谢,增加其血浓度。

⑧不宜与氯霉素、西咪替丁、磺胺甲恶唑合用。

⑨与地西泮、异烟肼、利福平合用时,应监测血浓度,并适当调整剂量。

⑩与孕激素类避孕药合用时可降低避孕药的有效性。

(7)用法与用量成人,50~100mg,bid~tid,一般200~500mg/d,建议每天1次给药,最好晚间服用,超大剂量时可每天2次。儿童每天5~10mg/kg,分2次给药。静脉用药时,缓慢注射(<50mg/min),成人15~18mg/kg,儿童5mg/kg,注射时须心电监测。

(8)制剂片剂:100mg。

注射剂:5ml:0.25g。

粉针剂:0.1g,0.25g。

2.乙苯妥英

别名:皮加隆,乙妥英,Peganone。

(1)药理作用与应用类似苯妥英钠,但作用及不良反应均比苯妥英钠小。临床常与其他抗癫痫药合用,对全身性发作和复杂部分性发作有较好疗效。

(2)不良反应比苯妥英钠少,有头痛、嗜睡、恶心、呕吐,共济失调、多毛和齿龈增生少见。

(3)用法与用量口服。成人,开始剂量0.5~1.0g/d,每1~3天增加0.25g,最大可达3.0g/d,分4次服用。儿童,1岁以下0.3~0.5g/d,2~5岁0.5~0.8g/d,6~12岁0.8~1.2g/d。

(4)制剂片剂:250mg,500mg

3.甲妥英

别名:美芬妥英,Methenytoin,Methoin。

(1)药理作用与应用

与苯妥英钠相似,但有镇静作用。主要用于对苯妥英钠效果不佳的患者。对小发作无效。

(2)不良反应毒性较苯妥英钠强,有嗜睡、粒细胞减少、再生障碍性贫血、皮疹、中毒性肝炎反应。

(3)用法与用量成人,50~200mg,qd~tid。儿童,25~100mg,tid。

(4)制剂片剂:50mg,100mg。

4.丙戊酸钠

别名:二丙二乙酸钠,抗癫灵,戊曲酯Depakine,Epilim,Leptilan。

(1)药理作用与应用

可能通过增加脑内抑制性神经递质GABA的含量,降低神经元的兴奋性,或直接稳定神经元细胞膜而发挥抗癫痫作用。口服吸收完全,t_{max}为1~4h,$t_{1/2}$为14h,达到稳态所需时间4d,有效血浓度为67~82μg/ml。本品是一种广谱抗癫痫药,对各型小发作、肌阵挛发作、局限性发作、大发作和混合型癫痫均有效,对复杂部分性发作、单纯部分性发作和继发性全身发作的效果不如其他一线抗癫痫药。此外本药还可用于治疗小舞蹈病、偏头痛、心律失常和顽固性呃逆。

(2)不良反应

①消化系统症状有恶心、呕吐、厌食、消化不良、腹泻、便秘等。治疗过程中还可发生血氨升高,少数患者可发生脑病。在小儿以及抗癫痫药合用的情况下容易发生肝肾功能不全,表现为头痛、呕吐、黄疸、浮肿和发热。一般情况下肝毒性的发生率很低,约1/50000。严重肝毒性致死者罕见。

②神经系统常见震颤,也可有嗜睡、共济失调和易激惹症状。认知功能和行为障碍罕见。

③血液系统由血小板减少和血小板功能障碍导致的出血时间延长、皮肤紫斑和血肿。

④致畸作用妊娠初期服药可致胎儿神经管发育缺陷和脊柱裂等。

⑤其他偶见心肌劳损、心律不齐、脱发、内分泌异常、低血糖、急性胰腺炎。

(3)注意事项服用6个月以内应定期查肝功和血象。有先天代谢异常者慎用。

(4)禁忌证肝病患者禁用,

(5)药物相互作用

①丙戊酸钠为肝药酶抑制剂,二者合用时能使苯巴比妥、扑米酮、乙琥胺的血浓度增高,而苯巴比妥、扑米酮、苯妥英钠、乙琥胺、卡马西平又可诱导肝药酶,加速丙戊酸钠的代谢,降低其血浓度。

②与阿司匹林合用可使游离丙戊酸钠血浓度显著增高,半衰期延长,导致丙戊酸钠蓄积中毒。

(6)用法与用量

①抗癫痫成人维持量为600～1800mg/d,儿童体重20kg以上时,不超过每天30mg/kg,体重小于20kg时可用至每天40mg/kg,每天剂量一般分2次口服。

②治疗偏头痛1200mg/d,分2次口服,维持2周可显效。

③治疗小舞蹈病口服,每天15～20mg/kg,维持3～20周。

④治疗顽固性呃逆口服,初始剂量为每天15mg/kg,以后每2周每天剂量增加250mg。

(7)制剂

①丙戊酸钠片剂:100mg,200mg,250mg。

②糖浆剂:5ml:250mg;5ml:500mg。

③丙戊酸胶囊:200mg,250mg。

④丙戊酸氢钠(肠溶片):250mg,500mg。

⑤丙戊酸/丙戊酸钠(控释片):500mg。

5.丙戊酸镁

(1)药理作用与应用新型广谱抗癫痫药,药理作用同丙戊酸钠。适用于各种类型的癫痫发作。

(2)不良反应嗜睡、头昏、恶心、呕吐、厌食、胃肠道不适,多为暂时性。

(3)注意事项孕妇、肝病患者和血小板减少者慎用。用药期间应定期检查血象。

(4)药物相互作用与苯妥英钠和卡马西平合用可增加肝脏毒性,应避免合用。

(5)用法与用量

口服。成人,200～400mg,tid,最大可用至600mg,tid。儿童每天20～30mg/kg,分3次服用。

(6)制剂片剂100mg,200mg。

6.丙戊酰胺

别名:丙缬草酰胺,癫健安,二丙基乙酰胺。

(1)药理作用与应用其抗惊厥作用是丙戊酸钠的2倍,是一种作用强见效快的抗癫痫药。临床用于各型癫痫。

(2)不良反应头痛、头晕、恶心、呕吐、厌食和皮疹,多可自行消失。

(3)用法与用量

口服。成人,0.2～0.4g,tid。儿童每天10～30mg/kg,分3次口服。

(4)制剂片剂:100mg,200mg。

7.唑尼沙胺

别名:Exogran。

(1)药理作用与应用本品具有磺酰胺结构,对碳酸酐酶有抑制作用,对癫痫灶放电有明显的抑制作用。本品口服易吸收,t_{max}为5～6h,$t_{1/2}$为60h。临床主要用于全面性发作、部分性发作和癫痫持续状态。

(2)不良反应主要为困倦、焦躁、抑郁、幻觉、头痛、头晕、食欲不振、呕吐、腹痛、白细胞减少、贫血和血小板减少。

(3)注意事项不可骤然停药,肝肾功能不全者、机械操作者、孕妇和哺乳期妇女慎用。定期检查肝肾功能和血象。

(4)用法与用量成人初量100～200mg,分1～3次口服,逐渐加量至200～400mg,分1～3次口服。每天最大剂量600mg。儿童2～4mg/kg,分1～3次口服,逐渐加量至8mg/kg,分1～3次口服,每天最大剂量12mg/kg。

(5)制剂片剂100mg。

8.三甲双酮

(1)药理作用与应用在体内代谢成二甲双酮起抗癫痫作用,机制不明。口服吸收好,t_{max}为30min以内,二甲双酮$t_{1/2}$为lOd或更长。主要用于其他药物治疗无效的失神发作,也用于肌阵挛和失张力发作。

(2)不良反应有骨髓抑制、嗜睡、行为异常、皮疹、胃肠道反应、肾病综合征、肌无力综合征和脱发。有严重的致畸性。

(3)禁忌证孕妇禁用。

(4)用法与用量口服。成人维持量为750～1250mg/d,儿童每天20～50mg/kg。(5)制剂片剂150mg。

胶囊剂300mg。

第六节　抗高血压药

一、利尿剂

1.吲达帕胺 Indapamide

别名:吲满胺,茚磺苯酰胺,钠催离,美利巴,寿比山,Natrilix,Millibar。

(I)药理作用与应用本品为非噻嗪类强效利尿降压药,具有利尿和钙通道阻滞作用,对血管平滑肌有较高选择性,阻滞钙离子内流,使外周血管阻力下降而产生降压效应。对血管平滑肌的作用大于利尿作用。本品还能减少血管壁对血管升压素样物质的敏感性而发挥长效降压作用;治疗量(2.5mg/d)能产生轻微而短暂的利尿作用,缓慢而平稳地降低血压;加大剂量,降压作用并不明显增强;对中枢神经和自主神经系统无作用,不改变心率和心输出量。

口服后迅速而完全吸收。起效时间为 1 小时,峰作用为 2 小时,持续时间可达 36 小时。本品可与红细胞强力结合,故全血消除 $t_{1/2}$ 约 14 小时。在体内广泛代谢,剂量的 $60\% \sim 70\%$ 由尿排泄,$16\% \sim 23\%$ 由粪便排出,仅约有 5% 以原形由尿排出。本品不被血液透析消除,但在肾功能不全者也不积蓄。

对 1、2 级原发性高血压有良好疗效,单用即有显著降压效果,尤其对老年高血压患者。也可用于充血性心衰引起的钠和体液潴留。口服:2.5mg/日,每日早服,维持量可隔日 1 次 2.5mg。如服 4 周降压作用仍不明显,可增至 5 mg/日,2 次分服,连续用 4~6 周。

(2)注意事项①脑血管疾病、严重肾衰、孕妇及哺乳期妇女禁用。②对本品或磺胺类过敏者禁用。③对低血钾患者应监测血清钾,对痛风患者应监测血清尿酸。④如用量大,应适当补钾。

(3)不良反应个别有头痛、眩晕、恶心、失眠等,但不影响继续治疗。高剂量可见低血钾。还有报告血糖、血脂增高。

(4)药物相互作用①避免与作用于近曲小管的利尿剂(如噻嗪类)合用,以防失钾。如需合用利尿剂,可选择作用于远曲小管的利尿剂(如氨苯蝶啶和醛固酮拮抗剂)。②可与 β 受体阻滞剂、强心剂、抗凝剂、降血糖药、地西泮类等合用。

(5)制剂片剂 2.5mg/片。

胶囊剂 2.5 mg/粒。

2.曲帕胺 Tripamide

别名:Normonal。

(1)药理作用与应用本品类似吲达帕胺,具有缓和而持久的利尿作用和减弱周围血管反应性的作用,对多种高血压动物模型都显示明显的降压作用,但不影响正常血压,对肾血流和肾小球滤过率影响小。

正常人 1 次口服本品 15 mg、45 mg、90mg,3~4 小时血药达峰值,cmax 虹分别为 0.96μg/ml、3.42μg/ml、4.96μg/ml。$t_{1/2}$ 约为 9.5 小时。给药量的 $1\% \sim 2\%$ 以原形随尿排泄,$22\% \sim 45\%$ 以羟基代谢物形式排泄。

主要用于1～2级原发性高血压。可改善头痛及手足发麻等症状,连续用药未见效果下降。口服:15mg/次,每日1～2次。随年龄、症状调整剂量。

(2)注意事项①下列情况禁用:急性肾功能衰竭、无尿、体液中 Na＋、K＋明显减少的患者和对噻嗪类药物有过敏史的患者。②下列情况慎用:高龄心脏病、严重冠状动脉或脑动脉硬化、严重肾病、进行性肝硬化、肝病、肝功能障碍患者,本人或家族有痛风、糖尿病的患者,腹泻、呕吐、高血钙、甲亢患者,正在使用洋地黄、皮质激素或 ACTH、低盐疗法的患者以及新生儿、孕妇和哺乳期妇女。③应注意电解质失调、脱水,宜从小量开始缓慢加量。连续用药应定期检查电解质。

(3)不良反应可有眩晕、头痛、无力、恶心、呕吐、皮疹、低血钠、低血钾、低氯性碱中毒、血钙上升、尿素氮、胆固醇、尿酸等升高。

(4)药物相互作用①与巴比妥类、阿片生物碱类药物合用或饮酒,可增加直立性低血压的发生可能性。②可降低血管壁对去甲肾上腺素等升压胺的反应性。③可增强其他降压药的作用,故应调节降压药用量。④可增强氯化筒箭毒碱及其类似物的肌松作用。⑤可增强洋地黄对心脏的作用。⑥与皮质激素或 ACTH 合用时可引起钾排泄过度。⑦可减弱抗糖尿病药物的作用。

(5)制剂片剂 15mg/片。

3.阿米洛利 Amiloride

别名:氨氯吡咪,Midamor。

(1)药理作用与应用本品为中效保钾利尿剂。主要作用于远曲肾小管,增加 Na＋排泄,减少 K＋排泄。作用虽与螺内酯相似,但无拮抗醛固酮作用,对碳酸酐酶亦无抑制作用。本品几无降压作用。

口服吸收较少,生物利用度仅约50%,且受食物影响。其蛋白结合率很小。血浆 $t_{1/2}$ 为6～9小时,终末 $t_{1/2}$ 为20小时以上。本品起效时间约2小时,峰作用为6～10小时,并可持续24小时左右。主要以原形由尿排泄。

主要作为噻嗪类或祥利尿剂的辅助用药而用于水肿、高血压以及心力衰竭。一般剂量为5～10mg/日,必要时可酌情增至20mg/日。

(2)注意事项①对本品过敏者、孕妇、哺乳期妇女禁用。②高血钾、肾功能不全者慎用。③用药期间应监测血钾及其他电解质水平。

(3)不良反应主要是高血钾、低血钠,其他可见恶心、呕吐、腹痛、腹泻、便秘、感觉异常、口渴、头晕、皮疹、荨麻疹、无力、肌痉挛、头痛、轻度精神病或视力紊乱,还可见直立性低血压以及血尿素氮升高等。

(4)药物相互作用①与其他保钾药物合用可致高血钾及肾障碍。②与 ACEI 并用亦可致高血钾,尤对糖尿病和老年患者更危险。③糖尿病患者接受糖耐量试验前至少3日应停用本品。④与强心苷合用,可增加其毒性反应。

(5)制剂片剂 2.5mg/片;5mg/片。

4.氯噻酮 Chlortalidone

别名:Hygroton,Hylidone。

（1）药理作用与应用本品为非噻嗪类利尿剂。但其作用与应用却与噻嗪类利尿剂相似。

口服后在胃肠遭吸收不定，其血浆消除 $t_{1/2}$ 长达 20～60 小时，与红细胞结合力很强，其受体为碳酸酐酶。主要以原形由尿中排泄。可通过胎盘屏障并分泌于乳汁。利尿起效时间约 2 小时,持续 48～72 小时。

用于各型水肿。也可用于 1～2 级原发性高血压,一般剂量为每日 1 次,每次 25 mg,单用或与其他降压药并用,必要时,可增至每日 50mg。用于利尿,每日 50～100mg,维持剂量为 50～100mg,每周 3 次。儿童剂量为 2mg/kg,每日 1 次。对尿崩症,起始剂量为每日 2 次,每次 100mg,维持剂量为每日 50mg。

（2）注意事项参见氢氯噻嗪。

（3）不良反应参见氢氯噻嗪。

（4）药物相互作用本品可减弱华法林的作用。其余参见氢氯噻嗪。

（5）制剂片剂 25 mg/片;50mg/片;100mg/片。

二、血管紧张素转换酶抑制剂

1.卡托普利 Captopril

别名:巯甲丙脯酸,开博通,开富林,Capoten,Tensiomin。

（1）药理作用与应用本品为人工合成的含巯基的血管紧张素转化酶抑制剂（ACEI）,能抑制(主要是组织中)血管紧张素转化酶的活性,使其不能将无生理活性的血管紧张素 I 转变为有生理活性的血管紧张素 II;同时也减慢缓激肽的水解。血管紧张素 II 水平降低则血管平滑肌张力减弱,醛固酮分泌减少,血压下降;缓激肽分解减少,其扩张血管的作用得以保留和增强,血压下降。另外,本品还能通过减低心脏的前、后负荷而改善心排血量。

本品对肾性高血压、原发性高血压及常规药物治疗无效的高血压都有效,对高肾素型和正常肾素型高血压的降压效果显著,对低肾素型高血压加用利尿剂后作用也明显,并能改善充血性心衰患者的心脏重构和功能。

口服吸收迅速,吸收率约 70%,生物利用度约 60%。蛋白结合率约 30%。服后 15min 出现降压作用,1～2 小时达峰效应,作用可持续 6～12 小时。增加剂量可延长作用时间,但不增强降压效应。在肝内代谢,代谢物及原形药(40%～50%)从尿排出。$t_{1/2}$ 为 2～3 小时,肾功能衰竭时间延长。血液透析可消除。

①主要用于各类型高血压,特别是并发心肌梗死、糖尿病肾病的高血压。口服:成人 6 25～12.5mg/次,每日 2～3 次,必要时 2～4 周后可增至 25～50mg/次,每日 2 次。最大剂量为 150mg/日。疗效不满意时可加用利尿剂。

②用于充血性心力衰竭,尤其是洋地黄苷和利尿剂疗效不满意时可加用本品。口服:成人 6.25～12.5mg/次,每日 2～3 次,必要时可增至 50mg/次,每日 2～3 次,最大剂量为每日 150mg。

③用于儿童降压或充血性心力衰竭,口服:开始 0.3mg/kg,每日 3 次,必要时每隔 8～24 小时增量 0.3mg/kg,以求最低有效量。每日不得超过 6mg/kg。

④防治左室功能不全所致的心肌梗死,发病后 3 日开始口服,从小剂量 6.25mg/日开始,以后酌增。

⑤糖尿病性肾病口服每次 20～50mg,每日 3～4 次。

(2)注意事项①本品可通过胎盘和进入乳汁,故孕妇、哺乳期妇女慎用。②全身性红斑狼疮及其他自身免疫性疾病患者慎用。③过敏体质及白细胞减少者禁用。④老年人对降压作用敏感,应酌减剂量。⑤本药会增加血清钾浓度。⑥严格限制钠盐摄入或进行透析者在首次应用本品时,可能发生突然而严重的低血压。⑦食物会减少本品的吸收,应在餐前 1 小时服用。

(3)不良反应可有头痛、头晕、皮疹、瘙痒、疲乏、眩晕、恶心、剧烈咳嗽、味觉异常等,个别出现蛋白尿、粒细胞、中性白细胞减少及 ALT、AST 升高,停药后可恢复。肾功能损害者可出现血肌酐升高,少尿者可引起高血钾症。偶见血管性水肿和心律失常。

(4)药物相互作用①与其他降压药同用时,产生协同作用。②与保钾利尿药、含钾药物同用,可使血钾升高。③与利尿药或其他扩血管剂同用,可能发生低血压。④前列腺素合成抑制剂(如吲哚美辛等)可使本品的降压作用减弱。⑤与抗酸药合用时,本药的生物利用度降低。⑥本品可增加地高辛血浓度。⑦可干扰检验,使尿醋酮试验显假阳性;使血尿素氮、血清肌酐、肝脏酶、血钾增高;使血钠降低。

(5)制剂片剂 6.25 mg/片;12.5mg/片;25 mg/片。

注射剂 25mg/1ml;50mg/2ml。

2.依那普利 Enalapril

别名:苯酯丙脯酸,悦宁定,怡那林,Innovace,Renitec。

(1)药理作用与应用本品为不含巯基的非肽类血管紧张素转化酶抑制剂前体药物。在体内水解脱去乙基,生成依那普利拉(Enalaprilat),对血管紧张素转化酶起强烈抑制作用,能减少血管紧张素Ⅱ的生成和醛固酮分泌,而使全身血管张力降低、血压下降;对血管紧张素转化酶的抑制作用比卡托普利约强 10 倍,且更持久。此外,本品还能增加心血流量和减慢心率,从而改善充血性心力衰竭的心功能,并减轻重构。

口服迅速吸收,服后 t_{max} 约 1 小时。生物利用度约 60％。本品在肝内迅速水解生成依那普利拉而起作用,3～4 小时血浆依那普利拉浓度达峰值,而原形药浓度趋于零。依那普利拉的蛋白结合率为 50％～60％,其血流动力学作用可持续 24 小时。代谢物及少部分原形药由尿(60％)、粪(30％)中清除。$t_{1/2}$ 为 11 小时。

用于各级原发性高血压、肾性高血压和充血性心力衰竭。口服:初始剂量为 5 mg/日,逐渐递增至 10～20mg/次,每日 1 次。严重高血压可用至 40mg/日,分 2 次服。肾功能严重受损的患者,25mg/日。

(2)注意事项①对本品过敏或双侧肾动脉狭窄者禁用。②儿童、孕妇、哺乳期妇女、肾功能严重受损者慎用。肾功能不全患者,其剂量应根据肾损害情况确定。③患者用药后循环血容量减少,可出现钠离子滞留、腹泻、呕吐等,慢性高血压患者可用生理盐水补充血容量。④血压正常的充血性心力衰竭患者,用药后如出现低血压,应减量或终止治疗。

(3)不良反应不良反应较卡托普利少。可见头痛、眩晕、恶心、呕吐、味觉改变、结膜炎、腹泻、腹痛、低血压或直立性低血压、咳嗽、光过敏、荨麻疹、皮疹、面部水肿、血管神经性水肿等。

(4)药物相互作用①与 β 受体阻滞剂、利尿剂合用,降压作用增强。②与含钾药物或保钾利尿剂合用,会引起高血钾症。

(5)干扰检验个别患者可出现尿素氮增高,血肌酐、转氨酶升高,以及血红蛋白、白细胞减少。

(6)制剂片剂 5mg/片;10mg/片;20mg/片。

胶囊剂 5mg/粒;10mg/粒。

3.依那普利拉 Ena:Enaprilat

(1)药理作用与应用本品为依那普利的具有药理活性的代谢产物,因在水中可溶而制成注射剂,主要用于高血压急症或不能口服的患者。静脉注射后 15min 内即可生效,1～4 小时达到峰效应,作用可持续约 6 小时。

应用与依那普利相同。

(2)用法用量成人每次 1.25mg,用 0.9%氯化钠或 5%葡萄糖注射液稀释后缓缓静注(5min 以上)一般每 6 小时 1 次,肾功能不全(肌酐清除率＜ 30ml/min)者剂量减半。

(3)制剂注射剂 1.25 mg/ml。

4.赖诺普利 Lisinopril

别名:捷赐瑞,帝益洛,Zestril,Prinivil。

(1)药理作用与应用本品为二羧酸类 ACEI,单剂口服后血流动力学效应在 1～2 小时产生,约 6 小时达最大效应。每日 1 次给药,药效可持续 24 小时。

本品口服后吸收缓慢且不完全,个体差异也较大,吸收范围为剂量的 6%～60%,平均约为 25%,而心衰患者则仅为 16%。其 t_{max}约 7 小时,cmax 为 40μg/L (10mg),80～140hg/L (20mg)。蛋白结合率很低。其分布容积为 124L。主要以原形由尿排泄,其有效 $t_{1/2}$ 为 12 小时,其终末 $t_{1/2}$ 为 30 小时。可被肾透析除去。

①各型高血压初始剂量为 2.5～5mg,以后逐渐增至 10mg。首剂应在睡前服。维持剂量为 10～20mg/日,必要时可增至 40mg/日。

②心力衰竭初始剂量为 2.5mg/日,维持剂量为 5～30mg/日(ATLAS 试验表明,本品对心力衰竭有良好效果)。

③心肌梗死在症状发作的 24 小时内开始给药,每日 Smg,用 2 日,以后增至每日 10mg。

④高血压合并 1 型或 2 型糖尿病剂量参见治疗高血压项下。

EUCLID 和 CISSI -3 试验表明,本品可显著降低死亡率和改善肾动能。

(2)注意事项、不良反应、药物相互作用参见卡托普利。

(3)制剂片剂 5mg/片;10mg/片;20mg/片。

5.地拉普利 Delapril

别名:压得克,Adecut。

(1)药理作用与应用本品为含羧基的 ACEI,在肝内代谢为具有药理活性的地拉普利拉。其作用较卡托普利强 4～14 倍,对激肽酶的抑制作用仅为卡托普利的 1/2。与卡托普利不同,本品对血浆中的转换酶有良好的抑制作用。另一特点是作用持续时间较长。

用于各型高血压和充血性心力衰竭。口服,成人初始剂量为 7.5mg,每日 2 次。一般剂量为每次 15～30mg,每日 2 次。维持剂量为 7.5～15mg,早晨 1 次服。

(2)注意事项、不良反应、药物相互作用参见卡托普利。

（3）制剂片剂 7.5mg/片；15mg/片；30mg/片。

6.西拉普利 Cilazapril

别名：一平舒，Inhibace。

（1）药理作用与应用本品为羧酸类前体 ACEI。口服后在肝脏迅速代谢为西拉普利拉（Cilazaprilat），其作用较卡托普利约强 10 倍。其血流动力学效应在服药后 1 小时生效，最大作用在 3～7 小时，药效可维持 24 小时。

口服吸收迅速而完全，生物利用度约 60％，主要以原形由尿排泄，$t_{1/2}$约为 9 小时。

①用于各型高血压一般成人初始剂量为每日 1mg，少数敏感患者可从 0.25 mg 或 0.5mg/日开始，并在睡前服可避免突发低血压的发生。维持剂量为每日 1～5mg。

②用于充血性心力衰竭应从晟小剂量起始。

③也可用于心肌梗死和糖尿病性肾病。

（2）注意事项①对本品及其他同类药物过敏者、腹水患者、孕妇以及双侧肾动脉狭窄患者禁用。②老年人、哺乳期妇女以及小儿慎用。③单用疗效不满意时，可并用非保钾利尿剂。

（3）不良反应、药物相互作用参见卡托普利。

（4）制剂片剂 0.5mg/片；1mg/片；2.5mg/片；5mg/片。

7.贝那普利 Benazepril

别名：苯那普利，洛汀新，Lotensin。

（1）药理作用与应用本品为羧酸类前体 ACEI，口服后在肝脏迅速代谢为具有药理作用的贝那普利拉（Benazeprilat）。其血流动力学作用在 1 小时内产生，最大作用出现在 2～4 小时，且至少持续 24 小时。

本品口服吸收迅速，服后 t_{max}1～2 小时。吸收率至少为 37％。在肝脏几乎完全转化为活性型贝那普利拉，后者 t_{max} 为 1～2 小时（空腹）和 2～4 小时（非空腹）。贝那普利和贝那普利拉的血浆蛋白结合率约 95％。主要从尿排泄，仅约 11％～12％由胆汁排出。贝那普利拉的 $t_{1/2}$约为 10～11 小时。可从乳汁中分泌少量。

用于高血压。成人口服：每次 10mg，每日 1 次，最大剂量为每日 20～40mg，分 2 次。如疗效不满意，可加服另一种抗高血压药（以噻嗪类利尿剂为宜）。肾功能不全患者初始剂量应为 5mg/日。充血性心力衰竭的患者初始剂量应为 2.5mg/日，可逐渐增至 20mg/日。

（2）注意事项、不良反应、药物相互作用参见卡托普利。

（3）制剂片剂 5mg/片；10mg/片。

8.福辛普利 Fosinopril

别名：蒙诺，Monopril，staril。

（1）药理作用与应用本品为磷酰基类前体 ACEI。在体内迅速代谢为具有药理活性的福辛普利拉（Fosinoprilat）。其血流动力学在服后 1 小时产生，最大效应发生在 2～6 小时且可持续约 24 小时。本品单剂 10mg 即可抑制 ACE 活性的 98％～99％。其 T/P 比为 60％。

口服后吸收迅速，但吸收率仅约 36％，在肝脏和胃肠道黏膜迅速而完全水解成福辛普利拉，其 t_{max}约 3 小时，cmax 为 177μg/L（10mg），Vss9.9L，蛋白结合率 99.1％，$t_{1/2}$约 11.5 小时。主要经肾由尿和经胆汁由粪便等量排出。

①各型高血压成人初始剂量为每日 10mg,为避免出现首剂效应——低血压,宜在睡时服。一般维持剂量为每日 10~40mg。本品因是双通道排泄,故尤适用于肝或肾功能损害的高血压患者。

②充血性心力衰竭应从小剂量开始,一般为每日 10mg,如耐受良好,可逐渐增至每日 40mg。

(2)注意事项参见卡托普利。

(3)不良反应

主要是咳嗽、心绞痛、首剂低血压、眩晕、头晕等,但发生率较其他 ACEI 为低。

(4)药物相互作用

本品可增加锂盐血药浓度;抗酸剂可减少本品的吸收。余参见卡托普利。

(5)制剂片剂 10mg/片。

9.喹那普利 Quinapril

别名:Accupri,Accupro。

(1)药理作用与应用本品为羧酸类前体 ACEI。口服后在肠壁迅速水解为具有药理活性的喹那普利拉(Quinaprilat)。一般血流动力学效应在 1 小时内产生,最大作用时间在 2~4 小时,作用可持续 24 小时。

口服可吸收 60%。主要在肝脏代谢为喹那普利拉及其他代谢物。其 t_{max} 为 1 小时,蛋白结合率为 97%,76% 由尿排泄,其他代谢物与母体由粪便排出,多剂服后的 $t_{1/2}$ 约为 3 小时,长期终末 $t_{1/2}$ 则为 24 小时。肝肾功能不全时可影响本品及其代谢物药动学性质。

(2)用法用量

①各型高血压成人口服:初始剂量为 10mg/日,1 日 1 次,个别敏感者可从 2.5mg/日开始,睡前服。尤其是老年人、肾功能障碍者应从小剂量开始。一般维持剂量为 20~40mg/日,个别可增至 80mg/日。

②治疗充血性心力衰竭

宜从小剂量开始,初始剂量为 2.5mg/日,维持剂量为 10~20mg/日,必要时可增至40mg/日,分 2 次口服。

(3)注意事项、不良反应、药物相互作用参见卡托普利。

(4)制剂片剂 5mg/片;10mg/片;20mg/片。

10.雷米普利 Ramipril

别名:瑞泰,Tritace。

(1)药理作用与应用本品为羧酸类前体 ACEI,吸收后在肝脏代谢为雷米普利拉(Rimiprilat)。一般服后 1~2 小时产生血流动力学作用,最大作用可见于 3~6 小时,每日 1 次给药,其血流动力学作用可持续 24 小时。大量研究表明,本品能有效治疗高血压,减少蛋白尿,逆转左心室肥厚,降低心肌梗死后心衰的死亡率。

口服后迅速吸收。生物利用度为 50%~60%。其 t_{max} 为 2~4 小时。口服剂量的 60% 由尿排泄,其余由粪便排出。其蛋白结合率约为 56%,5~10mg,多剂口服时,其 $t_{1/2}$ 为 13~17 小时。肾功能不全时,本品肾清除减少。

(2)用法用量

①各型高血压成人口服:初始剂量为 1.25 mg,维持剂量为 2.5～5mg/日。与非保钾利尿剂并用可增强疗效。

②治疗充血性心力衰竭宜从小剂量开始,一般为 1.25～2.5mg/日,必要时可增至每日 10mg,维持剂量为每日 2.5～5mg,1 日 2 次。

③用于急性心肌梗死在发作后 24～36 小时开始服用,每次 1.25～2.5mg,1 日 2 次,以后逐渐增至 2.5～5mg,1 日 2 次。

(3)注意事项、不良反应、药物相互作用参见卡托普利。

(4)制剂片剂 1.25mg/片;2.5mg/片;5mg/片。

11.培哚普利 Perinclopril

别名:雅施达,Acertil。

(1)药理作用与应用本品为羧酸类前体 ACEI,口服吸收后在肝脏迅速而广泛代谢为具有活性的培哚普利拉(Perindoprilat)和无活性的代谢物,如葡糖醛酸结合物[Glucur(mides)]。食物可减少本品的代谢。其血流动力学效应产生在服药后 1 小时,最大效应在 4～8 小时,作用可持续 24 小时。其抑制 ACE 的强度较西拉普利、依那普利强约 3～11 倍。降压疗效优于卡托普利、维拉帕米、美托洛尔、阿替洛尔,以及硝苯地平。

口服后吸收较快,生物利用度为 65.6%～95.1%,t_{max} 为 3～4 小时,达稳态的 cmax 为 15μg/L。培哚普利拉的蛋白结合率为 15%。其分布容积为 0.16L/kg。本品呈双相消除,其分布 $t_{1/2}$ 约 5 小时,消除 $t_{1/2}$ 为 10.9 小时,后者反映了本品与 ACE 的强力结合性。剂量的 75% 以原形由尿排泄,其余由粪便排出,肾功能不全者排泄减少。本品可被肾透析除去。

①各型高血压成人口服:初始剂量为 2mg,为避免发生首剂血压过低现象应在睡前服。以后视情况可逐增至 8mg/日,维持剂量为 4mg/日,每日 1 次。本品适用于老年高血压患者。

②治疗充血性心力衰竭宜从小剂量开始,一般为 2mg,早晨服,维持剂量为 4mg/日。

③治疗心肌梗死在发作后 24～36 小时开始服用,每次 2mg,1 日 2 次,以后逐增至 4mg,1 日 2 次。也可选用本品 2mg 与吲达帕胺 0.625 mg 组成的复方片剂,每次 1 片每日 1 次。

(2)注意事项、不良反应、药物相互作用参见卡托普利。

(3)制剂片剂 4mg(相当于培哚普利 3 338mg)/片。

12.咪达普利 Imidapril

别名:依达普利,达爽。

(1)药理作用与应用本品为羧酸类前体 ACEI,在体内迅速水解为咪达普利拉(Imidaprilat)而发挥药理作用。其特点是对肾素-血管紧张素系统有较高的选择性抑制作用,而对缓激肽的抑制适中,故其降压作用较卡托普利、依那普利强,而咳嗽等不良反应则较少,其 T/P 比为 65%。

口服迅速吸收,t_{max} 为 6～8 小时,cmax 为 15μg/L,24 小时尿中排泄口服剂量的 25.5%。其消除 $t_{1/2}$ 为 8 小时。肾功能不全时,清除减少,半衰期延长。

主要用于各型高血压。成人口服:每次 5～10mg,每日 1 次,但初始剂量宜从每次 2.5mg 开始。也可用于心肌梗死和心力衰竭。

（2）注意事项、不良反应、药物相互作用参见卡托普利。

（3）制剂片剂 5mg/片;10 mg/片。

13.莫昔普利 Moexipril

（1）药理作用与应用本品为羧酸类前体 ACEI,结构与喹那普利相似。在体内被酯酶迅速水解为具有药理活性的莫昔普利拉(Moexiprilat),对 ACE 的抑制活性与依那普利拉相似。其最大降压效应约在服后 6 小时,作用可持续 24 小时。本品 T/P 比为 $55\%\sim63\%$

（7.5mg)和 $82\%\sim91\%$ (15mg)。

本品口服易吸收,但生物利用度较低,仅为 22%,其 t_{max} 为 $1.5\sim2$ 小时,cmax 为 $20\mu g/L$,饮食可影响其吸收和生物利用度。其分布容积约为 183L,蛋白结合率为 72%,总体清除率为 13.9L/小时。主要由粪便排泄,部分由尿排泄。其消除 $t_{1/2}$ 约为 10 小时。

用于各型高血压,包括老年性和绝经后妇女高血压。其疗效与卡托普利、美托洛尔、阿替洛尔、氢氯噻嗪、维拉帕米缓释片、硝苯地平等相似。亦可与氢氯噻嗪、β受体阻滞剂、钙拮抗剂并用以提高疗效。口服,成人初始剂量为 7.5mg,每日 1 次,必要时可增至 15mg/日或 30mg/日。

（2）注意事项、不良反应、药物相互作用参见卡托普利。

（3）制剂片剂 7.5mg/片。

14.群多普利 Trandolapril

别名:泉多普利,Gopten。

（1）药理作用与应用本品为羧酸类前体 ACEI,口服后在肝脏迅速水解为具有药理活性的群多普利拉(Trandolaprilat),其血流动力学效应在口服后 1 小时产生,最大效应在 $8\sim12$ 小时,且至少持续 24 小时以上。其作用约强于依那普利 $6\sim10$ 倍。

口服吸收迅速,但生物利用度较低,群多普利约为 9%,群多普利拉则为 $40\%\sim60\%$。 t_{max} 为 $4\sim6$ 小时,蛋白结合率 $>80\%$,口服剂量的 33% 由尿排泄,其余从粪便排出。其有效 $t_{1/2}$ 为 $16\sim24$ 小时。

主要用于各型高血压,亦可用于充血性心力衰竭。

（2）用法用量成人

口服:初始剂量为 0.5mg,首次剂量应在睡前服。维持剂量为 $1\sim2mg/$ 日,必要时最大可用至 4mg/日,每日 1 次。肾功能不全者应调整剂量。

（3）注意事项、不良反应、药物相互作用参见卡托普利。

（4）制剂胶囊剂 0.5mg/片;1mg/片;2mg/片;4mg/片。

三、钙通道阻滞剂

1.氨氯地平 Amlodipine

别名:络活喜,阿洛地平。

（1）药理作用与应用本品为第三代长效二氢吡啶类钙通道(主要是 L 通道)阻滞剂,是一周围及冠状动脉血管扩张剂,但与维拉帕米、苯二氮硫䓬不同,在治疗剂量时,对心脏传导和负性肌力作用影响很少。本品可降低周围阻力、血压及后负荷,增加冠脉流量和反射性增加心率,由此而增加心肌供氧和心输出量,故可用于各型高血压和心绞痛。

近期认为钙通道阻滞剂还具有抗动脉硬化、抗氧化、抗心肌肥厚、抗血栓以及肾脏保护作用。其作用机制除直接松弛血管平滑肌外,还与间接增加血管内皮细胞和血小板释放 NO 有关。

口服,易吸收,t_{max} 为 6～12 小时,生物利用度约 60％～65％,血浆蛋白结合率约 97.5％,表观分布容积为 21L,消除 $t_{1/2}$ 长达 35～50 小时,口服给药 7～8 日后方可达稳态血药浓度。本品在体内广泛代谢,代谢产物 60％由尿排泄,只有不到 10％以原型由尿排泄。老年人或肝功能不全者排出时间延长,而肾功能不全者则无影响。

主要用于高血压及心绞痛,也可用于雷诺病。本品初始剂量为口服,1 日 1 次,每次 5mg,以后根据病情逐渐增至每日 10mg。

(2)不良反应大多数不良反应与其血管扩张作用有关,包括头晕、潮红、头痛、低血压、外周水肿(尤其是踝部)、心动过速、心悸、恶心及其他胃肠道不适。也可见排尿次数增加,嗜睡、眼痛以及精神抑郁。开始用药时还可能发生缺血性胸痛,少数患者可能因血压下降过快而导致脑或心肌缺血或暂时性视觉缺失。此外,因过敏反应还可引起药疹,包括多形性红斑、发热、肝功能异常。齿龈增生也有报告。过量服用可见心动过缓和低血压,动物试验有致畸性。

(3)注意事项①对本品及地平类(二氢吡啶类钙通道阻滞剂)过敏者禁用。②肝功能受损患者的使用与其他所有钙通道阻滞剂相同,在肝功能受损时使用本品应十分小心。③肾功能衰竭患者的使用:肾功能损害患者可以采用正常剂量。本品不被透析。④老年患者可用正常剂量。但开始宜用较小剂量,再渐增量为妥。⑤妊娠期和哺乳期的使用:在无其他更安全的代替药物和疾病本身对母子的危险性更大时才推荐使用本品。⑥儿童的使用:尚无本品用于儿童的资料。

(4)药物过量对本品过量,可采取洗胃。引起明显低血压时,要求积极的心血管支持治疗,包括心、肺功能监护、抬高肢体、注意循环量和尿量。为恢复血管张力和血压,在无禁忌证时亦可采用血管收缩剂。静脉注射葡萄糖酸钙对逆转钙通道阻滞剂的效应也有益。由于本品与血浆蛋白高度结合,透析处理对药物过量的解除无效。

(5)不良反应主要因扩张血管所致,包括头晕、头痛、潮红、低血压、外周水肿(主要是踝部),心动过速,心悸、恶心、消化道不适、尿频、嗜睡、眼痛、精神抑郁。早期可能发生缺血性胸痛,过度降压而导致心脑暂时性缺血和一过性视觉缺失。此外尚可见皮疹、瘙痒、发热、肝功能异常以及过敏反应与齿龈增生。过量服用可见心动过缓、低血压。

(6)药物相互作用①本品与下列药物的合用是安全的:噻嗪类利尿剂、β-受体阻滞剂、血管紧张素转化酶抑制剂、长效硝酸酯类药物、舌下用硝酸甘油、非甾体类抗炎药、抗生素和口服降糖药。②本品与地高辛合用,不改变地高辛的血药浓度或肾清除率。③本品不影响华法林的作用。④葡萄柚汁、环孢素、地尔硫卓、奎尼丁、丙戊酸钠、西咪替丁以及乙醇可抑制本品代谢而增加其血药浓度。⑤药酶诱导剂卡马西平、苯巴比妥、苯妥英钠、利福平等可降低本品血药浓度。⑥硫酸镁可增加本品的降压作用。静注硫酸镁还可增强本品的神经肌肉阻滞作用。⑦给药过量应进行对症治疗和处理。

(7)制剂片剂 5mg/片;10mg/片;2.5mg/片。

2.左氨氯地平 Levamlodipine

别名:施慧达。

(1)药理作用与应用本品在等剂量时疗效为消旋体(氨氯地平混旋体)的一倍,而毒副反应却显著减少,这对老年高血压或心绞痛患者尤为重要。本品其他药理作用与氨氯地平相同。

应用与氨氯地平相同,剂量为每次 2.5mg,每日 1 次,根据病情可逐渐增至每日 5mg。

(2)注意事项、不良反应、药物相互作用与氨氯地平相同。

(3)制剂片剂 2.5mg/片。

3.硝苯地平控释片 Nifedipine Control - Release Tablets

别名:拜新同,拜心通。

(1)药理作用与应用

硝苯地平的普通制剂主要用于心绞痛防治,本品为硝苯地平的控释片剂,每片含硝苯地平30mg,其药理作用与硝苯地平相同。

口服后可逐渐释放吸收,吸收率为＞ 90％,生物利用度约为 85％,血药浓度约 6 小时达峰,并可维持 24 小时,$t_{1/2}$ 为 3.8～17 小时。血浆蛋白结合率＞ 95％。由于本品降压谷/峰(T/P)比值几乎为 100％,故可平稳降压,药效可持续 30～36 小时。

用于高血压或防治心绞痛,本品单独使用即可使降压有效率高达 73.3％,使心脑血管事件发生率降低 50％,还可显著降低死亡率,不良反应和新疾病发生率也较氢氯噻嗪为低。成人剂量为每次 30mg,每日 1 次。

(2)注意事项①对本品及地平类过敏者禁用。②心源性休克、急性心肌梗死(包括梗死后8 日内)禁用。③孕妇、哺乳期妇女禁用。④低血压患者慎用。⑤肝功能不全者应适当减少剂量或给药次数。⑥本片应整片吞服。

4.非洛地平 Felodipine

别名:波依定,波压定,Plendil。

(1)药理作用与应用本品为第二代长效二氢吡啶类钙通道(主要是 L-通道)阻滞剂。其作用机制与氨氯地平相似。但对血管选择性抑制作用强于对心肌的作用,二者强度比为 100:1。此外,尚有轻微的利尿作用。

口服几乎完全吸收,但因有广泛的首关效应而生物利用度仅为 10％ ～25％,平均 15％,t_{max} 为 2.5～5 小时,cmax 为 20nmol/L,分布容积约 10L/kg,血浆蛋白结合率＞99％,主要在肝脏和肠壁代谢,约 70％剂量在尿中以代谢物形式排泄,其余随粪便排出,$t_{1/2}$ 为 11～16 小时。常用其缓释片口服吸收也很完全,t_{max} 为 3～5 小时,cmax 为 7nmol/L,平均 $t_{1/2}$ 为 25 小时,可24 小时保持平稳降压。

用于高血压,心绞痛。

(2)用法用量剂量应个体化,一般成人每日 5～10mg。最大日剂量为 20mg。缓释片,初始剂量为每日 2.5mg,每日 1 次。维持剂量为 5mg 或 10mg。

(3)注意事项、不良反应、药物相互作用参见氨氯地平。

(4)制剂缓释片剂 2.5mg/片;5mg/片。

片剂 5mg/片。

5.伊拉地平 Isradipine

别名:导脉顺,Dynacive,10mir,Vascal。

(1)药理作用与应用本品为第二代中效二氢吡啶类钙通道阻滞剂。作用机制与氨氯地平相似。

口服可吸收 $90\%\sim95\%$,但因广泛首关效应而生物利用度仅为 $15\%\sim24\%$,平均 17% 。t_{max} 约 2 小时,血浆蛋白结合率约 97% ,分布容积为 $2.9L/kg$, $t_{1/2}$ 为 8.8 小时,清除率为 $0.6L/(h·kg)$ 。主要在肝脏代谢,约剂量的 70% 由尿排泄,其余以代谢产物和少量原形药物由粪便排出。

用于高血压,心绞痛。

(2)用法用量成人初始剂量为每次 2.5mg,每日 2 次,3～4 周后,可增至每次 5mg,每日 2 次;老年人或肝肾功能不全者,初始剂量为每次 1.25mg,每日 2 次,维持剂量为 2.5mg 或 5mg,1 日 1 次。

(3)注意事项、不良反应、药物相互作用参见氨氯地平。

(4)制剂片剂 2.5mg/片。

6.拉西地平 Lacidipine

别名:乐息平,司乐平,Lacipil。

(1)药理作用与应用本品为第三代长效二氢吡啶类钙通道阻滞剂。作用机制与氨氯地平相似,特点为高脂溶性和具有轻微的利尿作用。

口服后迅速而不完全吸收,因广泛首关效应而生物利用度仅为 18.5%(范围为 $4\%\sim52\%$), t_{max} 为 0.5～2.5 小时,血浆蛋白结合率为 $>95\%$,主要经肝代谢,有 4 个代谢产物,70% 以代谢物形式经胆道由粪便排泄,其余由尿排出。 $t_{1/2}$ 为 12～15 小时。

用于高血压。

(2)用法用量成人初始剂量为 4mg,每日 1 次,最好在早晨服用。3～4 周后,可增至 6mg 每日 1 次。老年人和肝功不全者剂量应减半。

(3)注意事项、不良反应、药物相互作用参见氨氯地平。

(4)制剂片剂 2mg/片;4mg/片。

7.尼卡地平 Nicardipine

别名:硝苯苄胺啶,佩尔地平,Perdipine。

用于高血压、心绞痛及高血压急症,也可用于脑血管疾病。成人初始剂量为 20mg,1 日 3 次,以后可增至每日 60mg 或 120mg,维持剂量为 30～40mg,1 日 2 次。静脉滴注可用于急症,按 0.5～6μg/(min.kg)或按 5mg/h 起始使用,根据病情,最大可用至 15mg/h,以后再减至 3mg/h。肝功能不全者应适当减量。

注意事项颅内出血尚未完全止血者,脑中风急性期颅内压亢进者禁止使用本品注射剂,其他参见氨氯地平。

8.尼索地平 Nisoldipine

别名:硝苯异丙啶。

(1)药理作用与应用本品为第二代中效二氢吡啶类钙通道阻滞剂,作用机制与氨氯地平相似,但其血管选择性比硝苯地平强约 100 倍,扩血管作用为硝苯地平的 4～10 倍。

口服后易吸收(吸收率为 87%),因广泛首关效应而使其生物利用度仅为 4%～8%,t_{max} 1～2 小时,血浆蛋白结合率为 >99%。分布容积为 5.9L/kg,清除率为 20.0～31.4L/(h.kg),$t_{1/2}$ 为 10～12 小时,口服剂量的 70% 以代谢物形式由尿排泄,10%～15% 以原形或代谢物由粪便排出。

用于高血压、心绞痛。

(2)用法用量成人每次 10～20mg,每日 1 次,必要时可增至 40mg,每日 1 次。

(3)注意事项、不良反应、药物相互作用参见氨氯地平。

(4)制剂片剂 5mg/片;10mg/片。

9.尼群地平 Nitrendipine

主要用于高血压。

(1)用法用量成人每日 20mg,1 次或分 2 次服,根据病情可增至 20mg,1 日 2 次。老年人和肝功能不全者初始剂量为 10mg,1 日 1 次。

(2)注意事项、不良反应、药物相互作用参见氨氯地平。

(3)制剂片剂 10mg/片。

10.尼莫地平 Nimodipine

(1)主要用于防治蛛网膜下隙出血所致的脑血管痉挛、脑梗死等缺血性中风、偏头痛、突发性耳聋,也可用于冠心病、高血压、心绞痛等。

(2)用法用量成人口服:每次 30～60mg,每 4 小时 1 次,至少应用 21 日。肝功能不全者每次 30mg,每 4 小时 1 次。控释片,每次 60mg,1 日 2 次,疗程 1 个月。静滴可用输液泵经中心静脉或旁路输入,初始剂量为每小时 1mg,2 小时后,如疗效不佳可增至每小时 2mg,一般需持续应用 5～14 日。

(3)注意事项①对本品及其他二氢吡啶类药物过敏者,严重肝功能不全者禁用。②严重心、肾功能不全、弥漫性脑水肿、颅内压显著升高、孕妇、哺乳期妇女慎用。③预防性应用应在出血后 4 日开始,并在血管痉挛的最大危险期连续用药。④用药过程中,如出现血压明显下降,心动过速或过缓均应立即停药,并对症治疗。

(4)不良反应热感、皮肤发红、血压下降,心动过缓或心动过速,头晕、头痛、潮红、恶心、呕吐、胃肠不适,无力、肢端水肿、失眠、不安、激动以及肝功能损害等。

(5)药物相互作用①本品可被聚氯乙烯塑料管吸收,输液时应采用聚乙烯输液管。②卡马西平、苯妥英钠、巴比妥类以及利福平等可使本品血药浓度降低、疗效减弱。③与其他降压药并用应谨慎。④与肾毒性药如氨基糖苷类、头孢菌素、强效利尿剂并用,可加重肾功能损害。

11.乐卡地平 Lercanidipine

别名:再宁平,Masnidipine,Lerdip,zanidip。

(1)药理作用与应用本品为第三代短效二氢吡啶类钙通道阻滞剂,作用机制与氨氯地平相似。特点是脂溶性较高,故起效时间较慢,而作用持续时间较长。其血管选择性作用较氨氯地平、非洛地平、尼群地平以及拉西地平强,而负性肌力作用则弱于硝苯地平、尼群地平和非洛地平。

本品为消旋体,有效部分为 s 型异构体,口服易吸收,t_{max} 为 2～3 小时,cmax 为 $1.75\mu g/$ml,食物可增加本品的吸收,血浆蛋白结合率＞98％,主要在肝脏经 CYP3 A4 代谢,约 50％无活性代谢产物由粪便排泄,44％由尿排出,$t_{1/2}$ 为 2.8～3.7 小时。

用于高血压。

(2)用法用量成人口服:每次 5mg,1 日 2 次,饭前服,必要时 2 周后可增至 10mg,1 日 2 次。

(3)注意事项除参见氨氯地平外,应特别注意勿与药酶抑制剂和药酶诱导剂并用。

(4)不良反应、药物相互作用参见氨氯地平。

(5)制剂片剂 50mg/片。

12.巴尼地平 Bamidipine

别名:Mepirodipine。

(1)药理作用与应用本品为第三代长效二氢吡啶类钙通道阻滞剂,由单一光学异构体组成(S,S 构型),因分子中有 2 个手性中心,故有 4 个对映体,主要药理作用源于 3S,4S 对映体,动物实验表明扩张血管作用较尼卡地平、尼群地平和硝苯地平强 7.8～13 倍。又因亲脂性较强,故扩张冠脉作用较其他钙通道阻滞剂起效缓慢,但作用持续时间长。当口服 15mg,疗程 14 日后,外周血管阻力平均降低 13.8％,局部、肾、肝血管阻力分别降低 19.2％和 17.6％。本品无反射性心动过速和减少左室射血分数作用,但可减少蛋白尿和血小板源性生长因子的活性。此外,本品还可增强胰岛素的敏感性,而对血脂无影响。

本品口服迅速吸收,因有广泛首关效应而使生物利用度仅为 1.1％,食物对其无明显影响。其缓释剂型(10mg)的 cmax 为 $0.48\mu g/L$,Auc 为 $2.85\mu g. h/L$,为普通片剂的 97％。本品血浆蛋白结合率在 92.4％和 98.9％之间。主要在肝脏代谢为无活性代谢产物并由尿排泄,多次给药的 $t_{1/2}$ 为 20 小时。肝功能不全时,因代谢减少而使血药浓度增加 3～4 倍。本品在乳汁中有少量分泌。

用于高血压。

(2)用法用量成人口服:每次 10～20mg,每日 1 次,可使 1～2 级高血压患者的舒张压下降 8.5mmHg,有效率为 44％和 49％。与尼群地平、氨氯地平以及阿替洛尔、依那普利等相似。老年人有效率可达 84％。

(3)注意事项参见氨氯地平。

(4)不良反应常见头痛、潮红、周围水肿、头晕、心悸,可随疗程延长而逐渐减轻或消失。一般不产生反射性心动过速反应。

(5)药物相互作用本品与格列本脲(优降糖)、辛伐他汀、环孢素同用,可使其血药浓度分别增加 50～200 倍。但对华法林、茶碱、苯妥英钠、双氯芬酸以及阿米替林则无影响。

(6)制剂缓释片剂 10mg/片。

13.戈洛帕米 $GaPaO_2pamil$

别名:桔帕米,甲氧戊脉安,甲氧异搏定,心钙灵,Proco-rum。

(1)药理作用与应用本品为维拉帕米的衍生物,为一钙通道阻滞剂,能选择性扩张冠脉和外周血管,使血压下降,心脏负荷减少,冠脉血流量增加,从而减少心绞痛的发作。静脉注射可延长房室传导及抑制窦房结自律性。

口服几乎完全吸收,因有首关效应,使生物利用度仅为 15%～23%,t_{max} 为 2～3 小时,Vd 为 1.9L/kg,蛋白结合率为 90%,在肝脏几乎全部代谢,结合型代谢产物约等量分别由尿和粪便排出,仅约有 0.4% 以原形由尿排出。其 $t_{1/2}$ 为 4～8 小时。

与维拉帕米一样,为Ⅳ类抗心律失常药,主要用于阵发性室上性心动过速,也可用于高血压、心绞痛。口服,成人每次 25～50mg,每 6 小时或 12 小时 1 次,1 日剂量不得超过 200mg。

(2)注意事项①对本品或维拉帕米过敏者禁用。②支气管哮喘或心力衰竭患者慎用。

(3)不良反应常见的是胃肠道不适、心动过缓、房室传导延长、眩晕、便秘等。

(4)药物相互作用①与 β_1 受体阻滞剂并用,因协同作用而引起血压过度下降、心动过缓、传导阻滞,甚至心脏停搏。②与地高辛并用可使其血药浓度升高,易致洋地黄中毒反应。

(5)制剂片剂 25mg/片;50mg/片。

四、血管紧张素Ⅱ受体拮抗剂

1.氯沙坦 10sartan

别名:洛沙坦。

(1)药理作用与应用本品为一口服非肽类血管紧张素Ⅱ受体拮抗剂。血管紧张素Ⅱ受体主要有两个亚型:ATI 和 AT2,氯沙坦选择性的、竞争性的和饱和性的与 AT1 受体结合,其对 AT1 的亲和力是对 AT2 的 10000 倍。其代谢产物 E3174,对 AT1 的亲和力为其母体的 10 倍。两者的 IC50 分别为(1～2)×10-8mol/L 和 1.1×10 -9mol/L(约相当于 20nmol/L),但其结合呈非竞争性。氯沙坦可全面阻滞肾素—血管紧张素—醛固酮系统的主要介质——血管紧张素Ⅱ的生理作用,包括血管收缩、水钠潴留、交感神经活性增加,以及促细胞生长等,从而降低血压,减轻左室肥厚,以及改善肾功能。此外,因对血管紧张素转换酶和缓激肽水平无影响,故引起干咳的不良反应较 ACEI 少。

本品口服吸收良好,且不受食物影响,但因有首关效应而生物利用度仅 33%。在肝脏经细胞色素 P450 酶(主要是 CYP2C9,其次为 CYP3 A4)羧基化,大约有剂量的 14% 转化为药效更强的活性代谢产物 E3174,但有极少数患者,其转化不到 1%。本品及其代谢产物的 t_{max} 分别约为 1 小时和 3～4 小时,分布容积分别为 34L 和 12L,血浆蛋白结合率分别为 98.7% 和 99.8%,消除 $t_{1/2}$ 分别为 2 小时和 4～6 小时(黄种人和白种人)。二者药动学参数不受肾功能不全的影响,但肝功能不全时二者血药浓度增加,血浆清除率降低,故肝功能不全患者必须调整剂量。本品 35% 经肾清除,60% 经胆汁由粪便排出。

用于治疗高血压和慢性心力衰竭。成人口服:50～100mg,每日 1 次,维持量为每日 25～100mg。

(2)注意事项①对本品过敏者禁用。②妊娠前 3 个月、哺乳期妇女以及儿童慎用。③肝功能不全、肾动脉狭窄、高血钾以及血容量不足的患者慎用。④服药期间应定期检查血象和尿蛋白。

(3)不良反应较常见的有头晕、疲乏、与剂量相关的直立性低血压,低血压尤易发生在血容量不足的患者。少见的有皮疹、转氨酶升高、干咳、神经血管性水肿、高血钾、腹泻、失眠等。

(4)药物相互作用①利尿降压药可增强本品疗效。②保钾利尿剂如螺内酯、氨苯蝶啶、阿米洛利与本品同用,可致高血钾。③CYP2C9 抑制剂如西咪替丁、胺碘酮、双羟香豆素、氯霉素、咪唑类抗真菌药,磺胺类药物以及扎鲁司特等与本品同用可增加 E3174 血浓度,应予注意。④CYP 药酶诱导剂如利福平、卡马西平、巴比妥类以及乙醇,可降低本品血浓度。

(5)制剂氯沙坦钾片剂 50mg/片。

2.缬沙坦 Valsartan

别名:代文 Diovan。

(1)药理作用与应用本品亦为非肽类 AT1 拮抗剂,作用机制同氯沙坦。对大鼠主动脉平滑肌细胞的 AT1 受体的抑制常数 K1 为 2.38nmol/L;对人体子宫肌层细胞的 AT2 受体亲和力,仅为 AT1 的 1/30000。对大鼠血管平滑肌细胞或肾上腺和肝细胞膜的 AT1 受体的 IC50 为 1 9～8.2nmol/L,对人体的作用与大鼠相似。

本品口服迅速吸收,因首关效应而使生物利用度仅为 23%,其 t_{max} 为 2 小时,cmax 为 1.64mg/L(80mg),Vss 为 17L,血浆蛋白结合率为 95%,$t_{1/2}$ 为 7～9 小时。食物可影响其吸收,约可减少 AUC40%。本品主要以原形(剂量的 81%)和 9%的代谢产物由粪便排出,其余由尿排泄。

用于治疗高血压和慢性心力衰竭。

(2)用法用量成人口服:每次 80mg,每日 1 次,2～4 周后可酌情增至 160mg,每日 1 次,维持量为 80～160mg,每日 1 次。

(3)注意事项、不良反应参见氯沙坦钾。

(4)药物相互作用

参见氯沙坦钾,但本品不经 CYP2C9、CYP3 A4 代谢,故药物代谢性相互作用较少。

(5)制剂胶囊剂 80mg/粒;160mg/粒。

3.厄贝沙坦 Irbesartan

别名:安搏雄,依贝沙坦,甘悦喜,Avapro。

(1)药理作用与应用本品为长效 AT1 拮抗剂。其作用机制是特异性、选择性以及非竞争性拮抗 AT1 受体,大鼠肝细胞试验表明其 Ieo 为 1.3nmol/L,而对 AT2 受体的 IC50 则为 42.3nmol/L。口服后 2"小时生效,且可维持 24 小时。可使收缩压平均最大降低 16.5～18.8mmHg。也可明显降低心衰患者的肺毛细血管楔压、全身血管阻力和左室肥厚。

本品口服后吸收良好,且不受食物影响,其生物利用度约为 70%,t_{max} 为 1.5 小时,cmax 为 3.9mg/L(300ng/日),3～4 日达稳态浓度,AUC 为 22μg.h/L,血浆蛋白结合率为 90%,肾清除率约 0.07 L/h,$t_{1/2}$11～15 小时(与剂量无关)。本品主要在肝脏代谢,小部分为葡糖醛酸化,大部分经 CYP2 C9 氧化,形成的 8 种代谢产物均无明显活性。剂量的 30%由粪便排泄,20%由尿排泄。

用于治疗高血压和慢性心力衰竭。成人口服:每次 150mg,每日 1 次,必要时可增至每次 300mg,每日 1 次或并用氢氯噻嗪 6.25～25mg/日。

(2)注意事项、药物相互作用参见氯沙坦钾。

(3)不良反应最常见的是头痛,其次为上呼吸道感染、肌痛、头晕和疲乏。干咳发生率与 ACEI 相似。

（4）制剂片剂 150mg/片。

4.依普罗沙坦 Eprosartan

别名：Teveten。

（1）药理作用与应用本品为一既非肽类、也非二苯四咪唑类的短效 AT1 拮抗剂，对 AT1 的 IC50 为 1.4～3.9nmol/L，比对 AT2 的 IC50 大 1000～10000 倍。即使浓度＞1μmol/L，对其他受体也均无抑制作用。与氯沙坦钾不同之处，一是不会诱发尿酸尿症；另一是对交感神经传出纤维的前连接点（神经元）和后连接点（血管）上的 AT1 的亲和力相等，而氯沙坦钾则是阻滞后连接点上的 AT1 受体，而对前连接点上的 AT1 受体无作用。

本品口服后吸收良好，但因首关效应而使生物利用度仅为 13％。其 t_{max} 为 1.5 小时，cmax 由口服 100mg 的 439μg/L，增至 800mg 的 1857μg/L，AUC 由 100mg 的 1400μg.h/L，增至 800mg 的 7855μg.h/L。高脂肪餐可使 t_{max} 延迟至 3 小时，cmax 平均降低 25％。本品 Vss 约为 13L，约与细胞外水的总容量相等。其血浆蛋白结合率约为 98％。剂量的 90％以原形由粪便排出，其余 10％由尿排泄。全身血浆清除率为 7.9L/h。$t_{1/2}$ 为 5～7 小时。

用于治疗高血压。成人口服：每次 200mg，每日 2 次，必要时可增至每次 400mg，每日 2 次。本品≥400mg/日与安慰剂相比，可使 DBP 降低 4.1～9.7mmHg，SBP 降低 6.3～15mmHg，而安慰剂分别降低 0.1～4mmHg 和 0.9mmHg。有效率分别为 42％和 21％。其降压作用至少与依那普利等 ACEI 相同。

（2）注意事项参见氯沙坦钾。

（3）不良反应参见氯沙坦钾。与安慰剂相比，因不良反应而发生停药率分别为 4％和 6.5％；不良反应率分别为 54.4％和 52.8％。最常见的是头痛、上呼吸道感染、肌痛、荨麻疹、咽炎、咳嗽、（鼻）窦炎、头晕、腹泻、损伤、病毒感染以及胸痛等。对实验室参数影响很少，如高血钾、血尿素氮、肝酶、血红蛋白、血清肌酐、血象以及甘油三酯水平等。

（4）药物相互作用因主要不被 P450 代谢，故无严重的、潜在的代谢性相互作用，如与地高辛、雷尼替丁、氢氯噻嗪、氟康唑、酮康唑、华法林、格列本脲（优降糖）等无临床意义的相互作用。

（5）制剂片剂 600mg/片。

5.替米沙坦 Telmisartan

（1）药理作用与应用本品为非肽类长效 AT1 拮抗剂。可选择性、竞争性以及几乎不可逆性的拮抗 AT1 受体。大鼠肺组织试验表明，本品抑制常数（Ki）为 3.7nmol/L，约为氯沙坦 Ki23.7nmol/L 的 6 倍。

本品口服吸收良好，生物利用度为 43％，食物不影响其吸收。其 t_{max} 为 th，cmax 为 44.7μg/L（40mg），一般服药 7 日达稳态血药浓度，AUC 为 491μgh/L。血浆蛋白结合率＞99％。$t_{1/2}$ 约为 24 小时。口服剂量的 98％以上由粪便排出，其余由尿排泄。

用于治疗高血压。本品 T/P 比为 66％～84％，故可每日 1 次，每次 40mg 或 80mg。必要时可增至 120mg。本品 40～120mg/d 疗效与阿替洛尔 50mqd 或 100mg/d 相似。本品 40～160mg/d 疗效与赖诺普利 10～40mg/d 或依那普利 20mg/d 相似。

（2）注意事项参见氯沙坦钾。

(3)不良反应本品 20～160mg/d 耐受性良好。总发生率为 30%。最常见的是头痛、头晕。阳痿和疲乏发生率分别为 1% 和 0.8%，而阿替洛尔分别为 4% 和 3 4%。长期应用(>1 年)不良反应发生率显著低于赖诺普利，分别为 28% 与 40%，尤其是干咳，本品发生率为 3%，而赖诺普利为 7%。本品对血糖、血脂无明显影响。

(4)药物相互作用参见依普罗沙坦。

(5)制剂片剂 40mg/片；80mg/片。

6.坎地沙坦酯 Candesartan Cilexetil

别名：TCV - 116，Atacand。

(1)药理作用与应用本品为非肽类 AT1 拮抗剂，坎地沙坦可作静脉注射应用。本品为酯，则仅供口服，吸收后在体内完全转化为坎地沙坦而生效。家兔主动脉膜 AT1 受体试验表明，其 IC50 为 $2.86×10-8mol/L$，抑制常数(Ki)为 0.64nmol/L，即对 AT1 的亲和力是氯沙坦的 80 倍，是 E3174 的 10 倍，也是其前体药的 250 倍。即使浓度高达 10-5 mol/L 对其他受体也均无影响。本品 8mg 对人体的降压作用是氯沙坦钾的 1.65 倍，而多次用药则是其 1.33 倍。单剂口服本品 16mg，可使收缩压平均下降 8.8mmHg，且对心率无影响。此外，尚可减少左室肥厚和尿蛋白，以及保护心脏作用，但对血糖、血清胆固醇以及甘油三酯则无影响。

本品口服后迅速而完全吸收，生物利用度(溶液)约为 42%，t_{max} 为 3～5 小时，cmax 为 55～68μg/L(8mg)或 107.5μg/L(120mg)，AUC 为 636μg.h/L，Vd 为 0.13L/kg，血浆蛋白结合率为 99.40k～99.8%。其全身清除率为 0.2511(h.kg)，肾清除率为 0.64 L/h。主要以原形清除，少量是经 CYP2C9 代谢为无活性的 CV-15959，其 $t_{1/2}$ 为 9～13 小时。本品 68% 由粪便排出，32% 由尿排泄。严重肝、肾功能不全者应酌情减少剂量。

用于治疗高血压和慢性心力衰竭。本品生效较快，一般用药 2 周血压即有临床意义的降低，而其他降压药多在 4 周后。经 Meta 分析本品有效率为 55% (16mg)，其 T/P 比为 80%。本品降压作用与依那普利相当，而优于氯沙坦(50mg)。口服，成人每次 8mg 或 16mg，每日 1 次。老年人初始剂量为每日 4mg。

(2)注意事项参见氯沙坦钾。

(3)不良反应本品耐受良好，每日 8mg 或 16mg 的不良反应发生率与安慰剂相似。最常见的是头痛、上呼吸道感染、背痛、头晕、恶心、咳嗽等。停药率为 2.4%，安慰剂组为 2.6%。≥65 岁老年人与 <65 岁患者的耐受性相同。服用 ACEI 的咳嗽发生率为 25.2%，而改服本品后，减少到 9.4%。

(4)药物相互作用

本品与硝苯地平、格列本脲、地高辛、口服避孕药、华法林未见有临床意义的相互作用。

(5)制剂片剂 8mg/片。

复方坎地沙坦酯每片含坎地沙坦酯 8mg，氢氯噻嗪 12.5mg，成人，每日 1 次，每次 1 片。

五、β受体阻滞剂

1.卡维地洛 Carvedilol

别名：卡维洛尔，络德，金络。

(1)药理作用与应用本品为一消旋、亲脂性苯氧丙醇胺化合物，兼有 β受体阻滞和 $α_1$ 受体阻滞作用,二者作用强度比为 10:1,而拉贝洛尔为 4:1。本品为非选择性 β 受体阻滞剂,且无内源性拟交感神经活性,其膜稳定作用亦弱于普萘洛尔。以毫克对毫克相比,本品对 β 受体的阻滞作用强度是普萘洛尔的 2~4 倍。本品扩张前毛细血管作用,主要是源于 α_1 受体阻滞。此外,本品还有抗氧化(自由基)作用和心脏保护作用。

口服后迅速而完全吸收,t_{max} 为 1~2 小时,C_{max} 为 21~67μg/L(25mg)。其生物利用度为 20%~25%,分布容积为 1.5~2.0L/kg。血浆蛋白结合率 95%~98%。主要在肝脏被 P450 酶代谢,剂量的 60% 以代谢物形式经胆汁由粪便排泄,约 16% 由尿排泄。$t_{1/2}$ 为 7~10 小时。

主要用于 1~2 级原发性高血压。也是唯一被 FDA 批准用于心力衰竭的 B 受体阻滞剂。口服,对高血压推荐剂量为起始 12.5mg,每日 1 次,两日后可增至 25mg,每日 1 次,2 周后视病情可增至 50mg,每日 1 次。对心力衰竭,一般在应用强心苷、利尿剂以及 ACEI 的基础上,从小剂量开始给药。每次 3.125mg,每日 2 次,2 周后患者如能耐受,可每两周从最小剂量成倍增加一次剂量,直至达到推荐的最大剂量(25mg 每日 2 次或 50mg 每日 2 次)。

(2)注意事项下列患者禁用:对本品过敏者、孕妇、严重心力衰竭、严重肝肾功能不全、过敏性鼻炎、慢性阻塞性疾病和哮喘、心动过缓、心脏传导阻滞、休克、心肌梗死伴并发症、糖尿病酮症酸中毒、代谢性酸中毒以及术前 48 小时等。

(3)不良反应最常见的是水肿、头晕、心动过缓、低血压、恶心、腹泻以及视力模糊。治疗心力衰竭时,可能有 5% 患者症状恶化。此外,偶见可逆性的肾功能恶化、肝功能异常(发生率约 11%,安慰剂为 0.9%)。罕见过敏反应。

(4)药物相互作用①本品可增强其他降压药物的作用。②可增强胰岛素或其他口服降糖药的作用。③可增加地高辛的血浓度。④西咪替丁可增加本品血浓度。

(5)贮存在阴凉干燥处,密闭保存。

(6)制剂片剂 10mg/片。

2.奈必洛尔 Nebivolol

别名:R-65824,Nebilet。

(1)药理作用与应用奈必洛尔消旋物是一种亲脂性 β_1 受体阻滞剂,有心脏选择性,无内源性拟交感神经和膜稳定作用。其特点是具有一氧化氮介导的血管扩张效应,且以手背或前臂血管内皮的舒张作用为著。此外,本品能降低前负荷,维持或降低后负荷,增加心搏量,尤以心功能衰竭患者更为明显;减少左室舒张末压,故对左心室功能具有保护作用,改善左心室重构。本品能有效地降低直立位血压或 24 小时动态血压,与硝苯地平相比,更能有效防止凌晨血压的升高。虽然罕见本品能升高甘油三酯水平,但对葡萄糖或血脂的代谢则无明显影响。

口服后迅速而完全吸收,t_{max} 为 0.5~2 小时,且与饮食无关。C_{max} 1.48ng/L,主要在肝脏代谢为具有活性的羟化物。原形药的 $t_{1/2}$ 为 10 小时,活性代谢物的 $t_{1/2}$ 则可长达 20 小时。本品口服剂量的 38% 通过肾脏由尿排泄,粪便排出 48%。

主要用于治疗 1~2 级原发性高血压,也可用于心绞痛、心动过速。成人口服:每次剂量 5mg,1 日 1 次,其疗效与 1 日 1 次 100mg 阿替洛尔、1 日 1~2 次 20mg 硝苯地平或 1 日 1 次 20~40mg 赖诺普利相当。本品有效率(以降低舒张压 10% 计)从 4 周的 58% 至 52 周的 81%。与噻嗪类利尿剂并用有协同效应。

（2）注意事项参见卡维地洛项下。

（3）不良反应常见有头痛、疲乏、头晕及感觉异常。

（4）制剂片剂 5mg/片。

六、中枢性降血压药

1.噻美尼定

别名：Sundralen。

（1）药理作用与应用

中枢性降压药物，降压作用和药动学特性、副作用的种类和发生率均与可乐定相似。口服后迅速吸收，且几乎完全吸收，主要以原药从尿中排出。其 $t_{1/2}$ 为 4h，但每天用药 2 次足够。适用于原发性高血压。

（2）不良反应主要为口干。

（3）注意事项噻美尼定及其代谢物几乎由肾排出，只有 10% 左右经大便消除，对于中度肾功能受损患者，必须密切监测血压。每天 2mg 就可明显降低血压。剂量再加大，作用不增强，而副作用发生率却升高。每天服用 1.0～3.0mg 可显著降低卧位和坐位舒张压和收缩压，突然停服可产生与可乐定类似的血压反跳现象。

（4）用法与用量推荐剂量 1mg，bid。

（5）制剂片剂 0.5mg，1mg。

2.托洛尼定

别名：Euctan。

（1）药理作用与应用降压作用、作用机制、应用与可乐定相似。

（2）不良反应同可乐定。

（3）用法与用量口服，0.75～1.5mg/d，bid。

3.胍法新

别名：胍法辛，氯苯乙胍。

（1）药理作用与应用

中枢性降压药，作用于延脑及脑干血管运动中枢，减少交感神经向周围血管的输出，向心脏输出的影响较弱。作用与可乐定相似，但较弱，维持时间较长。口服生物利用度约为 80%，$t_{1/2}$ 为 14～17h，约 60%～70% 经肝脏代谢，其余经肾小管主动分泌后由尿液排出体外。主要用于轻度、中度高血压病，也可用于妊娠毒血症或高血压危象的治疗。一般作为三线药物，常与利尿剂合用。

（2）不良反应与可乐定相似，不良反应一般较轻，且在用药过程中减轻或消失。主要有口干、眩晕、乏力、便秘或腹泻、头痛、失眠、阳痿、心动徐缓、心悸、恶心、呕吐、抑郁、视觉模糊等。

（3）注意事项突然停药可发生停药症状（多发生于停药后 2～7d 内），表现为血浆及尿中儿茶酚胺增加，出现神经质或焦虑以及血压反跳至治疗前水平以上。

（4）禁忌证对胍法新过敏者及 12 岁以下儿童禁用。

（5）药物相互作用：

①增强中枢抑制药的镇静作用。

②与具肝酶诱导作用的药物合用可能使胍法新消除半衰期缩短及血药浓度下降。

（6）用法与用量

口服，1～3mg，睡前服，通常从小剂量开始。

（7）制剂片剂 1mg，2mg。

4.胍那苄

（1）药理作用与应用中枢性 α2 受体激动剂，还有胍乙啶样抑制去甲肾上腺素释放的外周作用。具有良好的降压作用，对心功能无显著影响。

（2）不良反应同可乐定，但较轻，较少，少数长期用药者突然停药也可产生撤药症状。

（3）用法与用量开始 4mg，bid。每 1～2 周增加 4～8mg，最大达 64 mg/d。

（4）制剂片剂 4mg。

5.洛非西定

（1）药理作用与应用咪唑啉类中枢性降压药，其作用与可乐定相似。降压期间，大多数病例心率均稍下降。此外，还具有中枢镇静作用，但较小。在消化道吸收良好，服后 t_{max} 为 2～5h，此后，以两相方式消除，$t_{1/2}$ 为 1.3～3.7h，$t_{1/2}$ 为 9.0～18.3h。服用初期经肾排泄较快，12h 内经尿排泄 48%，48h 内增至 80%。约 4% 由粪便排出。主要用于轻度、中度原发性高血压。

（2）不良反应主要有口干、乏力、眩晕、头痛、鼻塞、抑郁、恶心、心悸、心动徐缓、呼吸困难等。

（3）注意事项

①有使水钠潴留现象，长期使用须合用利尿剂（如噻嗪类利尿剂）。

②严重心动过缓、房室传导阻滞，肝、肾功能明显减退者慎用。

（4）禁忌证孕妇忌用。

（5）药物相互作用与噻嗪类利尿剂使用时，可增强降压作用并降低副作用，延缓耐药性的产生，但宜减量合用。

（6）用法与用量口服，0.2～0.8mg，bid。

（7）制剂片剂 0.1mg，0.2mg。

第三章　脑血管病的护理与中医养生

第一节　脑血管病的护理

说到神经系统疾病，人们往往联想起精神病。其实，神经系统疾病与精神病不一样。前者是神经系统器质性病变引起的，而后者常是功能性疾病。在日常生活中，我们经常遇到头痛、晕厥、偏瘫、痴呆、昏迷等症状和急性脑血管病、癫痫、帕金森氏病等疾病，这些都是神经系统的常见症状和疾病。下面我们将主要介绍这些症状、疾病与护理。

一、神经系统疾病的常见症状与家庭护理

（一）头痛

头痛是一种常见的症状，许多疾病都会引起头痛，这是为什么呢？头颅中的哪些结构受累时可以感到疼痛？原来，大脑虽然主宰着全身的各种机能，但它本身并没有感觉，颅内外血管及脑膜在头痛中扮演着重要的角色。当各种原因使它们受到牵拉、移位时，患者就会感到头痛。此外，头皮与面部结构对疼痛刺激也很敏感。

在引起头痛的许多原因中，颅内压增高是最危险的原因，如不及时发现、治疗，会引起严重的后果。引起颅内压增高的疾病主要有颅内肿瘤、颅脑外伤、颅内感染、各种脑血管病、脑寄生虫等。这种头痛剧烈难忍，而且常伴有呕吐。咳嗽、用力大便可使头痛加重。

偏头痛是日常生活中较常见的一种头痛。患者常主诉一侧或双侧头部搏动性跳痛，可伴有呕吐，任何外界刺激都会使头痛加重。2～3h后头痛会自行消失。这种头痛的诱因包括强烈的情绪刺激、月经来潮、食用某些食物和饮料，如奶酪、巧克力和酒等。

此外，精神紧张，头、颈、肩胛带姿势不良等可使头皮与颈部肌肉持久地收缩，引起紧张性头痛。面部疾病如副鼻窦炎等可使颜面及头部血管充血、扩张而引起头痛。

护理要点：

（1）大部分头痛仅是疲劳、紧张过度的一种表现，但有的头痛背后隐藏着严重的疾病，所以不可掉以轻心。有了头痛应该去医院检查。

（2）引起头痛的原因很多。在未去医院检查前，不要自行乱用止痛药。以免掩盖病情，影响诊断和治疗。

（3）针对病因进行治疗护理。经医院检查，若头痛仅由于疲劳紧张过度引起，除遵医嘱适当服用止痛剂与镇静剂外，应特别注意休息。如为偏头痛，可在医师的指导下服用索米痛片、麦角胺咖啡因、苯噻啶、卡马西平等；如头痛由于其他疾病继发而来，则应积极治疗原发病。

（二）晕厥

晕厥是一种短暂的意识丧失。它可以毫无预兆性地发生，也可以有全身不适、心慌、面色苍白、出冷汗等先兆症状。发作一般几分钟后即自行恢复，不会遗留什么症状。所以发作时常

常来不及找医生看病,而事后检查又查不出什么异常。判断患者是否晕厥最主要的是看患者犯病的时候有无意识丧失。

晕厥的原因很多,有的由心脏疾病如心律失常、病态窦房结综合征等引起;有的由脑部疾病如严重的动脉硬化、脑室系统肿瘤等引起。但大多数晕厥是在精神受到刺激时,自主神经功能紊乱,心、血管功能受到抑制,使血压下降、心跳变慢引起的。医学上将此类型晕厥称反射性晕厥。它的直接原因可以是精神紧张、恐惧、注射或各种穿刺术、疲劳、饥饿、体位突然改变、剧烈咳嗽等。此外,在颈部颈动脉壁上有一个叫动脉窦的结构,它对血液循环有一定的调节作用。当它受到刺激时,可造成血压下降、心跳变慢,也能引起晕厥。有的人颈动脉窦过敏,稍受刺激也会晕厥。

护理要点:

(1)晕厥仅是一种症状,原因较多。所以,有晕厥表现的患者应到医院做详细检查。

(2)晕厥的防治。根据病因不同,分别如下:

1)应尽量避免各种诱因,如精神刺激、疲劳、长时间站立等。出现先兆症状时,应立即平卧,以免晕厥发生。

2)晕厥发作时,应注意保护患者,扶患者平卧,防止跌伤等意外发生。发作后患者要适当休息,以减少不适感觉。

3)直立性低血压的患者,应避免长期卧床和突然的体位变动,可适当参加体育锻炼,如散步、打太极拳等。

4)颈动脉窦过敏的患者,应避免突然转头或衣领过高、过紧;同伴或家人之间开玩笑时,不要掐脖子,以免发生意外。

5)因心脏或脑部疾病引起的晕厥,应积极配合医生治疗原发病。

(三)偏瘫

偏瘫俗称"半身不遂",指一侧上下肢运动功能丧失。大多是对侧大脑半球疾患所致。常见于中风、颅脑损伤、脑瘤、脑脓肿等颅脑疾患。

偏瘫急性期时瘫痪肢体肌肉松弛,一般发病2～3周后肌肉紧张度逐渐增高,伸直和屈曲瘫痪肢体时,能感到瘫痪肢体发硬。

护理要点:

偏瘫患者的家庭护理,无论在疾病急性期还是恢复期都非常重要。家庭护理的目的是减轻患者痛苦,促进肢体功能恢复,防止肌肉萎缩、关节畸形。护理内容除一般的生活照顾外,帮助患者尽快恢复瘫痪功能最为重要。

(1)病情稳定24h后,家人即可给患者按摩、活动瘫肢的各关节,以促进血液循环,刺激本体感受器,引起反射活动,防止肌肉、韧带挛缩。

(2)让患者保持正确的卧床体位。仰卧位时可在后背垫一个枕头,使患肩略向前,上肢稍上抬,手掌略外旋。膝关节下再垫一枕头,使膝部稍抬高,足底以硬枕支托,使足底与床面成直角。向瘫痪侧卧位时,肩要保持向前的位置,上肢伸展,手掌向上;患侧膝关节略屈曲,两膝之间放一软枕,以减轻健康腿对患腿的压迫。

(3)疾病进入恢复期,家人即可按下列顺序帮助或协助患者训练瘫痪肢体。

1）偏瘫肢体的被动运动首先使患者全身特别是准备接受训练的部位放松，家人帮助患者活动瘫肢的大小关节，如肩、肘、腕、髋、膝、踝、指趾关节等。每次 4～5min，每天 3～4 次。如果肢体远端有水肿，应做由远端（距心脏远的一端如手指足趾）向近端的肢体按摩，并注意抬高患肢的远端，以利于水肿的消退。

2）偏瘫肢体主动运动当患侧的肌力已有恢复时，家人应积极鼓励患者做主动运动。暂不能下床的患者，可在床上练习肩关节外展及向前、向后运动，屈曲和伸展肘关节、腕关节，握拳和伸掌动作；下肢坚持做外展和内旋运动，屈伸膝关节，活动足趾关节。每次做 10min，每日 2 次，逐渐达到上抬患肢，为站立和行走创造必要条件。锻炼站立时，最初在家人的帮助下进行，逐渐过度到自己扶持物体如床栏杆、墙壁站立，练习用患足持重。当患者能独立站立并保持体位平衡后，开始练习行走。最初亦需家人搀扶，行走时力求平稳，培养正确的步态，防止身体过于向健侧倾斜。

如果偏瘫难以恢复，应坚持自行被动运动，以及坐轮椅散步，在水中运动等，运动时注意姿势平衡，以期瘫肢功能得以恢复。

（4）要及时鼓励患者的每一点进步，注意倾听患者的诉说。使患者始终保持乐观的情绪与必胜的信心。

（5）患者锻炼时，家人应陪伴、保护患者，防止跌伤、骨折等意外发生。上肢瘫痪未恢复时，由于肌肉无力或僵硬，患者站立时易造成肩关节脱位或半脱位以及疼痛。这样，患者立位时应用吊带吊托起上臂。

（四）痴呆

痴呆是以严重的智能衰退为主要表现的疾病，即可能由于大脑器质性的损害引起，也可能由于大脑功能性的异常引起。儿童智能发育不全一般不属于痴呆，因为痴呆通常是指智能已相当成熟后，由于某种原因又逐渐衰退。

产生痴呆的疾病很多，有以痴呆作为突出症状的疾病。有伴有其他神经征象的痴呆综合征和具有痴呆征象的全身疾病。但痴呆的共同表现是：早期反应能力降低，对外界事物不能认真分析，容易疲劳。随着病情发展，出现记忆障碍，严重的记忆障碍造成定向紊乱，患者不能分辨方位与时间。病情进一步发展，可以出现思维能力障碍、性格改变与情感障碍。表现为言语杂乱无章、急躁易怒、谨小慎微、自私自利、哭笑无常。所有痴呆患者病情严重时可发展到完全丧失生活能力，终日不吃不喝，卧床不起，直到昏迷、衰竭，最后死亡。

大脑的许多疾病可以引起痴呆。有些疾病如颅内肿瘤、脑血管病、慢性硬膜下血肿等引起的痴呆可以进行治疗，通过有效地治疗可以终止痴呆的发展。

护理要点

1.轻型的痴呆患者，仍然保持一定的工作能力和独立生活能力。不需要特别的照顾，只要家人经常提醒就可以了。还可经常帮助患者做智力练习，以及唠家常、看电视和力所能及的计算等。

2.比较重的痴呆患者，记忆力不好，出门回不了家，见了熟人分不清，还可能出现行为异常。这时，出门需要人伴随，生活要有人照顾，情绪激动时要劝解、安慰患者，必要时可督促患者服用一些镇静药。对合并妄想、抑郁的患者要加强看护，防止自伤和伤人，并可在医生的指导下服用一些抗精神病的药物。

3.晚期的痴呆患者不思饮食、卧床不起。此时,家庭护理特别重要。护理的目的是防止各种并发症,尽力维持患者生命功能。

(1)营养供给,要定时协助患者进食。对拒食的患者,要百般劝慰,实在不能主动进食的患者要下鼻饲管。食物要易于消化并富于营养,鼻饲液可为牛奶、米汤、肉汤等。每天 4～5 次,每次 200～350 毫升。

(2)注意与患者接触、亲近,特别是对还保存一定思想感情的患者,要在语言上多加鼓励和安慰,使其精神有所寄托。因为有一些痴呆患者,很容易受精神刺激,甚至在一次精神刺激后病情加重。

(3)防止呼吸道感染。季节变化时,家人要及时为患者加减衣服;保持室内温度不冷不热、空气流通;避免与感冒患者接触。一旦感冒,要立即治疗。

(4)防止褥疮(压力伤)。经常帮助患者翻身,及时清理患者的大、小便。另外,可经常给患者擦浴、按摩,对易受压的部位如骶部、髋关节等处,可垫软枕,以防过度受压。

(五)昏迷

昏迷是意识完全丧失的一种严重情况。患者对语言无反应,各种反射(如吞咽反射、角膜反射、瞳孔对光反射等)呈不同程度的丧失。

引起昏迷的原因有两个方面,一个是由于大脑病变引起的昏迷,这包括脑血管疾病(如脑出血、脑梗死等)、脑外伤、脑肿瘤、脑炎、中毒性脑病等;另一个是由于全身疾患引起的昏迷,这包括酒精中毒、糖尿病酮症酸中毒、尿毒症、肝昏迷、一氧化碳中毒等。

日常生活中,我们经常遇到如下两种情况。一种是我们身边突然出现患者昏迷;另一种是患者因脑血管病或颅脑外伤等已昏迷一定时期,病情稳定后需回家中恢复和休养。做好这两种情况下昏迷患者的护理是家庭护理的重点。

护理要点:

1.当我们身边突然出现疑似昏迷的患者时,鉴别患者是否昏迷最简单的办法是用棉芯轻触一下患者的角膜,正常人或癔症患者都会出现眨眼动作,而昏迷,特别是深昏迷患者毫无反应。当确定患者昏迷时,应尽快送患者到医院抢救。在护送患者去医院途中,要注意做好如下几点。

(1)要使患者平卧,头偏向一侧,以保持呼吸道通畅。

(2)患者有活动性假牙,应立即取出,以防误入气管。

(3)注意给患者保暖,防止受凉。

(4)密切观察病情变化,经常呼唤患者,以了解意识情况。对躁动不安的患者,要加强保护,防止意外损伤。

2.对于长期昏迷的患者,做好如下护理非常重要。

(1)饮食护理。应给予患者高热量、易消化流质食物;不能吞咽者给予鼻饲。鼻饲食物可为牛奶、米汤、菜汤、肉汤和果汁水等。另外,也可将牛奶、鸡蛋、淀粉、菜汁等调配在一起,制成稀粥状的混合奶,鼻饲给患者。每次鼻饲量 200～350 毫升,每日 4～5 次。鼻饲时,应加强患者所用餐具的清洗、消毒。

（2）保持呼吸道通畅，防止感冒。长期昏迷的患者机体抵抗力较低，要注意给患者保暖，防止受凉、感冒。患者无论取何种卧位都要使其面部转向一侧，以利于呼吸道分泌物的引流；当患者有痰或口中有分泌物和呕吐物时，要及时吸出或抠出；每次翻身变换患者体位时，轻扣患者背部等，以防吸入性或坠积性肺炎的发生。

（3）预防褥疮。昏迷患者预防褥疮最根本的办法是定时翻身，一般每2—3h翻身一次。另外，还要及时更换潮湿的床单、被褥和衣服。现介绍1人翻身法（以置患者于左侧卧位为例）：第一步家属站于患者右侧，先使患者平卧，然后将患者双下肢屈起；第二步家属将左手臂放于患者腰下，右手臂置于患者大腿根下部，然后将患者抬起并移向右侧（家属侧），再将左手放在患者肩下部，右手放于腰下，抬起、移向右侧；第三步将患者头、颈、躯干同时转向左侧即左侧卧位；最后在患者背部、头部各放一枕头，以支持其翻身体位，并使患者舒适。

（4）预防烫伤。长期昏迷的患者末梢循环不好，冬季时手、脚越发冰凉。家人在给患者使用热水袋等取暖时，一定要注意温度不可过高，一般低于摄氏50度，以免发生烫伤。

（5）防止便秘。长期卧床的患者容易便秘，为了防止便秘，每天可给患者吃一些香蕉及蜂蜜和含纤维素多的食物，每日早晚给患者按摩腹部。3天未大便者，应服用麻仁润肠丸或大黄苏打片等缓泻药，必要时可用开塞露帮助排便。

（6）防止泌尿系感染。患者如能自行排尿，要及时更换尿湿的衣服、床单、被褥。如患者需用导尿管帮助排尿，每次清理患者尿袋时要注意无菌操作，导尿管要定期更换。帮助患者翻身时，不可将尿袋抬至高于患者卧位水平，以免尿液反流造成泌尿系感染。

（7）防止坠床。躁动不安的患者应安装床挡，必要时使用保护带，防止患者坠床、摔伤。

（8）预防结膜、角膜炎。对眼睛不能闭合者，可给患者涂用抗生素眼膏并加盖湿纱布，以防结、角膜炎的发生。

（9）一般护理。每天早晚及饭后给患者用盐水清洗口腔，每周擦澡1—2次，每日清洗外阴一次，隔日洗脚一次等。

二、神经系统常见疾病的家庭护理

（一）急性脑血管疾病

急性脑血管疾病俗称中风，亦称脑卒中或脑血管意外。它是以突然昏倒、不省人事，伴发口眼歪斜、语言不利、半身不遂或无昏迷而突然出现半身不遂等症状的一类疾病。包括短暂性脑缺血发作、脑血栓、脑栓塞、脑出血、蛛网膜下隙出血等。这类疾病来势凶猛，病情变化迅速，致残率和死亡率均较高。但如能早期诊治与护理，对疾病的预后会起到良好作用。下面分别叙述这类疾病的特征。

1.短暂性脑缺血发作（TIA）

TIA是指人脑某一局部一时性的血液供应不足。其症状与脑内相应受累的供血区有关。因此，本病亦可分为颈内动脉系统短暂性脑缺血发作和椎基底动脉系统短暂性脑缺血发作。前者表现主要为发作性一侧上肢或半身的活动不灵、言语障碍、半身麻木等；后者以眩晕和耳鸣最为常见，可伴有呕吐，亦可出现复视、吞咽困难、面部麻木等。症状持续数分钟至数小时，一般不超过24h，常反复发作。

该病的病因主要与脑动脉硬化有关。TIA发作虽然是短暂性的可以恢复的脑血管病，但它的发作说明颈内动脉系统或椎基底动脉系统的损害已达到难以代偿的程度而影响了脑血液供应。若不及时治疗,病变将进一步发展,以致脑血管梗死。所以 TIA 是缺血性中风的先兆。如能在这个时期内及时采取适当的治疗措施,有可能推迟或防止持久性瘫痪的发生。

2.脑血栓脑血栓也称脑血栓形成,是缺血性脑血管疾病中常见的一种。病因主要为脑动脉硬化和脑动脉炎。临床症状一般在数小时至一两天内逐渐加重。颈内动脉系统的血栓形成主要表现为半身不遂、偏瘫、感觉障碍、言语障碍;椎动脉系统的血栓形成症状和短暂性脑缺血发作时的表现基本相似,只是症状持续而且比较重。

3.脑栓塞在医学上,我们把人体血液循环中出现的并且随血液流动的异物,如心脏瓣膜上脱落的赘生物、凝血块、动脉粥样硬化斑脱落的碎块、脂肪组织及气泡等称为栓子。当栓子堵塞脑血管,就会造成局部脑组织缺血、缺氧、软化、坏死,出现与脑血栓相同的临床症状,这就是脑栓塞。与脑血栓相比,脑栓塞起病更快,立即出现脑的局部症状,而且以起病当时最为严重,甚至可以昏迷。

脑梗死是临床上经常使用的一个诊断,它泛指由于各种原因导致脑动脉血管闭塞或堵塞后出现的缺血性中风的表现,包括脑血栓和脑栓塞。也就是说脑梗死是脑血栓和脑栓塞的总称。

4.脑出血脑出血也称脑溢血,是指脑实质内的血管破裂,血液溢出。脑出血后,血液在脑内形成脑血肿。由于血肿的占位及压迫,产生脑水肿和颅内压增高等表现。病因主要是高血压和动脉硬化,少数是动脉炎、脑血管畸形和动脉瘤破裂、脑瘤出血、血液病等。多在劳累、生气、情绪激动后突然发病。主要表现如下。

(1)局部症状:半身瘫痪、言语障碍、感觉障碍、眩晕、视力障碍等。

(2)全身症状:头痛、呕吐、嗜睡、昏迷等。由于出血部位和出血多少的不同,脑出血患者的表现也有轻有重。轻型者可能仅有局部症状,严重者可在数小时内死亡。

5.蛛网膜下隙出血蛛网膜下隙出血是指脑表面或脑底部血管破裂,血液直接进入蛛网膜下隙。病因主要是颅底先天性动脉瘤,其次是脑血管畸形。起病急骤,常在用力或情绪激动的情况下发病,多为青壮年。患者突然出现剧烈的全头痛和呕吐,颈项强直。轻者意识清楚,重者可以昏迷甚至突然呼吸停止而死亡。

护理要点:

脑血管病是人类患病率、致残率、死亡率最高的疾病之一,它的预防、早期发现与救护、恢复期护理是我们家庭护理的重点。

1.脑血管病的预防根据脑血管病的危险因素,我们建议如下预防措施。

(1) 35 岁以上的人群应定期体检和化验,着重了解有无下列疾病如高血压、糖尿病、心脏病等,血脂情况,是否肥胖,吸烟、酗酒习惯等也应引起重视。

(2)有以上一项或多项异常者,应定期去看医生,接受医护人员的健康指导。

(3)高血压是引起脑血管病最危险的因素,对于已确诊高血压病的患者[收缩压≥21 千帕(160 毫米汞柱)、舒张压≥12.6 千帕(95 毫米汞柱)],应在医生的指导下进行规范的治疗,按时服药,定期复查。避免不规则用药和血压的高低波动。

(4) TIA 是中风的危险信号,一旦出现 TJA 的表现,应立即去医院检查治疗,以免发生严重后果。

(5)生活有规律。患者应学会安排好自己的工作、学习和生活,避免过分的紧张和疲劳。劳累或紧张后要安排适当的休息。要学会善于控制自己的情绪,正确对待周围环境及发生的事物,避免过分的情绪激动。饮食宜清淡,并参加适当的体育锻炼,如散步、做体操等,以消除中风的诱发因素。

(6)有吸烟、酗酒习惯的人,特别是合并有高血压、糖尿病、心脏病等的患者,宜戒除烟、酒。

(7)及时治疗可能引起中风的疾病,如动脉粥样硬化、糖尿病、冠心病、高脂血压、肥胖病等。

2.中风的早期发现与救护当有人发生中风时,不要惊慌失措,并帮助患者保持安静。患者的精神紧张和不恰当的搬动都可能使其病情加重。对神志不清者,家属应先轻轻把患者放平,然后根据不同情况进行不同的处理。

(1)如患者抽搐,有活动性假牙应先取出,再将手帕或毛巾放于患者上下齿之间,以防舌咬伤。

(2)如患者呕吐,要将其头偏向一侧,以防呕吐物坠入气管。

(3)患者情况稍稳定后,应立即送其到附近医院救治。在搬动患者时,要使患者头、颈、躯干在一条直线上;运送患者时,要使患者平卧,头偏向一侧,并注意观察患者的病情变化。到医院后,家属要向医护人员介绍患者发病经过、病情变化及用药情况等。

神志清楚的患者,自己不要紧张,不要随便活动,须安静卧床,由家人或医护人员护送到医院诊治。

急性脑血管病经医院抢救、治疗进入恢复期后,需回家中休养及功能锻炼,其护理要点参见昏迷与偏瘫患者的护理要点。

(二)癫痫

癫痫是由于大脑病变所致反复发作性疾病,可表现为运动、感觉、意识、行为、自主神经等的不同障碍,或兼而有之。癫痫按病因可分为原发性癫痫与继发性癫痫两大类。原发性癫痫可能与遗传有关。继发性癫痫是由于脑外伤、脑肿瘤、脑炎、脑寄生虫、脑发育不全、脑血管病等引起。按其发作特点可分为4类:(1)大发作,俗称"羊角风",最常见。其发作突然,表现为在安静或活动时突然发出一声尖叫,人事不知倒地,接着全身抽动、面色青紫、口吐白沫,常有舌唇咬破、尿失禁等现象。每次发作历时数分钟,发作后昏睡数十分钟。(2)小发作,表现为极短暂的神志丧失,一般几秒钟,无抽动。(3)精神运动性发作,表现为短时的行为、记忆、认识等障碍,以及幻觉和错觉等,常被误认为是精神病而耽误治疗。(4)局限性发作,只有局部肌肉的抽动。

护理要点:

1.癫痫是一种慢性病,在家庭中安排好患者的生活非常重要。

(1)首先要帮助患者建立自信心,绝大部分患者在正确的治疗下,基本上可以和健康人一样生活和工作,并拥有幸福和成就。

(2)培养良好的生活规律和饮食习惯,避免过饱、过劳、睡眠不足和情感冲动。食物以清淡为宜,不宜辛辣。戒除烟酒。

（3）除带有明显危险性的工作和活动如驾驶车辆、攀高、游泳等需限制外,应鼓励患者参加适当的体力与脑力活动。

2.癫痫有明确的病因时,如脑瘤、脑寄生虫病等应首先针对病因治疗。但大多数患者需长期服药治疗以控制发作。药物的选择主要决定于癫痫发作的类型与药物毒性。癫痫大发作常用苯妥英钠、苯巴比妥、丙戊酸钠等;小发作常用丙戊酸钠、乙琥胺;局限性发作使用苯妥英钠、卡马西平、苯巴比妥;精神运动性发作使用卡马西平、硝西泮等。但具体使用哪种药物、量多少,还需要听从医生的指导。

（1）在家中服药时,患者一定要坚持按时、按量、长期服药的原则。因为要使抗癫痫药有效地控制发作,必须使患者血液中保持一定量的药物浓度。能够有效地控制癫痫发作的药物浓度叫有效浓度。只有按时、按量、长期坚持服药,才能使血液中的药物稳定地保持有效浓度,达到控制癫痫发作的目的。

（2）不能突然停药或换药。由于癫痫发作的减少、对抗癫痫药毒副作用的担心以及对长期服药的厌烦或药物效果不明显时,部分患者擅自停药,这种做法是非常不对的。突然停药的后果是使癫痫发作增多,甚至出现癫痫持续状态,危及生命。如果因为某种原因必须停药,安全的办法是在医生的指导下逐渐减量,直到完全停止。这样,才能避免突然停药造成的危害。

（3）当我们身旁突然有人癫痫发作时,应先扶患者卧倒,防止跌伤或伤人。然后把患者头偏向一侧,解开衣领和腰带,以使呼吸通畅。取出假牙,将毛巾、手帕或外裹纱布的压舌板塞于齿间,以防舌咬伤。惊厥时不可用力按压患者的肢体,以免发生骨折、脱臼。抽搐停止后,轻轻擦去患者口边的唾液,换上干净衣服,盖上被子让患者休息。同时,别忘了给患者服抗癫痫药。如果一次抽搐后还未完全清醒,又发生抽搐,这叫癫痫持续状态,一定要赶紧送医院急救。

（三）帕金森氏病

帕金森氏病又称震颤麻痹,是中老年人的一种常见疾病。它的主要表现是震颤、强直、运动缓慢及姿势障碍等。（1）震颤:多从一侧肢体开始,节律性抖动,静止休息时更明显,睡眠时消失。随着疾病的发展,对侧肢体及下颌、口唇、舌部也会出现颤抖。（2）强直:肢体与躯干肌肉僵硬,面部表情刻板,眨眼动作减少,称为"面具脸"。（3）动作缓慢:日常生活中的各种动作如穿衣服、系鞋带等动作缓慢,字越写越小,行走时两步之间距离缩小,讲话声音低沉、语音单调,后期可能有吞咽困难、进食呛咳。（4）姿势障碍:患者站立时头颈与躯干前倾,膝关节微曲;行走时,身体前倾,容易跌倒。其他可能还有皮肤油脂溢出、排便困难、情绪低落以及智能减退等症状。

帕金森氏病的发病机理还不十分清楚,其病理变化主要为脑内的黑质、尾状核、壳核中的多巴胺含量减少。神经元的老化、环境中的有害物质、感染、一氧化碳中毒以及遗传倾向等,都被｝人为与本病的发生有关。

护理要点:

1.帕金森氏病是一种慢性疾病,但却是进行性加重,有的患者病情也可以发展得很快。因此,要早治疗,并且需长期服药。常用的药物有金刚烷胺、苯海索、左旋多巴、美多巴等。这些药物长期服用会出现疗效减退或副作用。所以家人除要督促患者按时服药外,还要注意观察患者的服药效果及药物的副作用,以利于医生及时调整药物剂量与种类。

2.鼓励早期患者多作主动运动,尽量继续工作,培养业余爱好。

3.积极进行功能锻炼,尤其是姿势与步态的训练。日常生活尽量让患者自己完成,但要注意保护患者,防止患者跌跤。

4.多吃蔬菜、水果或蜂蜜,防止便秘;避免刺激性食物、烟、酒等。

5.对晚期卧床不起的患者,应帮助其勤翻身,在床上多做被动运动,以防止关节固定、褥疮和坠积性肺炎的发生。

(四)老年性痴呆

老年性痴呆是大脑的一种退行性病变,多有脑萎缩,尤其是大脑额叶皮层的萎缩。一般男性在 65 岁、女性在 55 岁以后发病。发病早期只是注意力不集中、记忆力衰退,慢慢发展到思想贫乏、行为幼稚、情绪不稳、计算力差、不理解别人的话,最后则卧床不起,完全丧失生活能力。

老年性痴呆患者常伴有其他器官衰老的表现,如发白齿落、皮肤老年斑、步态不稳、手足震颤等。到医院做颅脑 CT 可以发现脑实质萎缩的征象。本病预后不佳,病程约 5～10 年。

家庭护理非常重要,护理要点参见痴呆患者的家庭护理。

第二节　中医养生

一、养生的意义

脑是精髓和神明高度汇聚之处,人之视觉、听觉、嗅觉、感觉、思维记忆力等,都是由于脑的作用,它是人体极其重要的器官。在科学技术飞速发展的今天,人们的繁重体力劳动日趋减少,脑力劳动逐渐增加,这一趋势的发展使人们开始关注脑的养生保健,也使得抗衰老不仅仅局限于肢体躯干,更注重防止脑的衰老。

对于脑的功能,中医学已有认识。早在《素问·脉要精微论》中记载:"头者,精明之府。"李时珍明确提出脑与精神活动有关,谓"脑为元神之府"。清代汪昂在《本草备要》中有"人之记性,皆在脑中"的记载。王清任在《医林改错》中说:"灵机记性在脑者,因饮食生气血,长肌肉,精汁之清者,化而为髓,由脊髓上行入脑,名曰脑髓。两耳通脑,所听之声归于脑;两目系如线长于脑,所见之物归脑;鼻通于脑,所闻香臭归于脑;小儿周岁脑渐生,舌能言一二字。"这就把记忆、视、听、嗅、言等功能皆归于脑。说明脑对于人体精神思维、感官活动具有重要作用。

进入中年以后,随着年龄的增长,神经系统会逐渐发生退行性变化,出现功能衰退,但这种变化是非常缓慢的。特别是我们若能善于养生,合理用脑,减少或避免危害脑健康的不利因素,就可能延缓大脑老化,保持大脑的青春活力。

二、养生注意事项

大多数学者认为,引起人衰老的原因主要分两类:第一类原因和第二类原因。第一类原因是遗传因素。国际上的标准定义,寿命等于成熟期的 5 至 7 倍者为长寿,即人的寿命应该是100 至 175 岁。如果一个人的遗传因素主宰的自然寿命是 120 岁,而事实上只活到八九十岁,这就是由于第二类衰老原因的影响,包括神经精神因素、生理因素、生活习惯因素、环境因素和社会因素五类。可见,衰老的第二类原因是目前人们防衰抗衰的主要出发点。要健康长寿,就要尽量克服第二类衰老原因的危害。脑的养生主要包括以下几个方面:

(一)精神调摄

中医养生学中,把精神调摄作为养生的重要措施,指出要"恬淡虚无","积精全神","精神内守",从而使"形体不蔽,精神不散"。脑为元神之府,脑的养生更应注意精神的调摄。

1.静神少欲

古代养生家认为,"神安则寿延,神去则形散,故不可不谨养也"。这就需要注重道德修养,保持精神清静,摒弃烦扰,排除杂念。首先要避免喜、怒、忧、思、悲、恐、惊七情的突然、强烈或长期持久的刺激。心情舒畅,精神愉快则气机调畅,气血平和,脑不伤;如精神紧张,心境不宁,神乱神散,则脑受损。其次当做到恬淡寡欲,不患得患失,不追名逐利,悠然自得,助人为乐,这些都利于养脑;如胸襟狭隘,凡事斤斤计较,七情易动,引起脏腑气血功能失调而致病。正如庸代孙思邈曾指出:"多思则神怡,多念则智散,多欲则智昏,多事则劳形"。因此思想纯正、精神内守、内无杂念而少欲能强身益智。

2.养精安神

脑为髓海,肾主精生髓,若肾精满盈则髓海充实,故积精可以健脑,积精之法,在于节欲。明代张景岳说:"善养生者,必保其精。精盈则气盛,气盛则神全,神全则身健,身健则病少,神气坚强,老当益壮,皆本乎精也。"

3.豁达宽心

要避免精神郁闷不舒。"神者,伸也"。人神好伸而恶郁,郁则伤神,为害不浅。《寿世青编》曰:"遇事不可过扰,既事不可留住,听其自来,应以自然,任其自去,好乐忧患皆得其正,此养生之法也。"正是告诫人们在精神上要畅达乐观,不为琐事劳神,不要郁闷紧张,也不要斤斤计较,而要胸怀开阔,心平气和,乐观从容。学会欣赏别人的优点,工作、学习之余多听音乐,它会带来无穷的快乐。此外,往事不可常回忆。回忆往事是许多老人的家常便饭,岂不知这对老人的心理健康是十分不利的。心理学家认为,回忆是一种"激发点",是心理压力的来源。回忆的滋味因人而异,因景象而不同。不论是有辉煌的过去,还是有灰暗的昔日,回忆都不会是一种绝顶的享受,是甜的已随着岁月的流逝而变淡,是苦的会由于翻老账而变涩。只有不沉溺在回忆中,乐观地向前看,才能营造一个宽松的心理环境,时时有个好心情。

(二)科学用脑

合理用脑有助于健脑全神,提高智能。科学用脑就要注意以下几方面:

1.有规律用脑

勤奋工作,积极创造,有张有弛,可以恢复大脑活力。对于老年人大脑细胞虽然死亡许多,但人脑有充分的储备,人的一生实际消耗掉的脑细胞不到脑神经细胞总数的三分之一。因此,只要坚持用脑,经常接触新鲜事物和信息,使大脑等中枢的神经细胞处于活跃与增生状态,就可推迟神经系统的退化衰老,并会使全身各脏器工作更加协调,从而达到延年益寿之目的。

但大脑不宜过度使用,长时期用脑过度会导致脑细胞受损、记忆衰退。一般说来,连续工作时间不应超过 2 小时。在眼睛感到疲乏时宜停下来闭目默想,可以使大脑得到休息。充足睡眠和不熬夜也是一种保护大脑的有效方法。用脑不宜过度的同时也忌讳懒散不用脑。饱食终日无所用心,长期缺乏运动,过于懒散,自然会加速大脑老化,造成越老越糊涂的状态。

2.电视不宜长看

长时间看电视不仅不利于人体的气血运行,而且特别惊险紧张的镜头,又极易导致血压升高,心跳加快,还有可能引发高血压、心脑血管疾病。因此,神经内科疾病患者看电视时间不宜过长,更不宜看武打惊险片。

3.忌用脑内容单一

实践证明,经常交替学习内容,可以延缓大脑疲劳,比长时间单一用脑效率更高。如果长期从事某项单一工作,就会使某一部分脑细胞过度疲劳,学习效率会下降,而另一部分长期闲置的脑细胞就会退化萎缩。因此,扩大个人兴趣爱好范围,避免单一用脑也是脑保健的措施之一。

(三)饮食有节

饮食营养对于提高脑力的作用是不言而喻的,如何利用好饮食益精补脑亦有章法可循。

1.食补益脑

充足的营养是大脑正常工作的基础,自唐代孙思邈大力提倡食补食疗之后,历代医家在这方面积累了极其丰富的经验。

日常应注意适当补充糖、奶、蛋、鱼、肉、水果以及维生素 B_1、铁、锌等对大脑有益的食物。其中鱼类可作为健脑之首选,尤以海鱼对脑的补益作用突出。鱼类含有丰富的不饱和脂肪酸(比肉类高约 10 倍),是健脑的重要物质。海鱼中含二十二碳六烯酸和二十碳五烯酸,是促进神经细胞发育最重要的物质,具有健脑作用。

脑力劳动强度过重的人,宜多食葱和蒜。研究者发现,只要把蒜和少许的维生素 B_1 放在一起,即可产生一种叫做"蒜胺"的物质,这种蒜胺的作用,比维生素 B_1 还要强,有益于大脑。而葱含有一种叫"前列腺素 A"的成分,若经常食葱,堆积的前列腺素 A 就会舒张小血管、促进血液循环,从而有助于防治血压升高所导致的头晕,具有较好的健脑功能。除此还应重视芝麻、核桃、蜂王浆等健脑食品的补充,应增加蔬菜、水果的摄入。在饮食习惯中,还要特别提出早餐和盐的摄入。很多人有不吃早餐的习惯,这往往使人体上午血糖低于正常水平,导致大脑缺血缺氧,出现头昏头晕、疲倦乏力、思维迟钝等症状,天长日久,对大脑健康危害极大。根据我国高血压普查结果,我国北方高血压患病率较南方显著增高的主要原因是北方饮食中含盐量较高,南方饮食较清淡。因此,提倡限盐饮食,确有重大意义。

2.饮食平衡

现代人的主食消费量越来越少,已有食量不足之势,这是生活水平提高的表现,但其中也隐藏着危机。根据营养专家的说法,谷类食物含有的碳水化合物,在为人体提供能量外,还是 B 族维生素的主要来源。主食地位的改变,一个明显的危害就是易导致维生素 B_1 的缺乏。据介绍,精杂粮中维生素 B_1 的含量,远高于精米白面。100g 玉米中的含量是 0.34mg,100g 特级大米中的含量仅为 0.08mg。动物性食品摄入过多,对健康无益,如动物脂肪对心血管患者是非常不利的。动物脂肪在碳水化合物不足的情况下代谢不完全,会使血液中积聚有毒的废物——酮,酮能引起恶心、疲劳以及损害脑部健康。近年来,这类疾病的发病率明显上升,与不以谷物为主食、动物性食物摄入量激增有很大的关系。那么饭应该怎么吃,专家提出的原则是

"食物多样,谷类为主"。具体说,一个成年人每日粮食的摄入量以400g左右为宜。最少不能低于300g。大米饭、小米粥、绿豆粥、发糕等应该成为常用的食物,少吃主食会危及脑健康。研究发现,饮水不足也是大脑衰老加快的一个重要因素,尤其是老年人,感觉迟钝,对口渴的反应不如年轻时灵敏,易发生"缺水"现象。

3.限制烟酒

烟、酒、浓茶、浓咖啡以及安眠药、镇静药、麻醉品对大脑有害,则应慎用。因此,提倡不饮酒或少饮酒,对神经内科疾病的防治是大有裨益的。长期嗜烟会加快人的衰老,导致思维迟钝、记忆力下降、注意力分散,出现神经过敏、精神恍惚等症状。

(四)起居有常

起居有常是指生活的规律化、制度化。张隐庵曾指出:"起居有常,养起神也。"就是说,起居作息有一定规律,做到劳逸适度,按时休息可以健脑。正如《素问·上古天真论》:"饮食有节,起居有常,不妄作劳,故能形与神俱而尽终其天年,度百岁乃去。"

1.作息规律

天地之交,惟阴阳升降而尽之矣。人亦应之。《素问·四气调神大论》提出:"春三月,此谓发陈。天地俱生,万物以荣,夜卧早起,广步于庭,……夏三月,此谓蕃秀。天地气交,万物华实;夜卧早起,无厌于日;……秋三月,此谓容平。天气以急,地气以明;早卧早起,与鸡俱兴;……冬三月,此谓闭藏。水冰地坼,无扰乎阳;早卧早起,必待日光;……"养生就是要根据一天及一年中阴阳之气盛衰来安排起居作息。神经系统疾病亦有好发时间,往往在午夜发病,因此在至阴之时安卧休息。

2.安卧有方

系指科学的睡眠。睡眠不足影响脑神,但睡眠时间过长也不利于养脑。睡眠中蒙头睡觉的习惯也不可取。蒙头睡觉时,随着棉被中二氧化碳浓度增高,长时间吸进污浊空气,对大脑危害极大。

一般每日应保持8小时左右的睡眠时间,使大脑得到充分休息。中老年人每天应适当午休,以补充夜晚睡眠的不足。中午小憩有利于大脑的调整和休息,使下午精力充沛。否则,常开夜车,或通宵达旦地玩乐,睡眠经常不足或睡眠质量不高,会导致过分疲劳,必然损伤大脑细胞,降低人的免疫功能和抗病能力,导致生理功能紊乱而诱发神经衰弱等疾病。

3.节欲固精

肾与脑密切相关,脑的活动,依赖于肾精的充养。东汉医家张仲景以"凡寡欲而得之男女,贵而寿,多欲而得之男女,浊而夭"说明了节欲保精对人体健康长寿的重要性。唐代医学家孙思邈则强调"男子贵在清心寡欲以养其精,女子应平心定志以养其血"。也就是男子以精为主,女子以血为用,当保养固护,并在《备急千金要方·道林养性》中提到"养性之道,常欲小劳,但莫大疲及强所不能堪耳"。张景岳说:"善养生者,必宝其精,精盈则气盛,气盛则神全。"即能节欲,才能固精,能固精才能健脑全神,推迟大脑的衰老。反之,"多欲则志昏",从而导致早衰体羸,百病丛生。以上说明,适当节制房事是养脑健身健康长寿的必要保证。

4.创造良好用脑环境

工作姿势、温度、空气、颜色、光线、音响等都会影响用脑效果。这就要求脑力劳动要有良好的工作环境。首先就要具备流通的新鲜空气。充足的氧气可使大脑持续兴奋的时间延长，增强判断力。其次是良好的采光。明暗适中的自然光不仅有助于注意力集中，并且阳光中紫外线还可帮助恢复身体疲劳。因此，脑力工作者学习工作时，一定要保持正确的姿势，尽力使自己的学习工作环境典雅幽静，光线充足而柔和。否则，环境杂乱、空气污浊、噪声太大、光线太暗或太强，均会损害大脑健康。在空气污染的环境中，吸进有毒气体，将对中枢神经系统产生慢性或急性毒性作用；工厂排出有害废水中，人饮后对包括大脑在内的全身健康危害极大。人长时间工作、生活在噪声很大的环境中，对中枢神经系统的刺激大，严重者会导致中枢神经系统功能紊乱。

（五）导引健脑

《养生延命录》指出："静以养神，动以炼形，能动能静，可以长生。"强调了运动对于养生的重要。事实上，人们早就习惯于在思考问题时，踱来踱去地自由散步，籍以促进血脉流通，加强脑的功能，提高思索能力。有的老者，手托两个核桃或铁球运转，是通过手心的劳宫穴与"心主神明"相关联，从而起到健脑全神的作用。运动健脑主要包括以下几方面：

1.气功强脑

练气功得法，可充分发挥意念的主观能动作用，大大激发健脑强脑的自调功能。现已有不少以补脑强脑为目的的功法。

2.运指益脑

各项体育运动都有益于健康，但多不是直接的。而书法、绘画、打太极拳等则具有手脑相连、全神贯注之共同点。手脑关系最为密切，我国的健身球运动（即用二小球在手中不断地盘旋互绕）注重手脑协调，具有较好的健脑作用。

3.吐纳养生

所谓"吐纳养生"，即是指呼吸精气。"吐"是用口吐出浊气（二氧化碳），"纳"是用鼻吸入清气（氧气）。《内经》指出："服天气而通神明"，意思是说，脑与呼吸有密切的关系，吸收清静新鲜的空气，使大脑得到充分的氧气供应，能使人意志舒畅，思维清晰，增长才智，从而达到健脑全身的效果。操作时注意呼吸时逐渐稍稍用力，呼吸就会自然得到调整。

4.按摩保健

历代养生家都非常重视健脑按摩。晚上临睡和晨起前，都可以做脑保健操包括头顶按摩、头侧按摩和浴面摩眼。

"浴脑"锻炼法：每日清晨起床后，宜到公园、江边、郊外、庭院等地，进行太极拳、跳舞、保健操、散步等活动。清晨空气清新能唤醒尚处于抑制状态的各种神经肌肉的活动，使大脑得到充分的氧气，提高脑功能。

梳头：坐在床上，十指代梳。从前额梳到枕部，从两侧颞颥梳到头顶，反复指梳数十次。可改善头部发根的血液营养供应，减少脱发、白发、促进头发乌亮，并有醒脑爽神、降低血压之益。

弹脑：坐在床上，两手掌心分别按紧两侧耳朵，用三指（食、中和无名指）轻轻弹击后脑壳，可听到咚咚声响，每天早晨弹三四下，有解疲劳、防头晕、强听力、治耳鸣的作用。

运目：①合眼，然后用力睁开眼，眼珠打圈，望向左、上、右、下四方；再合眼，然后用力睁开眼，眼珠打圈，望向右、上、左、下四方。重复3次。②搓手36下，将发热的掌心敷上眼部。可以强化眼睛。

叩齿：口微微合上，上下排牙齿互叩，无需太用力，但牙齿互叩时须发出声响。轻轻松松慢慢做 36 下。这动作可以通上下颚经络，帮助保持头脑清醒，加强肠胃吸收、防止蛀牙和牙骨退化。

漱玉津：玉津即津液、口水。①口微微合上，将舌头伸出牙齿外，由上面开始，向左慢慢转动，一共转 12 圈，然后将口水吞下去。之后再由上面开始，反方向再做一下。②口微微合上，这次舌头不在牙齿外边，而在口腔里，围绕上下颚转动。左转 12 圈后吞口水，然后再反方向做一次。吞口水时，尽量想象将口水带到下丹田。口水含有大量酵素，能调和荷尔蒙分泌，因此经常作(锻炼)可以强健肠胃，延年益寿。

以上所述养生方法当综合运用，以保证神经内科疾病患者脑功能的康复与健康。

第四章　脑血管病的康复

康复(rehabilitation)原意是"恢复"、"恢复到原来正常或良好的状态"。针对疾病和损伤所致功能障碍，使其尽可能恢复正常或接近正常而应用的医学和技术，称为康复医学(rehabilitation-medicine)。换言之，康复医学是一门对伤病者和残疾者在身体上和精神上进行康复的科学。其目的在于消除或减轻患者功能上的障碍，最大限度地恢复生活与劳动能力，重返社会与家庭。康复医学、预防医学与临床医学具有同等重要的学术地位.美国 H.A.Rusk 教授把康复医学称之为"第三医学"。前面已经提到，脑血管病的致残率也是病中之最，因此，康复医学在脑血管病中占有很重要的地位，据流行病学调查估计，我国脑血管患者达 500 万人以上，他们分散在各家各户，给社会和家庭造成了重大压力，大家都看到这样一个现象：一人看病，全家出动。如何使患者早日站起来，重返工作岗位，这是医务工作者的又一重大责任。

关于脑血管病的康复问题，本章将其治疗方法如高压氧、头针、超声波、医疗体育等，加一详述，供大家参考。

康复是一个漫长过程，为了防止脑血管病的复发，必须控制患者的(高血压、高脂血压、心脏病、糖尿病、红细胞压积增高、吸烟、饮酒等)不良因素。

第一节　脑中风的康复概论

康复对脑血管病整体治疗的效果和重要性已被国际公认。据世界卫生组织 1989 年发表的资料，脑卒中患者经康复后，第一年末约 60％可达到日常生活活动自理，20％需要一定帮助，15％需要较多帮助，仅 5％需要全部帮助；且 30％在工作年龄的患者，在病后 1 年末可恢复工作。在欧美康复医学发达的国家，特别是美国、加拿大等，脑血管病的康复流程是：在综合医院内的脑血管病病房实施急性期脑血管病早期康复，协助临床治疗，防止继发并发症的发生。实施早期坐位能力、进食能力的训练，为离开脑血管病病房进行下一步康复打下基础。这段时间一般为 7 天左右。之后患者转移到康复科作进一步康复治疗。这阶段以康复治疗为主，临床治疗为辅。康复治疗的任务是提高患者的肢体运动功能及日常生活能力，如站立平衡训练、转移训练、步行能力训练及自行进食、洗漱、交流能力等训练。这段时间一般为 20 天左右。绝大多数患者经过这段训练后均可达到生活能力自理，回归家庭，其中 80％转到社区医疗进行进一步康复训练。社区康复的任务是巩固已取得的康复效果，进一步提高运动功能、交流功能和日常生活能力。其中 20％左右尚不能达到日常生活能力完全自理的患者直接转到脑血管病专科康复中心进行康复治疗。其任务是让患者能达到大部分日常生活能力自理。这一般为 2 个月左右。这就是所谓的急性脑血管病三级康复体系。

由于实施脑血管病三级康复体系网，使这些国家的脑血管病的致残率大大下降，90％能日常生活完全自理，卫生经费下降。这不仅在欧美发达国家，且在香港、台湾等地区也已实施。

脑血管病三级康复成为脑血管病治疗体系中重要的组成部分,更是脑血管病患者应享有的康复权利,得到社会保险、卫生行政部门法律确认。

我国急性脑血管病的康复近些年虽然取得了很大的进步,特别是通过"九五"、"十五"两项国家级康复科研工作的开展,越来越多的神经科医生意识到康复的重要性。但同国外发达国家相比,差距还很大。集中在以下两方面:

1.对急性脑血管病康复重要性的认识不足

轻视急性脑血管病康复的情况目前在国内较普遍存在,许多医院目前仍重药物治疗,轻康复训练。这种情况与国外发达国家相比,至少滞后 20 年。如果不纠正这种错误观念,将对我国急性脑血管病的整体治疗水平产生极大的副作用。

2.脑血管病的康复整体水平低

目前我国急性脑血管病的康复整体水平还比较低,虽然在我国一些大中城市的一些医院也相继开展了脑血管病康复,可真正高质量的并不多,有些单位挂出了"卒中单元"的牌子,也似乎有了康复的介入,但"形式化"现象较突出。这主要是因为:(1)缺少专业的康复人员。(2)缺乏急性脑血管病的规范化治疗方案。

一、脑卒中康复的基本条件

(一)康复专业人员组成及康复病房

1.专业人员

康复医师、康复护士、治疗士(包括理学治疗士、作业治疗士、言语治疗士、心理治疗士、社会工作者)等专业人员。

2.康复病房

以容纳 4 个人为理想。病房内设施应便于偏瘫患者,如使用压力式热水瓶、坐式马桶、门把手及水龙头开关采用较容易把持的式样等。病号服应宽松肥大,层次简单,衣着方便,衣扣、裤带的设计应便于患者使用。

(二)康复前的准备工作

1.评估

(1)一般状态:如患者的全身状态、年龄、并发症、既往史、主要脏器的机能状态等。

(2)神经功能状态:包括意识、智能、言语障碍及肢体伤残程度等。

(3)心理状态:包括抑郁症、无欲状态、焦虑状态、患者个性等。

(4)个人素质及家庭条件:如患者爱好、职业、所受教育、经济条件、家庭环境、患者同家属的关系等。

(5)丧失功能的自然恢复情况:进行预测。

确定康复目标:

根据病情制定个体化的目标,可分为近期及远期目标。前者是指治疗 1 个月时要求达到的目标。后者是指治疗 3 个月后应达到的康复目标,也是最终目标(如独立生活、部分独立、部分借助、回归社会、回归家庭等)。

康复目标的制定是由一个康复小组制定。其组成包括医疗、护理、理疗、运动疗法、作业疗法、语言疗法、临床心理及社会康复等部门的人员。根据每位患者的功能障碍、能力障碍、社会不利的具体情况制定康复目标。在临床康复医师主持领导下举行评价协作会议,制定出康复的具体目标,并把目标分解给各个具体执行部门,安排好每日的康复程序,根据这程序进行各种治疗及机能训练。

经过一段时间须根据患者情况作修正,因为最初制定目标和实际达到的目标是有距离的,因此必须对每个患者每2~4周举行一次评价会议,评价是否达到目标,如果没有达到,要分析其原因,变更目标,修正训练内容。

(三)脑卒中的功能障碍评定

脑卒中后常有的功能障碍:偏瘫、双侧瘫、言语障碍、认知功能障碍与情感障碍等,应选用国际通用量表进行评定。

脑卒中后的功能障碍有3个层次:残损(impairement),有生理、解剖结构和运动功能缺失或异常;残疾(disability),有个体能力受到限制、缺失或不能正常完成某项任务;残障(handicap),个体已不能充分参加社交活动,即人的基本权利活动受到影响。三者关系:残损处理得好可不发展为残疾或残障,因此应受到重视。

(四)脑卒中的康复原则

1.康复应尽早进行

脑缺血患者只要神志清楚,生命体征平稳,病情不再发展,48小时后即可进行,康复量由小到大,循序渐进。多数脑出血康复可在病后10~14天开始进行。

2.调动患者积极性

康复实质是"学习、锻炼、再锻炼、再学习",要求患者理解并积极投入。在急性期,康复运动主要是抑制异常的原始反射活动,重建正常运动模式,其次才是加强肌肉力量的训练。

3.康复应与治疗并进

脑卒中的特点是"障碍与疾病共存",采取个体化的方案,循序渐进。除运动康复外,尚应注意言语、认知、心理、职业与社会等的康复。已证实一些药物,如溴隐亭对肢体运动和言语功能的恢复作用明显,巴氯芬对抑制痉挛状态有效,由小剂量开始,可选择应用。可乐定、哌唑嗪、苯妥英钠、安定、苯巴比妥、氟哌啶醇对急性期的运动产生不利影响,故应少用或不用。

4.强调康复是一个持续的过程

严密观察卒中患者有无抑郁、焦虑,它们会严重地影响康复进行和功效。要重视社区及家庭康复的重要性。

二、主要神经功能障碍的康复

(一)运动功能的康复

1.急性期(早期卧床期)康复

保持良好体位,进行被动运动,床上运动训练和开始日常生活活动能力(ADL)训练。训练应循序渐进,基本程序如下:

(1)正确的卧位姿势:患侧卧位、健侧卧位、仰卧位(过渡性、时间不宜过长)

(2)床上坐位:首先要保持患者躯干的直立,为此可以用大枕垫于身后,髋关节屈曲90°,双上肢置于移动小桌上,防止躯干后仰,肘及前臂下方垫枕,以防肘部受压。

(3)维持关节活动度的训练:应早期开始,急性期可在病房实施。一般每天做两次,每次

10～20分钟。做各关节及各方位的运动2～3次。

(4)正确的椅子及轮椅上的坐姿:与卧床相比,坐位有利于躯干的伸展,可以达到促进全身身体及精神状态改善的作用。因此在身体条件允许的前提下,应尽早离床,采取坐位。但是,坐位时只有保持正确的坐姿,才能起到治疗和训练的目的。治疗者应该随时观察患者的坐姿,发现不良坐姿并及时纠正。

(5)转移动作训练:可分为床上的转移(仰卧位的侧方移动和翻身)、床上起坐、自床向轮椅的转移、起立等。

(6)上肢自我主动辅助训练:肩部及肩关节的活动性在很大程度上影响上肢运动机能的恢复,因此必须从早期采取措施,既能对容易受损的肩关节起到保护作用,又能较好地维持其活动性。主要应用Bobath握手的方法进行练习。

(7)活动肩胛骨:活动肩胛骨可以在仰卧位和健侧卧位或坐位下进行。

2.恢复期康复

(1)上肢功能训练:在这个阶段应通过运动疗法和作业疗法相结合的方式,将运动疗法所涉及的运动功能通过作业疗法充分应用到日常生活中,并不断训练和强化,使患者恢复的功能得以巩固。因此.这个时期运动疗法师和作业疗法师应密切配合,确定患者所存在的关键问题,充分理解训练内容和项目的主要目的。

(2)下肢功能训练:恢复期下肢功能训练主要以改善步态为主。具体的训练方法有:踝关节选择性背屈和跖屈运动、双下肢作步行状、自立位向前迈出患侧下肢,患侧下肢负重及平衡能力,向后方迈步,骨盆及肩胛带旋转。

(二)感觉障碍的康复

很多偏瘫患者在运动障碍同时伴有感觉障碍,出现感觉丧失、迟钝、过敏等,会严重影响运动功能。因此若将感觉训练、运动训练截然分开收效甚微,必须建立感觉—运动训练一体化的概念。

在偏瘫恢复初期,往往把训练和恢复的重点放在运动功能方面,这是一个误区,治疗者应该对运动障碍和感觉障碍给予同等重视并加以训练。

(1)上肢运动感觉机能的训练经常使用木钉盘,如将木钉盘上的木钉稍加改造,如在木钉外侧用各种材料缠绕,如砂纸、棉布、毛织物、橡胶皮、铁皮等,在患者抓握木钉时,通过各种材料对患者肢体末梢的感觉刺激,提高其中枢神经的知觉能力,就可以使运动功能和感觉功能同时得到训练。

(2)患侧上肢负重训练是改善上肢运动功能的训练方法之一。这种运动不仅对运动机能有益,对感觉机能也有明显的改善作用。

(三)痉挛的康复

痉挛的治疗和康复是综合的,需采取多方面措施。

(1)药物治疗痉挛的药物治疗主要是使用具有减轻痉挛作用的抗痉挛药。抗痉挛药物按作用部位不同,分为中枢性抗痉挛药及周围性抗痉挛药,前者有安定、松得乐、巴氯芬;后者有丹曲林。

(2)运动疗法牵张法,反射学抑制肌张力的方法,姿势反射法。

（3）物理疗法包括温热治疗、寒冷疗法、振动疗法、电刺激等。

（4）生物反馈治疗临床上常用于促进手关节掌屈和背屈肌治疗，及针对踝关节内翻尖足的胫前肌及腓骨肌的治疗。

（5）痉挛肌神经干阻滞法在痉挛肢体的末梢神经干或痉挛肌的运动点，经皮注入酚剂阻滞传导。

（6）支具治疗其中常用支具有针对手指屈曲、腕掌屈曲痉挛的分指板。

（7）手术治疗：目的是矫正因长期痉挛导致的关节挛缩变形，改进运动机能。常用于矫正尖足和矫正足趾屈曲挛缩。

（8）肉毒素局部注射法可根据肌张力增高的肌肉按解剖定位来确定肌注部位，大块肌肉选择 3～4 个注射点。

（四）失语症的康复

脑卒中后的失语症可有许多类型。每一个类型都有它特殊的表现，例如接受或表达上的障碍，康复时要根据这些症状设计方案进行。失语症的康复方法也有多种。有一种是刺激疗法，即通过对各种感官的言语刺激，例如要学会"苹果"二字时，可写出苹果，读出苹果，呈现苹果，最后还可尝尝苹果味，多感官刺激，重复刺激，要有足够的听刺激。如有需要还可对引出的反应进行矫正，进行鼓励、赞扬使之强化。要从听、说、读、写四方面来训练患者，由简到繁，由易到难，从词句、短句到长句，循序渐进。如患者有构音障碍、找词困难、语句表达障碍、听理解困难、阅读或书写困难等。还可以从这些方面进行训练。

（五）构音障碍的康复

（1）代偿性技术理解能力存在，可用代偿性技术。提示患者说话要慢，并辅以呼吸支持疗法常可获效。

（2）交流板沟通治疗为严重患者而设计。

（3）电子交流盘治疗通过计算机作用，有数字化语言或在键上印有生活常用的需求语，只要按键即可有言语，表达需求。

（4）手术卒中时软腭麻痹而出现鼻音言语，可通过软腭修复术等手术治疗。

（六）吞咽障碍的康复

脑血管病继发的吞咽障碍已越来越被重视，因为吞咽障碍对患者营养的维持、疾病的康复以及生活质量都有很大影响。

尽管急性脑血管病的吞咽障碍 85％以上经过治疗可恢复或减轻，但治疗如不及时，丧失了恢复的最佳时机，可导致终身鼻饲进食。因此对急性脑血管病有吞咽障碍的患者应尽早撤离鼻饲，进行吞咽功能的训练。口腔期障碍有口腔周围的自主及被动运动、舌肌运动、冰块按摩皮肤、冰块按摩咽喉等或湿热刺激发声训练；咽喉期麻痹有侧卧吞咽、边低头边吞咽、空气或唾液吞咽训练、小口呼吸、咳嗽、哼唱等。

无论间接还是直接的吞咽障碍训练，患者体位都尤为重要。因为颈部前屈位易引起吞咽反射，而躯干向后倾斜可防止误咽，还能促进吞咽机能的恢复。

（七）泌尿功能障碍的康复

有膀胱功能障碍者均应测残余尿量。残余尿＜ 50ml，尿失禁，定时小便程序；残余尿＞

50ml,逼尿肌正常或反射高,定时小便程序,监测残余尿量;残余尿＞50ml,逼尿肌低反射性,间歇性导尿;残余尿＞50ml,尿道出口阻塞,泌尿科处理。

(八)废用综合征(disuse syndrome)

是由于机体处于不活动状态而产生的继发障碍。

1.局部废用综合征

(1)废用性肌无力及肌萎缩:每天做几十分钟锻炼,所用肌力宜为机体最大肌力的20％～30％,而用神经肌肉电刺激也可能预防或减轻肌无力和肌萎缩。

(2)关节挛缩:防治的主要措施是:①定时变换体位。②保持良好肢位。③被动关节活动。④自主或被动关节活动。⑤机械矫正训练。⑥抑制痉挛治疗(如 Bobath 法,PNF 法)。

(3)废用性骨质疏松:防治方法:负重站立,力量、耐久和协调性的训练,肌肉等长、等张收缩等。

2.全身废用引起的症状及治疗

(1)位置性低血压(直立性低血压):防治方法有定时变换体位;下肢、腹部用弹性绷带促使血液回流增加;健肢、躯干、头部做阻力运动,增加心搏出量;睡眠时,上身略高于下身;平卧时头高于足等。最重要的是尽可能避免长期卧床,尽可能早期开始坐位训练。

(2)静脉血栓形成:防治措施是早期活动肢体,抬高下肢位置,用弹性绷带促进静脉回流,也可用按摩协助静脉回流,严重者则可使用抗凝剂如华法令、肝素以及阿司匹林。必要时行手术治疗。

(3)精神、情绪及认知的改变:防治的方法是鼓励患者与医务人员、其他患者及家庭成员多接触,完整社会心理及参与社会活动,可作些娱乐性治疗。

(4)其他:心脏、消化道、内分泌、水电解质、代谢及营养等改变,根据情况对症处理。

(九)肩关节半脱位

在患者上肢处于弛缓性瘫痪时,保持肩胛骨的正确位置是早期预防肩关节半脱位的重要措施。治疗有:(1)按照肩关节的肩胛骨的正确位置及肱骨头在肩关节腔内位置进行纠正,恢复肩部的固定机制。(2)通过逐步递加强度刺激,直接促进与肩关节固定有关的肌群的活动。(3)在不损伤肩关节及周围组织的条件下,作被动无痛性全关节活动。

(十)肩手综合征

原则是早期发现,早期治疗,一旦慢性化,就没有任何有效治疗。发病 3 个月内是治疗最佳时期。方法有:(1)防止腕关节掌屈。(2)向心性缠绕压迫手指。(3)冰水浸泡法。(4)冷水一温水交替浸泡法。(5)主动和被动运动。

建议:

(1)重视早期康复:早期康复对于预防并发症、改善功能非常重要,特别是早期床旁的康复如患肢的保护、被动活动等,这些方法简单实用,很容易掌握,也非常有效,建议各医院能充分重视。

(2)强调持续康复:应该指出的是,有些功能障碍是要遗留很长时间的,甚至终身遗留。因此,建议能建立起由综合医院急性期到社区医疗的持续康复体系,与国际上目前脑血管病康复方案相似,使患者享受到完整的康复。

(3)重视心理康复：脑血管病患者的心理疾患非常突出，但往往会被忽略。心理疾患对患者的功能恢复非常不利，一定要高度重视，积极治疗。

(4)重视家庭成员的参与：患者最终要回归家庭，因此家庭成员对患者恢复起非常重要的作用。应该让家庭成员充分了解患者的情况，包括功能障碍、心理问题，以便能相互适应。还应掌握一定的康复手段，为患者进行必要的康复训练。

第二节　偏瘫的医疗体育康复

急性脑血管病的患者在渡过危险的急性阶段后，便进入康复期。此期的主要问题是如何与后遗症作斗争，促进运动功能的恢复，增进全身健康，并预防并发症。医疗体育是康复期治疗的主要措施之一。

医疗体育通过一定方式的运动锻炼，调整和增强机体机能，发展代偿机制，达到促进康复的目的。根据卓大宏等1965年的报告，脑血管病引起的偏瘫患者经过医疗体育，63％能恢复独立步行，26％能在扶持下步行，23％的患者上肢活动功能完全或基本恢复。他们发现运动功能达到基本恢复或显著好转的在进行医疗体育的患者中占58.2％，在不进行医疗体育者中仅占16.7％。国外有人综合3254例病例资料发现，经过包括医疗体育的康复治疗，可使65％的中风后患者获得独立或部分独立生活的能力，只有5％完全依赖护理。

我国用医疗体育治疗中风后遗症已有悠久历史，特别是用气功治疗偏瘫由来已久，如隋朝巢元方等所著的《诸病源候论》，在"风偏枯候"项下，载有导引法数条，其中一条云："以背正倚，展两足及指，瞑心，从头上引气，想以达足之十趾及掌心，可三七引，候掌心似受气止。盖谓上引泥丸，下达涌泉是也。"上海市高血压研究所在用气功治疗高血压患者时，发现气功对中风后遗症患者有时也有令人惊奇的疗效。太极拳、八段锦等传统的医疗体育方法也被用于偏瘫残余症状的治疗。

而欧美则在20年代开始即有关于偏瘫患者功能锻炼方法的系统论述；50年代开始利用本体反射来促进瘫痪肌肉的主动运动；60～70年代使用肌电图的生物回授方法应用于偏瘫患者的功能锻炼，达到更快地增强肌力和放松痉挛肌肉的目的。

一、医疗体育的作用

医疗体育对偏瘫患者的作用有以下几方面：

1.维持全身健康、预防并发症

医疗体育可以提高中枢神经系统紧张度，防止因长期卧床而引起的全身生理机能衰退。中枢神经系统调节整个机体的生理机能，但其本身的活动水平也受来自周围器官的向心刺激的调节，这种刺激额度、强度不足或过于单调，可引起中枢神经系统紧张度低落，又影响到全身生理活动，产生心悸、乏力、食欲减退、便秘等症状，同时削弱机体的防御适应功能。进行医疗体育，增加来自运动器官的本体冲动，可以维持中枢神经系统的紧张度，并通过神经及神经体液调节，维持心血管、呼吸、消化系统的生理功能及正常的新陈代谢，防止肺炎、褥疮、尿路感染及结石等并发症，维持及恢复全身健康。

2.防治瘫痪肢体的萎缩

通过按摩及被动、主动运动,可以活跃瘫痪肢体的血液循环,刺激神经营养功能,从而防止或减轻肌肉、骨骼、皮肤的废用性萎缩,并牵伸痉挛肌肉,保持关节韧带及关节的正常伸展,防止关节畸形挛缩。若有萎缩、挛缩时,医疗体育仍为最主要的矫治手段。

患侧肩关节疼痛挛缩在偏瘫患者中极为常见。其性质可能是失用诱发的肩关节周围炎。早期开始医疗体育,加强主动及被动的肩外展外旋,保持正常活动度,可以有效地防止肩痛。

3.促进运动代偿机制的发展

由于中枢神经系统功能的可塑性,当其受局部损害时,有可能通过健康部分的功能改造而得到代偿。在中枢的各神经通路之间,存在广泛的侧支循环式的轴索突触联系。神经通路传导正常时,由于这些联系的突触阻力较高,神经冲动不易通过,故表现不出它们的作用。一旦通路的正常传导受阻,在训练的影响下,可使向心及远心神经冲动在侧支循环式的轴索突触联系中通过。多次反复通过,突触阻力就会下降,冲动的传导就比较畅通,这种侧支循环式的轴索突触联系就可以代替或部分代替原来的神经通路的作用。这可能是偏瘫时通过训练发展中枢性运动代偿的基础。

当肌肉部分瘫痪时,通过锻炼,加强残留的有功能的肌肉组织,或者加强其协同肌的作用,也可以得到功能代偿,这就是周围性运动功能代偿。

刘多三、林世和等比较一批脑出血患者的活动功能与其死后脑部病理解剖所见,发现有的病例脑部病理形态学改变严重,病灶严重地侵犯内囊、锥体束,表现了高度下行变性。但瘫痪表现较轻,有的能扶杖行走,有的能自理生活。他们认为其原因无疑是中枢神经系统通过治疗,特别是功能锻炼,产生了代偿作用的结果。上海华山医院曾将多发性脑脓肿的患者一侧大脑半球完全切除后用生理盐水填充缺失部分避免另一侧半球摇晃,经过锻炼患者能独立行走。证明大脑代偿潜力是惊人的。

4.改善患者的精神状态

在医疗体育锻炼中,患者亲自参加对自己疾病的治疗,以积极的态度对待疾病,可以扭转消极悲观的情绪,加强康复的信心。适当的肌肉运动常给患者带来轻松愉快的情绪,也对全身健康起到良好作用。

二、医疗体育的指征

有人担心脑出血的患者由于活动引起再度出血,不敢早期应用医疗体育。事实上,医疗体育引起再度出血的可能性很小。医疗体育开始过迟就失去其预防意义。在病程的急性阶段,应注意维持罹患肢体于适当的姿势;病情稳定后,即应开始轻缓的按摩与被动运动;患者清醒并脱离显著的抑制状态时,就应及时开始主动运动练习。我们按上述步骤治疗90余例,只要血压平稳动作不猛就不会再次出血。

有人认为脑血管患者的神经功能恢复在6个月内结束,断面在6个月以后进行功能锻炼似乎就失去了意义。其实不然,很多偏瘫患者在一年以后仍有明显的功能进步,说明代偿功能在一年以后仍有改善。况且有很多患者发病后来经积极锻炼,已恢复的神经功能往往未被适当利用,适当的功能锻炼仍属必要。因此机械地为锻炼划定一个时限是不对的。

中风后病情稳定时一般即应开始医疗体育。只有在发生较严重的急性肺炎,尿路感染等并发症时,暂时禁忌医疗体育。脑血管患者往往患有高血压和全身性动脉硬化,包括冠状动脉硬化性心脏病,这不是医疗体育的禁忌证,但应注意避免屏气用劲动作,并注意不要在运动中引起显著疼痛。

三、医疗体育的基本方法

偏瘫医疗体育的基本方法包括按摩、被动和各种主动运动。根据疾病和功能情况分三期应用:

第一期在患侧呈现完全性瘫痪或仅有微弱的主动运动时,进行第一期医疗体育。此期以患肢的按摩、被动运动及健康肢体的主动运动为主。一般是采用卧位或坐位,在医务人员协助下进行。偏瘫表现为痉挛性瘫痪。医疗体育的主要目的除了通过训练增强作用来恢复肌力以外,还要通过调整作用抑制及放松痉挛肌肉,降低其反射的兴奋性,从而改善运动功能。方法如下:

(1)按摩　按摩可以活跃肢体的血液、淋巴循环,刺激神经营养机能。应用适当的手法还可以放松痉挛的肌肉,降低其兴奋性。一般采用安抚性的推摩、擦摩,轻柔的揉捏等手法,避免过强刺激避免肌肉痉挛。在患者能主动制止肌肉的不自主收缩时,方可采用较深入有力的揉捏、擦摩等手法。按摩的重点是罹患的肢体。按摩上肢时应包括肩带肌肉,以消除肩内收挛缩现象。按摩通常与体操结合进行,作为一次治疗的开始或结束。

中医按摩(推拿)除了按摩的局部作用外,还通过刺激经络、穴位而起作用,手法的形式和作用性质变化较多,与西法按摩相比,有独特的优越性。根据推拿常用的方法,治疗部位包括颜面、背部及患侧上下肢。在颜面部患侧以推为主,健侧以按为主;背部则沿督脉及膀胱经以滚为主,重点在肾俞、命门、阳关等穴位;颈部及患侧上下肢也以滚为主,辅以捻、搓及各关节的被动活动,重点在肩、肘、膝附近。各种手法刚柔兼施,禁忌使用粗暴动作。

(2)被动运动　被动运动的目的是伸展处于缩短状态的瘫痪肌肉,降低肌张力及兴奋性。同时,牵伸关节周围各种纤维组织,防止其挛缩造成关节畸形。也可以改善血液及淋巴循环,训练本体感觉,刺激神经营养功能。

被动运动应包括患肢所有关节各个方向的运动,重点是肩外展外旋,前臂外旋,腕及手部各关节的伸展,拇指的外展与对掌,髋的伸展及内旋,膝伸,踝的背屈等。有些挛缩对运动功能影响较大。例如,肩内收缩,可诱发肩周炎,引起肩部强烈疼痛及整个上肢功能障碍;膝的轻度屈曲挛缩或足下垂将为站立行走带来严重障碍,早期被动活动有助预防。

各关节被动运动的幅度逐步增加,争取逐渐达到最大幅度。为了恢复肌肉的充分伸展度,应逐步采用几个关节的联合活动,例如,在伸肘的同时使前臂旋后、腕背屈及手指伸展.伸膝的同时使踝背屈等。

被动运动应平缓柔和。过快的牵伸往往激发牵张反射,使痉挛加重,粗暴的牵扯容易引起损伤。采取适当姿势,先进行按摩或在温水浴中进行被动运动,则可使肌肉松弛,从而提高活动效果。

(3)健肢的主动运动　健肢的主动运动是提高中枢神经系统紧张度,活跃各系统器官生理功能,预防并发症和改善全身健康的重要因素。由于神经系统的两侧性联系,健侧肢体运动也可影响到患肢的生理状态。因此只要患者情况允许,就应及时开始指导患者进行主动运动。对早期患者也不应忽略主动运动。

此时的主动运动除健侧上下肢的平稳轻松运动外,应作深呼吸和轻松的腹背肌运动,如在仰卧位轻轻地抬头和挺胸等,以活跃呼吸和血液循环,改善胃肠功能。

(4)调整姿势在患者休息时,应注意把患肢放置于适当的位置,有助于降低肌张力和预防关节挛缩。维持适当姿势,使瘫痪肌肉经常处于相对的伸展状态,可以提高脊髓前角细胞反射性运动的兴奋阈,能使痉挛减轻。

为了防止常见的肩内收内旋,肘、腕及手指屈曲,髋外旋,踝跖屈等畸形,应在腋下及前臂下放置适当的枕垫,并在肘部轻度屈曲下抬高前臂及手部,使肩部保持一定的外展及外旋,在膝下放置小枕垫使髋及膝部略呈屈曲,可防止髋外旋并降低股四头肌张力,在足后放置有力的支架防止足下垂。

姿势要按时调整,与被动运动配合,防止持续的固定姿位引起关节挛缩。例如,在膝下置枕垫时须特别注意髋与膝的被动伸展运动,防止屈曲挛缩。

为了防止腕和手指的屈曲挛缩及足下垂,有时用夹板把这些关节固定于功能位。但持续的夹板固定也可造成在固定位置上的关节挛缩,并限制了患者主动活动。因此在必须使用时,须定时取下夹板进行被动及主动运动。

第二期当患肢呈现不完全瘫痪,或完全性瘫痪的肢体恢复了一定的随意运动时,进行第二期医疗体育。此期除继续进行第一期的各种医疗体育方法治疗外,应着重进行患肢的主动运动训练。主动运动较之被动运动能产生更为丰富的远心及向心冲动,能促进功能代偿机制,对促进神经恢复,活跃局部新陈代谢,维持肢体的正常解剖结构有更大的作用。因此应以患肢的主动运动为第二期医疗体育的中心内容。

主动运动如下:

(1)主动运动的基本方法主动运动的目的以训练代偿功能、改善中枢神经系统对各肌群的协调控制为主,同时舒展紧张缩短的肌肉,增强其拮抗肌。准备姿势以使动作方便为准。运动应轻松平稳。先做简单动作,后做复杂动作。

Clayton于20年代提出的偏瘫患者运动锻炼方案至今仍实用。其方法如下:

①单个关节的主动运动。患者集中注意力运动一个关节,其他关节则昕其自然。例如,屈伸肘关节,腕及手指可任其屈曲。

②运动其他关节时,维持一个关节于一定的姿势。例如,作肩部运动时,维持肘部伸直;屈肘时维持前臂旋后;运动膝关节时,维持踝背屈等。即同时控制两个关节的练习。

③逐步学会控制整个肢体。控制两个关节有进步时,注意同时控制三个关节,直至整个肢体。例如,在肩外展时,同时使肘伸,前臂旋后,腕和手指伸;髋、膝屈曲时,同时使踝背屈,并防止髋外旋、足内翻等不良姿势。

④棍棒操。双手握短棒,在健侧上肢帮助下作腕屈伸,肘屈伸,举臂过头,模仿举重运动及屈肘将棍放颈后等动作。

⑤滑轮操。用健侧上肢拉动穿过悬挂于头顶上方的滑轮绳子,帮助患侧上肢举起及外展。也可在滑轮一端悬挂适当重量作为助力,帮助患肢上举及外展。悬挂重量随肌力的增长而减小。

⑥皮球操。练习拣起及放下皮球,以活动伸指肌、拇的伸肌及外展肌。皮球越大难度越高。其他练习还有向下投球,待球跳起时练习手心向上接球等。也可练习在手心向上或向下时用手指滚转皮球。

⑦个别手指操。练习手指伸展、拇及其他手指外展。可在有格子标志的纸板上进行。练习时,可按口令抬起~个手指,并轻轻叩击纸板;用各指轮流轻弹悬挂的小球;用玩具钢琴弹奏简单曲调等。

在基本的主动运动练习中,要多做放松紧张肌肉的练习。功能恢复较好时,作进一步恢复协调机能的练习,可做四肢互相配合的运动练习、左右不对称的运动练习、改善动作精确性的练习等。也可练习太极拳或模仿太极拳动作的体操。

为了恢复肌力,特别是加强痉挛肌肉的拮抗肌,可以采用一般的肌肉训练方法,即在肌力为1~2级时做助力运动,3级左右时做克服机体自身重力的练习,4级以上时做对抗阻力的练习。练习方式以采用等张收缩为主的动力性练习为宜,因以等长收缩为主的静力性练习易使肌痉挛加重。

疲劳也能加重偏瘫患者的肌肉痉挛,因此应注意调节运动量,在恢复的早期尤其重要。体操练习中应使患肢运动和健肢运动适当交替,主动运动和被动运动适当交替。必要时插入短暂休息或做呼吸练习。轻松的呼吸练习能反射地降低心血管活动水平,并有助于肌肉的放松。

(2)主动运动的辅助方法

①水中体操。在肌张力较高,肌力较弱,一般主动运动困难时,最适宜在温水浴池内进行体操练习。水温可使痉挛的肌肉松弛,并可增进肢体血液循环;水的浮力可减轻肢体重量,使动作易于完成。

②本体利动机制的利用。在医疗体操中可以利用一些神经生理机制来提高运动中枢某些环节的兴奋性,克服神经冲动传导上的阻力,使原来难以完成的运动有可能完成。

这种过程多次重复,可以降低神经通路上的突触阻力,提高传导效率,导致运动功能的改善。这种技术在必要时可在主动运动基础上辅加应用,以促进某些有特殊重要性的局部运动力量的恢复。

常用的本体利动方法如下:

①施加最大阻力给主动运动施加阻力时,肌肉肌腱组织内张力增高,产生的向心性本体冲动强度增加,可以提高运动中枢的兴奋性,发出更多更强的运动冲动,动员更多运动单元投入活动,更好地达到锻炼的目的。这种阻力一般由医务人员以手工施加。

最大阻力指在等张收缩小运动幅度,或在等长收缩时尚能维持收缩长度的最大阻力。

在对抗最大阻力做肌肉收缩时,由于运动中枢的兴奋扩散,可影响其他肌群而起利动作用。例如,抗阻做肩外展时,可便利伸肘及伸腕运动;抗阻屈髋及膝关节,可便利踝的背屈;抗阻髋外展,可便利足外翻等。通过这种便利作用,可利用肢体近端功能恢复较好的肌群带动远端恢复较差的肌群进行锻炼。

②利用本体反射可以利用的本体反射举例如下:

牵张反射:预先适度牵伸肌肉可便利其随后的主动收缩。做连续的往复运动,通过连续诱导,可使拮抗肌起相互的便利作用。

屈曲反射:被动屈曲拇趾可引起髋及膝的反射性屈曲。在做下肢主动或抗阻屈曲时,同时轻缓地被动屈曲拇趾,可以起便利作用。

支撑反射:对足底施加压力可引起伸展反射,便利下肢伸展运动。为了避免引起伸展反射,在被动屈曲下肢时,不应推压足底。

姿势反射:向瘫痪侧旋转头部可方便患侧屈肘运动,向对侧旋转头部则可便利患侧伸肘运动。

③放松痉挛肌肉的方法肌肉痉挛是牵张反射过于活跃的表现。一定部位肌肉的轻度痉挛可能有利运动,如股四头肌张力稍高时有利于下肢负重行走,但较明显的痉挛可造成畸形,使运动训练造成严重障碍。

在医疗体育中对痉挛的处理如下:

①在各种操作中避免加重痉挛。例如,在按摩中避免过强刺激;在被动运动中,避免过快的牵伸引起牵张反射;避免刺激手心或足底而引起不必要的屈曲或伸展反射;进行痉挛肌肉的力量练习时,宜用等张收缩方法,避免等长收缩的方法等。

②采取积极方法,重建或加强痉挛肌肉的拮抗肌,是减轻痉挛的有效措施。

③痉挛肌肉的主动放松练习可采用以下步骤,使痉挛肌肉主动收缩或被动延长至引起痉挛的程度,然后被动固定肢体,使痉挛的肌肉作抗阻的等长收缩,接着做主动放松,同时轻轻牵伸肌肉。如此反复进行数次,使肌肉得以逐步放松延伸。

④生物回授技术的应用。生物回授技术是近十余年来发展起来的一种治疗举措。其原理是,向患者提供反映某一系统生理活动的即时和连续的信号,使患者可以感知这一系统的活动情况,以帮助患者学会主动控制这一系统的活动。在偏瘫患者的功能锻炼中,常利用肌电图机提供重点训练肌肉的肌电波形或收缩响声,以引导患者有目标地加强或抑制肌肉活动,达到改善其有效控制的目的。较多地用于放松痉挛肌肉及改善踝背屈肌力。有报告指出,使用生物回授技术可使锻炼效果提高一倍。这为进行一般锻炼收效不理想的患者提供了进一步改善功能的条件。

(3)日常活动功能练习及劳动

治疗除定期的锻炼外,应鼓励患者积极耐心地使用患肢进行盥洗、进食、穿脱衣服、变换姿位等动作,指导患者从事适当的手工制作或写字作画。适当的劳动对肢体功能的康复是有益的。

右利手瘫痪时,在恢复过程中应坚持使用右手,待充分锻炼右手确实恢复不佳时,再改用左手。

(4)行走训练

偏瘫患者下肢功能的恢复较上肢为早。如条件许可,可在发病后2～3周开始行走训练。及早开始行走,是防止下肢挛缩和足下垂的有效方法,也是改善全身生理功能的有效措施。

行走训练从坐位开始。常用的坐位练习有:如用足底搓滚地上的短棍以刺激足底感觉,以利于走反射的恢复;交替摆动两侧小腿,伸时使踝背屈,屈时使踝跖屈;两足轮流背屈;提起一侧足尖的同时提起对侧足跟,两侧交替;练习从坐位站起及坐下等。

再练习行走。在站位以健肢负重作患肢前后摆动,前摆时伸膝,踝背屈,后摆时屈膝;作原地踏步;练习在扶持下行走;再练扶拐、持杖以至徒手行走。步行应平稳缓慢。培养正确的步态,特别是摆动相,开始时应使膝部放松屈曲向前提起,摆动相结束时足稍背屈,使足跟先着地。必要时做分解动作练习。在地上按间隔放置小物件,使逐步跨跃,有助于促使患肢屈曲上提。步行中要求两侧步幅及速度均匀,纠正八字足,防止身体过于向健测偏斜。为了进一步改善步行的平稳协调功能及灵活性,可嘱患者沿一直线行走或循画在地上的足印步行等。

为了改善步态,还须针对步态缺点选作适当的辅助锻炼。如用各种方法放松过分紧张的股四头肌;用抗阻练习、本体利动、生物回授等训练方法,增强踝背屈力量等。

踝部软弱不稳或显著内翻时,可以用短腿支架支持。严重而固定的足下垂或内翻,有时要考虑矫形手术,或行简单的肌腱切断术,再辅以短腿支架。

第三期　当患侧上下肢功能基本恢复时,应进行较复杂的步行训练,如跨越障碍。提高速度、上下楼梯等。为了改善耐久力,可逐步延长步行的时间和距离。作进一步的日常活动练习及手工劳动锻炼。也可练习太极拳、八段锦等。功能恢复较完善时,也可参加其他适当的体育运动。

第三节　高压氧治疗康复

人能生活下去的主要因素之一就是地球有了氧气。成人的脑每分钟需要 $500\sim600ml$,要占全身耗氧量的 25% 左右。脑的灰质比白质耗氧量更高,人脑对缺氧非常敏感,如果给脑断氧 $6\sim7$ 分钟,全部脑细胞就会死亡。自从 1755 年 Priesy 发现氧以后,氧气在临床上得到了广泛应用。氧气疗法能使危重患者转危为安。半个世纪以来,医学家又将高压氧引入临床,能使许多难治之症得到康复。本节仅介绍高压氧对脑血管病的治疗。

在脑血管病中,不论是脑出血还是脑梗死,均能造成脑循环障碍。由于脑缺氧而造成脑功能障碍,因此采用高压氧治疗是合理的。临床实践证明也是有效的。如 Newman 报告应用高压氧治疗闭锁综合征(Locked - syndrome)仅进行一次高压氧治疗,患者即恢复正常,这种戏剧性的效果,得到了医务界的重视。世界各地早已广泛采用高压氧治疗脑血管病。近几年来,我国各地也将高压氧治疗技术应用于临床,并取得了可喜效果。高压氧为何能治疗脑血管病?经过动物实验和临床实践,已找到了答案。

(一)高压氧治疗脑血管病的机理

1.增加血氧分压

根据气体溶解定律,若温度恒定,气体在液体中的溶解量与其分压成正比,因此高压氧可提高血氧张力,增加血氧含量。生活中也有这样的例子:如在一定的压力下,汽水中能溶二氧化碳与高压氧使血液增加含氧量是一个道理。一个大气压空气下,氧分压(PaO_2)为 12kPa,在一个大气压纯氧下 PaO_2 则为 57kPa,二个大气压纯氧下 PaO_2 为 111kPa。又如 1959 年Boereman 实验发现,在常压下即使呼吸纯氧,当血红蛋白低于 10% 时,心肌就出现缺氧征象,而在三个绝对压(ATA)氧下,血红蛋白虽降到 0.4% 左右,心电图仍无异常变化,循环、血压正常,生命可暂时维持。证明高压氧可明显提高血氧浓度,改善和纠正缺氧性组织损害,对治疗脑血管病——脑缺氧有积极作用。

2.增加脑组织、脑脊液的氧分压

研究发现 1ATA 空气下,脑组织、脑脊液的氧分压增高 7~8 倍;在 3ATA 氧下,二者相应增高 13~15 倍,故在高压氧下可为脑组织供氧提供良好条件。

3.提高血氧弥散半径

气体的弥散是从高分压移向低分压,血液中的氧也要经弥散才能达到组织细胞。有人报道,人脑灰质毛细血管半径为 $2.5\mu m$,毛细血管间距离平均为 $60\mu m$,在常温、常压下,人脑灰质氧有效一弥散距离为 $30\mu m$,该处氧分压为 $2.00kPa$。

在 3ATA 氧下,脑灰质毛细血管动脉端氧分压比常压下增加 17~22 倍,静脉端氧分压比常压下增加 4 倍,因而氧的有效弥散距离也相应明显增大,约达 $100\mu m$ 左右。脑缺血缺氧水肿时,使脑毛细血管与神经细胞间距增加,在常压下,就会发生氧供障碍,而在高压氧下则可得以纠正,使远离毛细血管的细胞仍可获得足够的氧,因此有助于葡萄糖的有氧代谢和能量供应的恢复,使局部酸中毒缓解,并对脑功能恢复起重要作用。高压氧可减轻由缺血缺氧所造成的脑电活动异常和促使脑电活动恢复。

4.降低颅内压

在高压氧下,PaO_2 升高,脑血管收缩,脑血流量减少。如在 1ATA 空气下,脑血流量(CBF)为 100%,在 1ATA 氧下,CBF 为 79%;在 1.5ATA 氧下,CBF 为 77%;在 2ATA 氧下,CBF 为 71%。这种引起脑血管收缩的原因可能与动脉血氧分压升高以及过度换气致动脉二氧化碳分压降低有关;或是由于高压氧直接刺激血管平滑肌,引起血管壁张力增加和血管收缩;或是由于机体自动调节,使血管反射性的收缩所致。由于血管收缩,脑血流减少,颅内压即可降低,所以高压氧有防治脑水肿,降低颅内压的作用。如 Miller 报告,在 1ATA 氧下颅内压平均降低 23%;在 2ATA 氧下,颅内压降低 37%。由于高压氧能使正常脑组织中的血管收缩,故可阻止盗血现象,使病变区血流量相对增加。但也有人提出:高压氧既然能使整个脑动脉收缩,全脑血流量必然减少,在这种状态下,能否引起脑缺氧? 前面的实验已经证明:高压氧能使血氧浓度增高,氧的弥散半径增大,脑耗氧量减少(在 2ATA 氧下,脑皮质血流减少 21%,脑耗氧量降低 38%),这样以来不仅足以弥补脑血流量减少的影响,同时又大大提高了脑组织的氧分压。因此,由于脑动脉收缩引起的脑血流减少,不仅无害,而且还有降低颅内压,提高脑组织氧分压的效果。Kanaj 等报告,在高压氧下,颈动脉血流减少,而椎动脉血流反而增加,网状结构上行激活系统及脑干的氧分压明显提高。高压氧有改善醒觉状态和提高生命机能活动的作用。因此,它有助于意识障碍的恢复。

(二)高压氧在脑血管病中的应用

1.空气栓塞

空气栓塞可造成组织缺氧,在常压下吸入纯氧(若血色素的含氧量已饱和了的话),仅能增加 1.5% 的动脉含氧量。如前所述,若采用高压氧就能显著增加血中的氧分压,改善了缺氧;而且高压本身还可以压缩气泡的体积从而改善血运障碍,此外还能促进气泡的吸收,在逐渐的减压过程中又有利于氮(气泡的 80% 由氮组成)的排除。因此,高压氧是一种治疗空气栓塞的最适宜的方法。

2.其他原因引起的脑栓塞或脑动脉血栓形成

高压氧治疗缺血性脑血管病,主要是通过提高血氧含量及血氧分压,使脑血管的含氧量和脑组织中的储氧量均显著增加,改善缺氧状态。有效率因病期不同而异,自 50%～100%不等,平均 73%。青岛医学院附院曾用大型氧仓,2.5ATA 面罩法间断吸氧,每次 20 分钟,休息10 分钟,共四次 80 分钟,每天一次。10 天为一个疗程,共进行三个疗程,治疗脑血栓形成 106例,总有效率 92%,其中 20 例进行 CT 随访,其疗效优于甘露醇与脉通对照组。并认为早期治疗效果好;半年以后者效果不明显;一年以上者无效。同时也指出:第一疗程即有效;第二疗程效果明显;第二疗程疗效不再增加。因此疗程不易过多。部分脑血栓形成伴发冠心病患者,经高压氧治疗后,心肌供血也得到改善。

3.脑出血这方面的文章很少。

据个别报道,病程在一月以内者有明显改善;病程在 2～12 个月者有相当的改善;病程在一年以上者,仅有较少改善。

此外,高压氧还有改善心脏供氧的作用,Ashficecl 等用高压氧治疗心肌梗死的患者。高压氧有四大优点:①缓解疼痛;②改善肺水肿;③纠正心律失常;④促使心源性休克恢复。另外,高压氧还可提高肾血流氧分压,改善局部缺氧,使尿量增加。

(三)高压氧治疗的禁忌证

1.绝对禁忌证

①未经处理的恶性肿瘤(包括已转移者);②未经处理的气胸。

2.相对禁忌证

①肺部疾患,包括感染、损伤、出血,明显的肺气肿、疑有大泡或自发性气胸者;②急性上呼吸道感染(尤其是流感)、急性或慢性鼻窦炎、中耳炎、咽鼓管不通畅;③颅内活动性出血或内出血未止者;④血压超过 21.3/13.3kPa(160/100mmHg);⑤某些急性或接触性传染病;⑥原因不明的高热;⑦孕妇(尤其是 6 个月以内)及月经期妇女;⑧治疗中出现氧中毒或对高压氧耐受较差者。

高压氧对某些神经系统疾病的应用尚在发展探索阶段。对人体生理生化的影响尚未透彻了解。应用不当也可引起不良反应,如氧压伤、氧中毒等,因此不能滥用。应掌握好高压氧的治疗规律,充分发挥高压氧的有利方面,防止或减少不利的方面,努力提高高压氧的治疗水平。

第四节　电疗法康复

应用各种电流或电磁场预防和治疗疾病的方法,统称为电疗法。由于每一种电流的物理性质不同,其作用人体后产生的物理化学变化亦不相同,故而在临床中有不同的治疗意义。医用电流的种类较多,可按其频率、电压、电流强度或电流波形来加以分类。

按电流频率的分类:(1)低频电流:频率 0～2000Hz。(2)中频电流:频率 2001～100000Hz。(3)高频电流:频率 100000Hz 以上。利用低频电流的电疗有:感应电疗法、电兴奋疗法、间动电疗法、电睡眠疗法、超刺激电疗法、经皮神经电刺激疗法、电体操疗法、高压低频电疗法、直角脉冲脊髓通电疗法、低周波脉冲调制电流疗法等。利用中频电流的电疗有：干扰电疗法、音频电疗法、正弦调制中频电疗法等。利用高频电流的电疗有：长波电疗法、中波电疗法、短波电疗法、超短波电疗法、微波电疗法、共鸣火花疗法、分米波疗法等。

按电压的分类：按电压的高低可分为低压电流和高压电流两种：(1)低压电流：电压在100V 或 100V 以下的电流。(2)高压电流：电压在数百伏或数万伏以上的电流。属于低压电疗法的有：直流电疗法、感应电疗法、电兴奋疗法、电体操疗法、间动电流、干扰电流、音频电流和正弦调制中频电流等。利用高压电流的电疗有：中波电疗法、短波电疗法、超短波电疗法、脉冲短波电疗法、超短波电疗法、共鸣火花电疗法等。

按电流强度分类：按治疗时所用电流强度的大小，分为小电流、中电流和大电流 3 种。(1)小电流：1～30mA。(2)中电流：31～100mA。(3)大电流：101～3000mA。低、中频率的电疗法多在小电流和中电流范围之内。高频电疗法多在大电流范围之内。

现将有关脑血管病治疗的电疗法分述如下：

(一)电水浴疗法

电流通过水而作用于人体，以达到治疗目的的一种治疗方法。电水浴有全身电水浴和局部电水浴等多种治疗方式，前者由于不易操作而应用减少。目前以局部电水浴为应用的主要方式，多用于四肢，按所用浴槽数目可分为单槽浴、双槽浴、四槽浴，通常应用的是直流电，同时可行离子导入治疗。

1.物理性能

四槽电水浴常用于直流、感应电等治疗。治疗前先在浴槽内注 36～38℃ 的温水。药物离子导入治疗时，可在浴槽内加入一定量药物，稀释后浓度在 1% 或 2% 以下。在治疗时可先让患者穿戴以药液浸湿的线手套或袜子，然后将肢体浸入盛有药水的浴槽中，再通电治疗。电流一般为 20～30mA，不超过 50mA；双槽电水浴电流强度 15～25mA；单槽电水浴电流强度 10～20mA。

2.治疗作用

包括电流作用、水的静压、浮力、温度、药物等作用。对改善血运、淋巴循环，增强肢体活动功能，提高机体代谢过程，调整神经系统功能，都有良好作用。

3.主要适应证

中风肢体瘫痪，脊髓灰质炎后遗症，多发性神经炎，周围神经损伤，雷诺病等。

4.禁忌证

皮肤急性化脓性病变、严重心脏疾患、结核活动期、癌症、高烧等。

(二)直流电疗法

直流电疗法是将直流电导入人体的某一部位，通过电流作用以治疗疾病的一种方法。这种疗法早已应用于临床，近年来由于发现它对静脉血栓、骨折愈合、陈旧性溃疡等有显著疗效，以及它在人体内可引起复杂的物理化学变化和生理作用，还有直流电的操作技术适用于其他低频电疗等等，重新引起了人们的重视。

1.物理性能

医用直流电通常是利用电子管或晶体管将交流电经全波整流变成脉动直流电，再经滤波和稳压装置而获得稳恒直流电,输出电压不超过 100V,电流强度不超过 100mA。治疗时电流密度,指主电极衬垫每平方厘米的电流强度,成人常用为 $0.03\sim0.1mA/cm^2$,儿童为 $0.02\sim0.08mA/cm^2$。

2.治疗作用

(1)促进局部血液循环、改善组织营养和代谢。感觉神经末梢和血管壁上的感受器受直流电刺激后,通过神经反射作用,使末梢血管扩张。同时,电解产物引起局部组织的蛋白质发生微量变性分解,产生组织胺等扩张血管物质,使微动脉扩张,毛细血管内皮细胞间隙加宽,管壁通透性增加,血行改善,有利于脑血管病造成的肢体活动受限功能的恢复。

(2)调整神经系统和内脏器官的功能。电刺激通过感觉神经传入神经中枢,对中枢神经及自主神经的功能起调整作用,故常用直流电的反射疗法治疗内脏器官的疾病。如颌区反射疗法可影响中枢神经、头部及胸腔器官的血液循环,改善脏器的功能。

3.主要适应证

脑血管意外引起的肢体偏瘫、神经痛、神经麻痹、神经炎、神经官能症、周围神经损伤等疾病。

4.禁忌证

出血倾向、心功能不全、急性湿疹、恶病质、高烧等疾病。

(三)直流电药物导入疗法

利用直流电将药物离子通过完整的皮肤或黏膜导入人体以治疗疾病的方法,称为直流电药物导入疗法。

1.物理性质

直流电药物导入疗法是借电解质溶于水或受热熔化时,其分子解离成带正电荷的阳离子和带负电荷的阴离子。根据直流电场同性电荷相斥,异性电荷相吸而将药物离子导入体内。电极与皮肤之间放置以药液浸湿的滤纸或纱布,通以直流电时,药物离子在同性电极的排斥下进入体内。阳离子从阳极导入体内,阴离子从阴极导入体内。为防止沾染寄生离子,每一个衬垫供一种药物专用。

2.治疗作用

(1)具有直流电和药物的综合作用。导入体内的药物离子保持原有的药理特性,二者有相互协同作用。

(2)直流电药物离子导入法特别适用于治疗较表浅或血流瘀滞的病灶部位,可在局部保持较高的药物浓度,使药物作用持续时间较久,故局部作用较显著。

(3)有良好的镇静、止痛、消炎、促进神经再生和骨折愈合等作用。

(4)离子导入法有一定的局限性,如导入体内的药量较少,且不能精确计算,不易将药物直接导入深层组织,作用缓慢等。

3.主要适应证

用于脑血管病,脑外伤,脑炎后遗症及小儿麻痹后遗症,还用于周期性麻痹,多发性神经炎等。

4.禁忌证

恶液质、高烧、心力衰竭、出血倾向、急性湿疹等。

(四)低频脉冲电疗法

脉冲电流是一种按一定规律从零或某一电位水平上瞬间出现或消失的电流。应用每秒频率 1000Hz 以下的脉冲电流治疗疾病的方法,称为低频脉冲电疗法。其中脉冲方向固定者称为单相脉冲电流,方向变换者称为双相脉冲电流。

在低频脉冲电疗中,将频率范围定为 1000 Hz 以下的原因是根据电流的生理学特征来决定的。低频脉冲电流的主要作用之一是它能兴奋神经肌肉组织,而在一般情况下哺乳动物运动神经的绝对不应期多在 1ms 左右,为引起运动反应只能每隔 1ms 给予一次刺激,即频率不能大于 1000Hz。因此,在电疗法上就将 1000Hz 定为低频脉冲的高限。常用的低频脉冲电流波型有三角波、方波、梯形波、正弦波、双向脉冲波及阶梯波等。

低频脉冲电流又分调制型和非调制型两种。应用一种低电流(调制电流)去调制另一种频率较高的电流(载波电流),使后者的频率或波幅随着前者的频率或波幅发生相应的变化,常称此为调制型低频脉冲电流。它具有低、中频电流的优势,故临床多采用调制型电流治疗,其对运动与感觉神经系统均有较强的刺激作用,止痛效果显著。也有人还使脉冲出现的时间长短不一,或先后使用几种不同频率或不同波幅的电脉冲组合方式进行治疗。

1.物理性能

低频电脉冲是一种正脉冲。具有刺激作用强、不易产生电解的优点,适用于皮肤电极方式治疗及电针方式治疗。

2.治疗作用

(1)对神经系统有良好的刺激作用。不同电刺激参数,可作用不同的组织,因为当外加电刺激参数与组织兴奋的生理特性相近时,才能引起神经兴奋,即改变脉冲电流参数可选择性地作用于各种不同的神经类别。

(2)止痛作用。可提高周围神经及中枢神经感觉阈,有即时止痛与多次治疗积累的长期止痛作用。

(3)改善血行与代谢。电流刺激引起血管扩张,血流加快,使局部神经组织得到充分营养,改善肌肉节律性收缩,促使血液、淋巴回流,改善代谢机能,并促进神经肌肉的功能恢复,防治肌肉萎缩。

(4)消炎作用。低、中频脉冲电流的消炎作用远不如超短波、微波和紫外线等明显,而且多半仅能治疗一些非特异性炎症,因此消炎作用只是这些电疗法的次要作用之一。

(5)催眠作用。当以低、中频脉冲电流直接作用于间脑或脑干中某些神经组织时,确能引起睡眠。但在电疗法中主要是用皮肤电极进行刺激的,定位不够准确,加上负责睡眠的神经结构往往与负责觉醒的结构彼此靠近,且所用电流对睡眠结构又无选择作用,因此难以达到十分可靠的催眠目的。有鉴于此,有关电睡眠的问题,仍需作进一步的研究。

3.根据所用脉冲的波宽、波形、频率、波幅等电参数的不同,低频脉冲电流康复疗法常用的有以下几种:

常用的低频脉冲电疗法:

(1)超刺激电疗法:采用脉冲宽度为 2ms、间隙为 5ms、频率为 143 Hz 超常剂量的低频矩形波脉冲电流治疗疾病的电疗法。

物理性能:超刺激电疗法由于治疗中电极面积只有 $100cm^2$ 左右,而电流峰值达 80mA(平均值为 23 mA)这种电流量远大于一般低频电疗所用的数值。

治疗作用:可通过关闭"疼痛闸门"与掩盖效应而起镇痛作用;还能促进局部血液循环,使渗出、水肿消散,并排除致痛化学介质。治疗时常将阴极放于疼痛区,辅极对置或并置在相应部位,电流密度一般为 0.3 mA/cm^2。

主要适应证:神经痛,神经炎,神经根炎,中风后肩手综合征及肢体疼痛。

禁忌证:装有心脏起搏器者,颈动脉窦部位。

(2)经皮神经电兴奋疗法(TENs 疗法):在人体一定体表部位,施以低频脉冲电流,减少或消除疼痛的方法。亦称低频电镇痛法或粗纤维刺激疗法,神经电刺激疗法。

物理性能:频率 2～16Hz,波宽 0.009～0 35ms,脉冲波形为双向对称或不对称,电极为面积 4～50cm² 的方形电极或直径 3～5cm 的圆形电极。

治疗作用:止痛作用的机理可能是:①电流刺激了感觉神经的粗纤维,兴奋了疼痛控制闸门,使闸门关闭达到止痛;②兴奋周围神经粗纤维,使脑组织释放出内源性吗啡样物质而发挥镇痛作用。

治疗电极多置于触发点及其周围,也可放在穴位上,电流强度以患者有明显的震颤感为度,一般为 15～30mA。

主要适应证:各种神经性疼痛、中风后肩手综合征等。

禁忌证:妊娠,装有心脏起搏器者,对电流过敏者。

(3)间动电疗法:在直流电的基础上,叠加经过半波或全波整流后的 50Hz 正弦电流.叠加时可经过或不经过调幅,从而构成 6 种不同组合的单向正弦式脉冲输出,由法国 Berhard 首先发现并加以系统研究,将此种电流应用于治疗疾病,称为间动电疗法。

物理性能:间动电疗的脉冲波形属正弦波,其可以连续或断续地以半波整流或全波整流的形式单独出现,也可以半波与全波交替的形式出现。其脉冲频率为 50～100Hz,单脉冲持续时间为 10ms,通过不同组合可分为如下 6 种波形:①密波;②疏波;③疏密波;④间升波;⑤断续波;⑥起伏波。

治疗作用:①改善末梢血液循环,可使血管扩张和降低交感神经的兴奋性,治疗后可见皮肤潮红充血,皮温升高。其中密波作用明显。②刺激神经肌肉组织,引起肌肉收缩。其中用正弦电流频率为 100Hz 最易引起兴奋,以断续波、起伏波效果最好。③止痛作用。可通过掩盖效应和兴奋粗纤维关闭"疼痛闸门"而止痛。改善血液循环,神经纤维间水肿得以解除达到止痛目的。尤以间升波、疏密波止痛作用最佳。

主要适应证:废用性肌萎缩、神经炎、神经痛、雷诺病、偏头痛、中风后遗症等。

禁忌证:装有心脏起搏器者,妊娠。

(4)感应电疗法:以感应电流治疗疾病的方法,称为感应电疗法。由于其整体结构简单、操作方便,故临床应用比较广泛。

物理性能:感应电流是应用电磁感应的原理产生的一种双向不对称的低频率脉冲电流。

现在常用的电子管或晶体管所产生类似的感应电流,只有高尖的正脉冲,称为新感应电流,是单向脉冲,定向移动,有电解作用,波宽为 1～2ms、频率为 50～100Hz,幅度可达几十至百余伏。

治疗作用:①感应电节律性刺激,使运动神经和肌肉产生强直性收缩,改善血液循环和组织营养,提高新陈代谢,促进神经再生,防治肌肉萎缩。②刺激感觉神经末梢,具有止痛作用。③兴奋自主神经,可提高平滑肌和周围血管张力,能使正常神经支配的肌肉呈强直性收缩,还可作为一种暗示治疗的手段。④促进局部血液循环和肢体淋巴液回流。⑤训练肌肉做新动作,在肌腱移植术后,肌肉需要进行它原先没有做过的动作,患者也感到不习惯,这时候可以用感应电刺激与患者主观意志同时应用,通过长时间的配合训练,建立新的运动功能。

主要适应证:脑血管疾病后遗症、弛缓性瘫痪、胃肠神经官能症、神经衰弱、癔病等。

禁忌证:癫痫,装有心脏起搏器者,妊娠,恶性肿瘤等。

(5)电兴奋疗法:电兴奋疗法是综合感应电和直流电治疗疾病的一种方法。电兴奋疗法是采用强感应电或直流电刺激组织,使之强烈兴奋之后发生的继发性抑制以治疗疾病。

物理性能:感应电流目前临床应用有两种:一种是用线圈蜂鸣器产生的电流,另一种是电子管产生的电流。根据其电流的变化、电流形状有所不同,有平稳直流电、脉动直流电、不规则脉动直流电、规则脉动直流电、断续直流电,各种不同形状的直流电在临床中各有适应证。

治疗作用:电兴奋疗法治疗作用的基础是感应电与直流电的治疗作用,单独或联合应用,治疗时多采用 60～80mA 的剂量,在病变局部或穴位,短时间内断续刺激。

主要适应证:弛缓性瘫痪,周围神经炎,尿潴留,各种神经痛和神经衰弱等疾病。

禁忌证:癫痫,装有心脏起搏器者。

(6)电体操疗法:是用低频脉冲电流刺激神经或肌肉,使之产生被动收缩。通过锻炼,保留肌肉的功能,促进神经再生,恢复神经肌肉功能的治疗方法。亦称神经肌肉电刺激疗法。根据神经肌肉的功能状态而选用连续的或调制的指数曲线波、三角波、梯形波或方波,间断直流电和感应电流等等。其方法有 3 种:

第一,极状电极固定法。电流量以能耐受为宜,但应达到肌肉收缩为度,常用 30～60mA,频率为 30～60 次/分。治疗上肢病变时作用极联阴极置于病变肌肉近心端,衬垫面积应小于辅板 1/3 或 1/2,辅极接附板,放在颈膨大部(颈 3～7)。治疗下肢时,作用极置于下肢病变近心端,辅极放于腰膨大(胸 10～腰 1)。亦可将两个片状电极固定在瘫痪肌肉的两端进行治疗。

第二,滚动电极法。滚动电极可垂直于肌肉走行方向移动,以滚动式电极作为刺激电极,辅极面积 150～200cm² 放在颈膨大或腰膨大。

第三,运动点刺激法。常用方式:①双点刺激法,以两个点状电极分别固定于肌腹两端进行刺激。②单点刺激法,一点状电极置于某一神经或肌肉的运动点加以刺激,辅极 100～200cm²,置于颈膨大或腰膨大部。

治疗时间每次 30 分钟,每天 1～2 次,一般以 15～20 次为一个疗程。还要强调的是治疗时要求患者用意念配合与每次电流刺激同时做被刺激肌肉的主动随意收缩,直到出现自主收缩而无需辅助为止。

物理性能:电参数的选择应根据神经肌肉功能状态而异,以适应病变神经肌肉的兴奋性和适应机能。

治疗作用：低频脉冲电流每秒频率在 1000 次以下，每一个脉冲几乎都可以引起神经肌肉一次兴奋，而电刺激的治疗作用主要是兴奋神经和肌肉，引起运动反应。电刺激时根据不同病情，选择不同脉冲电流刺激肌肉，使发生被动节律性收缩，通过锻炼，保留肌肉的功能，延迟萎缩的发展。

主要适应证：脑血管意外后遗症、脑性瘫痪、脑脊髓外伤引起的痉挛性瘫痪等。

禁忌证：肌萎缩侧索硬化症，多发性硬化的进展恶化期。

第五节　音乐电疗康复

将音乐的信号转换成与音乐同步的音乐电流治疗疾病的方法，称为音乐电疗法。它是在音乐疗法的基础上发展起来的。既有音乐和心理作用，又有音乐电流的治疗作用。

（一）物理性能

音乐是种周期性振动的声源发出的声波，频率愈大，音调愈高，反之音调愈低。音乐电流是经过换能、放大过的音乐信号产生的，因此，不同的音乐其音乐电流亦不相同。由于音乐电流与音乐密切相关，所以波形及频率是随着音乐的变化而变化的。其波形为正弦电流波形，随着音调的改变，而呈现高低不等的波幅变化，故产生的是一种不规则的正弦电流。每个电流均产生一个新的刺激，人体对其不易产生适应性。

（二）治疗作用

音乐信号经滤波处理和功率放大后输出，经电极将音乐电流导入人体，治疗时用耳塞机监听，利用两者的同步作用，它可以调节人的情感和行为，如节奏感强的音乐，能振奋人的精神，悠扬抒情的旋律可以使人情绪放松，欢乐的音乐可改善并增强人的大脑皮层边缘系统的功能。音乐电流具有低频和中频电流的生理和治疗作用，具有镇痛、镇静、调整血压并且改善脑血管，锻炼肌肉，防治肌萎缩，促进麻痹肢体功能的恢复，抗炎、消肿等功能。

（三）主要适应证

脑血栓形成后遗症，震颤性麻痹，血管神经性头痛，神经衰弱，周围神经炎，各种神经痛等。

（四）禁忌证

装有心脏起搏器者。

第六节　光线疗法康复

光线疗法（也称光疗法）是利用各种光辐射能，包括天然的日光和人工光线（红外线、紫外线、激光）作用于机体以达到治疗和预防疾病目的的方法。国际上大多将日光疗法划入到疗养学范畴，理疗学中的光线疗法主要是指人工光线防治疾病的办法。近年来出现的激光疗法亦属此范畴。光是物理康复疗法常用的物理因子，光是一种比较复杂的物理现象。大致分为两种,一种是在人类视网膜上能引起光感的,称为可见光线,如太阳光谱中的紫、蓝、青、绿、黄、橙、红等,其波长在 400nm 到 760nm 范围;另一种是在人类视网膜上不引起光感的,称不可见光,如红外线和紫外线等。红外线是利用它的热作用起治疗作用的。而紫外线具有明显的生物化学作用,在物理康复治疗中主要是利用其温热及杀菌作用来起到治疗作用。由于辐射光谱不同,光疗法分为以下几种。

(一)红外线疗法

所谓红外线是因为它位于红色光谱之外而得名。由于各种物体接收红外线后自身被加热,故称其为热辐射线。由于红外线有这个特性而被人类用来治疗疾病,这种治疗疾病的方法称红外线疗法。

1.物理性能

目前用于临床治疗的红外线根据其波长的不同,分为短波红外线和长波红外线两种,前者波长在 760nm 至 1.5um 之间穿透力强,可以穿入组织 3～8cm;后者波长 105μm 至 400μm,穿透力明显比前者减弱,只能穿透组织 0.5cm 左右,大部分被表皮吸收。

2.治疗作用

(1)改善局部血液循环,促进机体代谢。红外线辐射人体时,其能量在皮肤及皮下组织中吸收并转变为热效应,引起组织温度升高、血管扩张、血流加速、局部循环得到改善,组织营养代谢相应提高。引起温度升高与光线波长有关,长波红外线＞短波红外线＞可见光线。

(2)促进局部渗出物的吸收。这作用主要为改善局部血液循环的继发效应。通过血液循环的改善,而使局部渗出物容易吸收,从而降低组织的张力,达到消肿止痛的目的。但必须注意,在炎症的急性期,禁止在局部用强热疗法,否则可因施加强热刺激促使毛细血管渗透性增加,反而加剧渗出。

(3)解痉及缓解肌紧张。温热作用于皮肤,使血管扩张促进血液循环,借助血液的传递和直接的热传导作用于肌肉,使肌肉温度升高,刺激 γ 神经纤维并降低其兴奋性,从而减弱它对肌肉的牵张反射,使肌张力下降,达到缓解肌紧张的作用。温热作用于腹壁浅层或背部的交感神经节上,可反射的引起胃肠平滑肌的松弛,使蠕动减弱,从而收到解痉止痛的效果。

(4)镇痛作用。热本身对感觉神经有镇静作用,能提高痛阈。另外,热也可作为一种新的刺激与局部痛冲动同时传入到中枢神经系统,热刺激和疼痛冲动互相干扰,减弱和掩盖了痛的感觉,这也就是所谓的掩盖效应。

(5)红外线还有促进肉芽和上皮生长、减轻术后呕吐、使疤痕软化、缓解疤痕挛缩、恢复关节功能等效应。

3.主要适应证

脑血管疾病后遗症、周围神经炎、周围神经损伤、脊髓灰质炎后遗症等。

4.禁忌证

出血倾向、重症动脉硬化、活动性肺结核、恶性肿瘤等。

(二)紫外线疗法

利用紫外线照射防治疾病与康复的方法称为紫外线疗法。它属于非可视光线,其波长范围 180～400nm。

第七节　温热疗法康复

温热疗法是利用各种热源作为介质接触体表,将热直接作用于人体而治疗疾病的方法。在治疗过程中,将泥、蜡等物体加热,在其冷却时释放出热量,热量作用于人体而达到治疗目的。

目前温热疗法中常用的热源物质有泥、石蜡、酒、醋、坎离沙、温热蒸气浴等。其治疗疾病的机制是将热传导于人体,起到扩张血管,改善血液循环,增强组织营养,促进再生,软化疤痕和抗炎、止痛作用。另外有些介质如海泥等尚有机械作用,通过摩擦和压力作用以减轻组织水肿,减少渗出,促进吸收。还有一些盐类、有机物、胶体、挥发性物质通过化学刺激,起到治疗作用,尤其对慢性的炎性浸润、疤痕、粘连、渗出和血肿等病理产物的吸收作用更为显著。尚有通过一些热源物质中所含的放射线物质、抗生素类物质来起到放射作用、抗菌消炎作用。现将几种常用的温热疗法介绍如下。

(一)石蜡疗法

是以加热熔解的石蜡为热源涂敷于患部,将热能传至人体达到治疗目的的方法。

1.物理性能

石蜡含有 16～32 个碳原子,为高分子碳氢化合物,是一种不含水无味白色半透明固体,呈中性反应。石蜡热容量大,有很强的蓄热性能,每 3kg 熔化的石蜡凝固时可放出 39 卡热量,作用机体后可改善和加速局部血液循环、加强局部组织的营养,可促进炎症的吸收、消散,促进组织的再生并具有良好的止痛效果。另外,石蜡具有良好的可塑性和黏滞性,导热性小,气体和水不能透过,所含热量不易向四周扩散,因而具有保温能力强的特点,更适宜临床使用。

2.治疗作用

(1)温热作用:石蜡的上述特点,能使皮肤耐受较高温度(60～70℃)的石蜡治疗。又由于涂在皮肤表层薄蜡能迅速冷却凝固成一层薄膜,可阻止热量的迅速传递,因而可在其上部涂敷厚层的高温石蜡,能保持长时间的温度作用。

(2)机械作用:石蜡有良好的可塑性和黏滞性,能与皮肤密切接触,这不仅能促进温热向深部组织传递,同时随着温度的降低,冷却凝固,体积缩小,而且对组织又可呈机械性的压迫作用。

具体操作有蜡饼法、蜡布法、浸蜡法、刷蜡法、蜡绷带法、蜡袋法、蜡栓塞法、蜡喷雾法、蜡浇法等。

3.主要适应证

脑血管病后遗症,神经炎,周围神经损伤,术后粘连,疤痕挛缩,神经痛等。

4.禁忌证

癌症、活动性肺结核、出血倾向、感染性皮肤病。

(二)沙浴疗法

本法是利用河沙、海沙和田野沙为介体(河沙、海沙等的成分由二氧化矽、三氧化二铁、三氧化二铝、氧化钙、氧化镁和一些钠盐与镁盐组成,向机体导热以达到治疗疾病目的方法。

夏天治疗多在海滨受河岸沙滩进行,可借日光照射加温至 40～50℃,亦可将沙粒经人工加热,局部沙浴用沙量少时可在普通的大铁锅中加温(50～60℃),全身沙浴用沙量大可用蒸气管加温或特制炉灶加热至 45～50℃。

1.物理性能

沙具有热容量大、导热性强、吸湿性好、干燥时间较慢等物理特性。具体操作分全身治疗和局部治疗法两种。前者需要一定的专业场所,多在沙浴场进行,经日光加热到所需温度之后即可治疗,每次 30～90 分钟。若日照条件不好,可行人工加热,将沙加热至适宜温度后装入用于治疗的长方形箱中,先铺垫热沙 8～12cm,躺于其中,再覆盖 10cm 厚的热沙,温度初次 45℃,逐渐增加到 50℃以上,首次可治疗 20 分钟,以后增加到 30～40 分钟。后者操作比较简单,在患者家中即可进行,可选一浴盆,先放热沙 5cm 厚,将上肢或下肢置于治疗槽内,再覆盖热沙,外盖棉垫以保温,亦可用同样的方法对膝、肘、腰等部位进行温热疗法。沙温为 50～60℃,时间 30～40 分钟,每日 1 次,15 次为 1 疗程,治疗后局部用水洗净。

2.治疗作用

具有改善血液、淋巴液循环,增强新陈代谢和明显的排汗等温热和机械的综合作用。

3.主要适应证

神经炎、神经痛、脑血管病后遗症等。

4.禁忌证

肿瘤、活动性肺结核、出血倾向、感染性皮肤病。

(三)坎离沙疗法

利用醋酸和氧化铁作用生成醋酸铁时化学反应所放出的热能作为热源传至机体治疗疾病的方法,称为坎离沙疗法。

1.制作方法

净铁末 50kg,米醋 3kg,丹参 250g,当归 200g,川芎 250g,鸡血藤 250g,清水 3000ml。将中药切成薄片,置米醋和清水中,加热至沸约 30 分钟,煎煮过程中应经常搅拌,待冷却过滤除掉药渣。再将净铁末放在锅内煅红,放入容器中,取上述中药溶液 SL,倒入铁末中,迅速将容器密封,待其冷却干燥备用。

2.治疗作用

治疗时,将备用的坎离沙倒入盆中,按照每 750g 加醋 40ml 拌匀,再装入布袋用毛巾或毛毯包好,待其温度升至 60℃以上即可应用。治疗部位先放置棉垫,再放坎离沙袋,然后再用棉垫包好以起到保温作用。坎离沙疗法能促进局部血液循环、增强新陈代谢、改善营养状态,还具有消炎、止痛作用。

3.主要适应证

神经痛、神经炎、脑血管病后遗症。

4.禁忌证

肿瘤、活动性肺结核、出血倾向、感染性皮肤病。

(四)泥疗法

泥疗法是利用各种泥类物质加温后敷于病变部位,通过温热等作用以达治疗疾病目的的方法。医用泥的种类很多,有淤泥、矿泥、煤泥、有机泥(腐泥、骸泥)和人工泥多种。其中临床最常用的为淤泥、煤泥、腐泥3种,现将其介绍如下。

1.理化性能

淤泥取之于盐水湖底或海港、海湾突入大陆之处,多由水生动、植物残骸腐败而成,其中含有多种微生物,以及经微生物作用产生的各种胶体物质及其他有机分解产物,如硫化氢、铵、铁等。另外泥浆中还含有一些激素、酶、氨基酸、维生素、抗生素和噬菌体等生物活性物质,具有热容量高、导热性低、保温性能好的特点。同时泥浆可塑性及黏着性均比较理想,能与体表密切接触,可充分发挥其机械作用、温热作用和化学刺激作用。

2.治疗作用

本疗法是温热、机械、化学的综合作用。泥能将热能传导于人体而发挥温热作用;敷于体表的泥浆的运动和皮肤间产生一定摩擦力和压力而呈现机械作用;泥中的盐类、有机物质、胶体物质、挥发物质、气体及类激素物质可起化学作用。这3种作用综合可使交感神经的兴奋性降低,扩张血管而使局部血运增加,改善血液和淋巴循环,增加组织营养,促进组织代谢与氧化过程,增强体内废物排泄,加速病理产物的消散与吸收,促使病变组织的修复与再生。

3.主要适应证

脑血管病后遗症、周围神经炎、神经痛和神经损伤后遗症状。

4.禁忌证

急性化脓性疾病、心功能不全、肾功能不全、活动性结核、重症动脉硬化。

(五)湿热空气浴疗法(蒸气浴疗法)

利用水加热而产生水蒸气或蒸薰药的蒸气作用于人体而起到治疗作用的方法,称为湿热空气浴疗法。

1.物理性能

湿热空气浴疗法主要靠热蒸气作用于人体,使血管扩张、血液循环改善而达到治疗疾病的目的。具体疗法分全身和局部两种。在加热水的同时常加入有治疗作用的中药,使中药通过皮肤吸收而达到治疗目的。治疗时气温须保持在30~45℃之间,每次治疗时间15~30分钟。

2.治疗作用

本法通过热蒸气提高温度,作用人体后可使全身或局部血管扩张、血流改善、增强局部组织的营养,对中枢神经和自主神经功能具有调节作用。由于局部高温,浴后出汗增多,有助于局部水肿的消失。

3.主要适应证

多发性神经痛、神经炎、脑血管病后遗症。

4.禁忌证

年老体弱、重度心血管疾病、活动性肺结核。

(六)酒醋疗法

利用酒醋为基本原料,配合其他中药以治疗疾病的方法,称为酒醋疗法。

1.制作方法

及物理性能选用一些具有祛风通络,活血化瘀的中草药,将其研成细末,敷在治疗部位,然后在其上面覆盖6～8层纱布垫,并洒少量75％的酒精,使纱布垫稍湿润为度,再洒食醋少许,使纱布垫与药粉充分湿透,最后在其上面重复洒少许75％酒精,周围皮肤用温水湿透的布垫覆盖保护,用火将纱布垫点燃,待患者感到灼热时将火熄灭,几分钟后再点燃纱布垫,如此反复4～5次。本疗法主要是温热效应和中药皮肤吸收后的治疗作用。

2.治疗作用

可扩张血管、改善血液循环、增强局部组织营养,辅以中药可祛风寒、活血通经。

3.主要适应证

神经炎、脑血管病后遗症。

4.禁忌证

肿瘤、年老体弱、感染性皮肤病。

第八节　磁场疗法

利用磁场作用于身体穴位或病变局部以防治疾病的疗法,称为磁场疗法。根据磁场形式不同,临床上常采用静磁场疗法、动磁场疗法和磁化水疗法。

(一)操作方法

1.动磁场疗法

这种疗法的磁场是不恒定的,磁场强度的大小随时间而变化,磁场方向和作用深度也有不同。目前应用的有以下几种:①旋转磁疗法:用旋转磁疗器的磁头对准治疗部位进行治疗,磁头与治疗部位的距离越近越好。如果用同极旋转磁疗器,磁场是脉动的,选用异极旋转磁疗器,则磁场是交变的。②电磁按摩法:是用磁按摩器或磁块直接在治疗部位进行按摩的一种治疗方法。这一方法治疗时磁场强度随时间而有变化,且时断时续。此法既有不规则的脉动磁场作用,又有按摩作用。③电磁法:用上述磁疗法的同时,在治疗部位同时通以直流电或低中频电流使磁电同时作用于治疗部位,这种方法目前应用的有经络磁电治疗、磁电按摩等。

2.静磁场疗法

这种疗法的磁场是恒定的,具体方法有下列几种:(1)磁片贴敷法:用胶布或其他方法将磁片直接或间接固定在治疗部位上,根据病情需要可贴敷1块或多块磁片,也可以在治疗部位将磁片并置或对置,譬如内关和外关,常用异极时置,磁片贴敷用南极或北极面向贴敷部位均可。磁片与皮肤的距离越大,作用于组织的磁场强度越小,因此在磁片与皮肤之间一般垫一层薄的纱布即可。磁片疗法操作简便,患者比较容易接受。(2)直流电磁法:应用直流电的感应磁场作用于治疗部位,如用直流电磁机的磁头、直流电磁床、磁椅等进行治疗。(3)磁针法:将针灸针刺入治疗部位后,在针柄上放一磁片,使部分磁场通过针作用于深部组织,同时产生针灸与磁场作用。(4)磁电法:用磁片作为电极,将直流电或低中频电导入组织,或者在恒定磁场作用处同时通以直流电或低中频电流,使磁片贴敷处同时存在磁和电的作用。此时若用低频电流,磁场不是完全恒定的。

3.磁化水疗法

应用经过磁场处理过的水来治疗疾病的方法,称为磁化水疗法。这一疗法临床应用时间较短,近期有人将其有治疗作用的中草药煎液经磁场处理后,分多次饮用而获明显疗效。

(二)治疗作用

(1)磁场刺激穴位可疏通经络,调和气血。

(2)磁场能增加致痛物质分解酶的活性,促进致痛物质的转化过程,从而起到镇痛作用。

(3)磁场疗法可扩张血管,促进血液循环,改善组织营养,消除组织缺血,促进再生过程。

(4)磁场有加强大脑皮层的抑制作用,起到镇静、催眠功效。

(5)磁场有改善血液循环,增强白细胞吞噬功能,还具有抗渗出、促进吸收等功效。

(6)软化疤痕。有临床资料表明,磁场可促使疤痕组织吸收、松解、变软。

(三)主要适应证

神经炎,神经痛,脑血管疾病引起的肢体偏瘫,神经衰弱等。

(四)禁忌证

安装心脏起搏器者禁用。

第九节　水疗法

利用一定温度和压力或溶有一定化学物质的水,以各种不同方式作用于机体进行防治疾病的方法,称为水疗法。目前广泛应用的温泉浴疗法即属此疗法范畴。

(一)物理性能

水具有能与人身体密切接触的优点,其热容量大、导热性强,水中还可溶多种具有治疗作用的物质,如各种矿物质、微量元素、中草药等,以更好地起到治疗作用。水疗法的治疗作用主要是温热效应、机械刺激和化学作用。

(二)治疗作用

水疗法根据其温度的不同大致分为 5 类:(1)冷水浴(水温在 20℃ 以下),具有锻炼作用;(2)低温水浴(水温在 20～33℃),具强壮作用;(3)半温水浴(水温在 34～35℃),有镇痛作用;(4)热水浴(水温在 39℃ 以上),具有扩张血管、改善循环等作用;(5)温水浴(水温在 36～38℃),有止痛作用。另外,根据具体治疗方式又分为擦浴、冲洗浴、湿布包裹浴、浸浴、淋浴、泳浴等。按水的成分划分有淡水浴、药物浴、气水浴等。按作用部位划分有全身浴、局部浴(半身浴、手浴、足浴、坐浴等)。热水浴、药物浴常作为脑血管病引起的肢体偏瘫的辅助治疗。

(三)主要适应证

神经炎,神经痛,脑血管病引起的偏瘫。

(四)禁忌证

身体极度虚弱、脑血管病的急性期。

第十节　传统中医康复

一、头针疗法

头针治疗偏瘫效果较好,并具有操作简便、经济、疗效明显等优点,深受群众欢迎。

头针疗法就是用针刺头皮一定的刺激区,以达到治疗之目的。头针疗法刺激区的主要部位是根据大脑表面沟回在头皮上的投影来确定的。在大脑表层管理躯体随意运动的部分,是中央前回和旁中央小叶。其功能分布像一个倒挂的半侧人体,脚在上,上肢在中间,头在下。这些部位损伤后可出现局限性主动运动障碍,如单侧肢体瘫痪。

(一)运动区在头皮上的定位

将百会穴(从两耳尖直上,达头顶正中凹陷处)和太阳穴(眉梢与外眼角之间向后一寸凹陷处)作一连线,此线与发际的交点至百会穴这一段,相当于运动区在头皮表面的投影。运动区上 1/5 是下肢、躯干运动区,中间 2/5 是上肢运动区,下 2/5 是面部运动区。

(二)刺激各区的作用

(1)运动区上 1/5 主要治疗对侧下肢瘫痪。

(2)运动区中 2/5 主要治疗对侧上肢瘫痪。

(3)运动区下 2/5 主要治疗对侧中枢性面神经瘫痪、运动性失语症、流口水、发音障碍。

(三)头针的操作方法及注意事项

(1)头针的选择一般用 2.5~3 寸的 26~28 号针。

(2)体位坐位,卧位和侧卧位均可。

(3)操作方法明确诊断后,按照临床体征,选好刺激区。头皮消毒后,沿头皮斜向捻转进针,针刺在头皮下或肌层均可,达到该区的深度后,要求固定不提插。要达到固定针体的目的,一般要求做到肩关节、肘关节、腕关节、拇指固定,食指第一、二节呈半屈曲状,用食指桡侧面与拇指掌侧面捏住针柄,然后以食指关节不断伸屈,使针体旋转,每分钟捻 200 次左右,每次针体前后旋转 30 转左右,持续捻转 1~2 分钟,留针 5~10 分钟,用同样方法,再捻两次,即可起针。起针后应以棉球稍加按压针眼,以防出血。

(4)疗程瘫痪患者恢复慢者一般每天 1 次,10 次为一疗程,休息 3~5 天即可开始第 2 个疗程。

(5)防止晕针个别患者有晕针现象。常表现为头晕、面色苍白、四肢发凉。发现这种情况应立即拔针.并让患者平卧休息,必要时可予对症处理。

(四)头针的针感

头针的针感常出现热、麻、抽搐等反应,以热感为最多见。也有部分患者虽无针感,但可取得较满意的疗效。针感出现的部位多在对侧肢体,同侧肢体较少见。也有出现全身发热者。一般在进针后几秒到 3 分钟就可出现针感,持续 3~10 分钟后针感即开始减退或消失。

二、体针治疗

(一)作用机理

1.改善脑血流

研究发现应用"醒脑开窍"针法、传统针法、头针等均能对脑血管患者的血液流变等产生有益影响,如降低全血黏度及血浆黏度,加快红细胞电泳时间,降低红细胞压积及血小板聚集率,从而有助于改善脑血流。在动物实验性脑梗死中,证明电针可使脑血管阻力降低,脑血流量增加,血氧和葡萄糖供给增加,脑组织损害程度减轻。同时还发现针刺对脑血管的这些作用是通过同侧颈交感神经实现的。

2.改善脑电活动

针刺能使部分(33%～84%)中风后遗症或脑梗死患者的 α 波幅升高,指数增多,α 段持续时间延长,慢波活动频率及长度减少。说明针刺可改善皮层抑制状态,增加脑血供及代谢,提高皮层细胞的电活动,促进脑功能恢复。

3.降低血脂

通过对脑梗死患者针刺治疗前后对比,发现针刺有降低低密度脂蛋白,升高高密度脂蛋白作用。

4.改善微循环

针刺可改善脑血管患者的微循环,使患者毛细血管袢顶宽扩大,袢开放条数增加,袢延长,输入枝及输出枝均增宽,血流通过毛细血管袢时间缩短,形态学的清晰度增强,颜色由暗变红,血流态由缓慢、瘀积变成线粒流状。这些改变尤以"醒脑开窍"针法所得结果最明显。微循环的改善有助于肢体功能恢复,它与肌力关节功能的恢复呈正比。

5.针刺

能增强肌肉收缩功能,提高肌电幅度。

6.能改变体内神经介质

分泌及酶系统活性,促进新陈代谢,提高机体对物质的合成和利用能力。

(二)方法与效果

据中风后患者的病情及症候不同,可选用身体上不同穴位。由于不同学者采用的穴位及手法不同,临床效果也不一致。体针大可分为:

1.辨证取穴

施针法如何树槐等治疗 40 例脑血管患者,选用华佗夹脊五、七、九、十一、十四穴,酌加四神聪等穴,以调补气血,平衡阴阳,使气血调和,阴平阳秘,总有效率达 100%。又如李定明等以针刺风府、哑门为主穴治疗脑出血,进针深度的回归方程:风府穴为 $Y=2.8475+0.0778x$,哑门穴为 $Y=2.7183+0.07x$(x 为颈围,Y 为进针深度,单位为厘米,这有助于对昏迷无针感者进针深度的估计),并根据临床表现不同配以不同穴位,如意识障碍加脑清、百会、人中;闭症井穴放血;脱症灸足三里、百会;脉弦血压高加曲池、太冲,失语加廉泉、涌泉、通里;心率快,舌质绛有瘀斑加内关、血海;大小便障碍加盆丛、阴陵泉;上肢瘫加三针、曲池、外关、合谷等;下肢瘫加环跳、秩边、风市、阴陵泉、三阴交等。对照组除不针风府、哑门穴外,其他针刺部位同以上治疗组。在疾病急性期,两组均配用中西药治疗,病情稳定后停用治疗脑出血的中西药。治疗组共治疗 46 例急性脑出血,治愈率 31.61%,基本治愈达 17.30%,而对照组治愈率为 4.35%,基本治愈率为 15.22%;从语言障碍看,治疗组恢复正常者占 92.59%,对照组仅占 40%;两组相比,针刺风府、哑门组具有疗程短、治愈率高、死亡率低的优点,并认为针刺治疗应在确诊后立即开始,因早期治疗效果好,且 CT 检查证明针刺能促进血块吸收和水肿消退。

2.固定针法

如天津中医学院一附院针灸科用"醒脑开窍"针法,即以泻人中、双侧内关,补双侧三阴交为主,辅以泻极泉、委中、尺泽;吞咽障碍加风池、翳风、完骨;手指握固加合谷;语言謇涩在金津、玉液处放血,治疗脑血管患者 2336 例,总有效率 97.43%,认为此针法具有醒脑开窍,滋补肝肾,疏通经络作用。李陟用上、下配穴法,即在病肢取天鼎、环跳二穴,针刺后要求针感自穴位转至肢端,不留针,治疗 112 例中风偏瘫患者,总有效率达 98.5%,具有取穴少疗效高的优点。

三、推拿康复

按摩推拿治疗痹症、痿症等疾患在我国已有二千多年的历史。该法简单易行,行之有效,在民间广泛流传。按摩推拿已成为我国康复疗法的一个重要组成部分。对多种疾病均有良好效果。本节只介绍对偏瘫患者的康复治疗。

1.按摩推拿手法

本行专家把治疗偏瘫患者的手法归纳成五个字——擦、揉、按、搓、滚,具体如下:

(1)擦法用手掌、大小鱼际、掌根或小指指腹在皮肤上摩擦。操作时用上臂带动手掌,力量大而均匀,动作要连贯,使皮肤有灼热感。

(2)揉法用拇指和四指成相对方向揉动,手指不能离开皮肤,使该处的皮下组织随手指的揉动而滑动。

(3)按法用掌心或掌根按压患部,或双手重叠在一起按压,注意用力要适当。

(4)搓法两手掌相对置于患部,用力作上下或前后的搓动。动作宜协调、轻快,双手用力要均匀,连贯。

(5)滚法用手背掌指关节突出部、或以小鱼际、小指掌指关节的上方在皮肤上滚动,操作时用力要均匀,如"吸附在肢体上"一样滚动,力求渗透入里,切忌浮浅。

2.临床操作

利用上述手法并结合患者的具体情况灵活运用,以偏瘫患者为例,一般采用下列五个步骤即可。每天一次,十天为一疗程,一个患者可以连续 1 个或几个疗程,也可间歇数日再进行下一疗程。

(1)患者俯卧位,按压背部天宗、肝俞、胆俞、膈俞、肾俞。再用滚法松解之。

(2)患者侧卧位(患侧在上)用擦法、滚法治疗患侧部分。

(3)用拿法治疗患肢的软组织。

(4)点穴,如膝眼、委中、承山、伏兔、风市、解溪等。

(5)最后以搓法而结束。

3.按摩推拿在康复中的作用

(1)行气活血,疏通经络。《素问·调经论》曰:"五脏之道,皆出于经隧,以行气血,血气不和,百病乃变化而生,是故守经隧焉。"所以,气血畅通,则百病皆除;气血壅聚,则百病丛生。气血的正常通行,既要有充足的气血,又必须依靠畅通的经络。经络把全身的脏腑、器官、四肢百骸联结为一个有机的整体。按摩推拿能疏通经络,行气活血,从而使全身的脏腑、器官能获得充足的血液供应,脑部得到充足血供,偏瘫患者可得到康复,保持人体的正常功能,从而达到防病、治病的目的。

(2)消除肌肉疲劳,肌肉松紧得当,则周身关节通利,活动有力。如肌肉紧张,痉挛,则活动不利、疼痛。按摩推拿能加速软组织损伤的恢复,使痉挛的软组织得到充足的血液供应,从而可解除肌肉的痉挛与疲劳。

(3)调整脏腑功能,脏腑调和,则人体精力充沛;反之,脏腑虚弱,气血生化乏源,则精神萎靡。按摩推拿能调整脏腑的偏胜偏衰,平衡阴阳。如脾胃虚弱,可用补法按摩胃脘部,以促进脾胃的消化吸收功能;如胃实便秘者,则可用泻的手法,促进胃肠蠕动,达到排便通气的目的,有利于疾病的康复。

(4)滑利关节。关节滑利,则行动敏捷。关节僵硬,则行动迟钝。推拿按摩能松解粘连、滑利关节,改善关节的营养,促进薪陈代谢,增加关节的活动度,使关节功能得到恢复。例如,肘关节的僵硬、膝关节活动不利等,均可通过适当的按摩而获得康复。

按摩推拿治疗偏瘫患者,不少单位取得了满意效果,如青岛医学院附院、山东省青岛疗养院、青岛工人疗养院都设有专门的按摩推拿室。有的恢复期的瘫痪患者只用本法治疗 7～8 次,即可使肌力由 0 级升到 I 级～II 级。肌力的患者经过治疗一个疗程,能挟持行走,其中有自然恢复的成分。这种治疗至少对偏瘫的康复起了促进作用。该法有益无害,特别在缺医少药的广大农村可以大力提倡。

第五章　出血性脑血管病

第一节　原发性脑出血

脑出血系指脑实质内出血，一般指非外伤性脑实质内血管出血，又称为出血性卒中或脑溢血，占脑血管病的 20％～30％。发病率为 60～80 人/10 万人/年，急性期病死率约为 30％～40％，是急性脑血管病中最高的。在脑出血中 70％～80％发生于基底节区，脑干和小脑出血约占 20％，是发病率及病死率高的疾病之一。

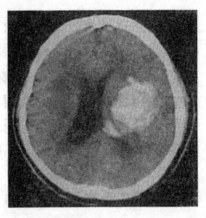

高血压及动脉硬化症同时并存时，持续高血压使脑内小动脉硬化，发生脂肪玻璃样变，构成微小动脉瘤。脑血管构造不同于体内的其他血管，其脑动脉外膜不发达，无外弹力层，中层肌肉细胞少，其管壁较薄。其深穿支动脉多与主干成直角，例如豆纹动脉其血流速度快而呈湍流，当血压突然升高时，血流压力增大易造成该动脉破裂出血。亦可继发于脑梗死患者溶栓和抗凝治疗及脑栓塞后出血。脑实质内动脉炎、肿瘤、淀粉样血管病侵袭破坏脑血管均可导致出血。全身性疾病（败血症，出血热等）、血液病（血小板减少性紫癜和血友病，白血病，再生障碍性贫血）等也可造成脑实质内出血。年轻患者脑出血多因脑实质内先天性动脉瘤、动静脉畸形破裂出血。

一、诊断

（一）现代科学方法诊断

1.临床表现

自发性脑出血多发生于寒冷季节，因在寒冷多变的气候下，血管收缩，血压升高及波动致血管破裂出血。其中男性较女性稍多，约 20％患者既往有发作史。发病年龄多在 50～75 岁间。以白天发病占多数。脑出血患者其体型为颈部粗短，两肩宽阔，常有高血压家族史。临床症状分为前驱期、发作期、恢复期及后遗症期。

(1)前驱期:对脑出血的前驱症状的认识还很不充分。有部分患者在发病前数小时或数天可有不同程度的头痛、头昏、眩晕或昏厥,肢体发麻,鼻衄,视网膜出血,嗜睡及精神改变。值得特别注意的是剧烈的后侧头痛或项部痛,运动和感觉障碍,眩晕或昏厥,无视盘水肿的视网膜出血及鼻衄。凡一切能使血压骤然增高之因素都可成为脑出血的诱因,如剧烈的情绪波动,用力排便、咳嗽,饱餐与剧烈运动等。

(2)急性期(发作期):脑出血发病一般急骤,多数在 1 小时至数小时内病情发展到高峰。常在数分钟内患者进入昏迷。

头痛为急性期首先症状,如大脑半球出血头痛常开始于病初,当血液流入蛛网膜下隙则可出现头痛及后枕部痛。颅内压增高时为全头痛,同时伴有头晕,常出现昏迷。其发生及轻重不完全取决于出血的多少,与出血的部位亦有关。根据 Monakow 报道,出血点在三脑室的中央灰白质或丘脑核,昏迷最易发生。大脑半球灰白质受累,则昏迷不易发生,但出血流至脑室,亦可出现昏迷。呼吸障碍表现深而慢,呈鼾声,出现脑疝时呈潮式呼吸或毕氏呼吸。下丘脑或脑干受到出血的波及或水肿引起自主神经功能障碍,下丘脑的前部到延髓迷走神经核水平的损害均可引起急性胃、食道、十二指肠溃疡与穿孔,致消化道出血。常出现局灶损害的症状,表现言语不清或偏侧肢体无力,偏身感觉障碍,少数患者出现惊厥发作,多为全身性,亦可出现局限性发作,常在起病后 1～2 小时内发作,此可能与出血接近皮质有关。

按不同的出血部位,脑出血还可能有不同的临床特点:

(1)基底节区出血:是脑出血最常见部位,约占脑出血的半数以上。出血尤以壳核为最好发部位,因为出血主要位于内囊外侧,故称外侧型。出血来源主要是外侧豆纹动脉破裂引起。血肿常向内扩展波及内囊。临床表现与血肿的部位及血肿量有关,但是损伤内囊引起的对侧偏瘫是中等和大量出血较常见的症状。脑皮质凝视中枢受刺激出现头与眼均偏向病灶侧。在出血病灶的对侧表现中枢性面神经及舌下神经瘫痪,上、下肢体随意运动消失,肌张力低下或增高,腱反射开始减低,2～3 周后亢进,腹壁反射、提睾反射减弱或消失。出现防御反射和锥体束损害的病理反射。偏身各种感觉迟钝或丧失。如内囊后部损害至视辐射时,产生偏瘫侧的同侧偏盲,即偏瘫、偏身感觉障碍及偏盲的三偏症状。优势半球出血还可有失语表现。

(2)丘脑出血:约占脑出血的％～15％。主要是丘脑穿通动脉或丘脑膝状体动脉破裂引起。临床表现视血肿大小和范围而有所不同。当血肿较小且局限在丘脑本身时,可出现嗜睡及表情淡漠,对侧偏身感觉障碍。如病变累及脑干背侧可出现双眼向上凝视,瞳孔大小不等。累及内囊可有不同程度的"三偏"。优势半球的患者,可出现失语,非优势半球受累,可出现体象障碍及偏瘫忽视等。下丘脑出血可出现高热、昏迷、血压升高、内环境紊乱。丘脑出血可出现精神障碍表现为情感淡漠、视幻觉及情绪低落等,还可出现丘脑语言(记忆力减退、计算力下降、情感障碍、人格改变)。

(3)小脑出血:小脑出血约占脑出血的 10％左右,多位于一侧小脑半球齿状核及其附近。出血源动脉主要是小脑上动脉和小脑下前动脉、小脑下后动脉的分支。主要表现为突发剧烈呕吐、枕部疼痛、眩晕及因共济失调而摔倒。查体可能有颈项强直、眼球震颤及构音不清。如出血较多致第四脑室受压,或出血破入脑室引起梗阻性脑积水时,可致颅内压迅速增高,甚至发生急性枕骨大孔疝,出现生命体征紊乱,甚至危及生命。

(4)脑干出血:脑桥是脑干出血的好发部位,约占脑出血患者的 10% 左右。出血来源主要是基底动脉发出的供应脑干的穿支。临床表现为起病急剧,突发剧烈头痛呕吐,可立即出现意识障碍,甚至迅速陷入深昏迷。针尖样瞳孔为脑桥出血特征性改变,尚有四肢瘫、核性面瘫及双侧锥体束征阳性。

(5)脑室出血:分原发性和继发性。前者少见,后者为脑实质出血破入脑室多见。原发性脑室出血,如侧脑室及第三脑室出血,常突然起病随之进入昏迷,阵发性强直性痉挛。脑膜刺激症状表现颈项强直,克氏征阳性及呕吐。早期即出现呼吸节律、频度以及肺水肿的改变。瞳孔先缩小后散大,面部充血,出汗多。病灶对侧上下肢不同程度的瘫痪。昏迷初期升高的血压逐渐下降。第四脑室出血均是继发于脑干或小脑出血,如出血损害了菱形窝底的延髓生命中枢则很快导致死亡,生存时间约 1~8 小时。

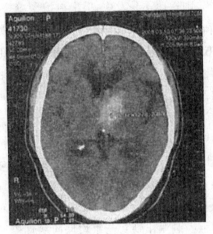 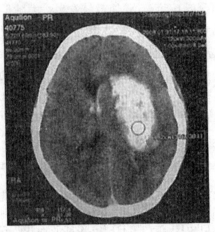

2.实验室及其他检查

(1)颅脑 CT 检查:脑出血急性期,发病后 5~7 天之内,血肿为新鲜血液和血凝块,CT 扫描呈现梭形,长圆形,或不规则的致密影。严重贫血患者红细胞压积低于 20%,血肿可为等密度,甚至为低密度影。亚急性期(发病后 1~2 周)血肿内红细胞及蛋白质分解和吸收,水分也通过渗透作用进入血肿,CT 扫描可见血肿密度消失,与正常脑组织密度近似,多不可辨认,仅可见到占位征象。慢性期(发病一月)血肿周围的神经胶质及血管增生更加明显,形成一定厚度的血肿壁,血肿内红细胞及有形成分大部分被吸收,此期 CT 表现为轮周清晰的低密度区及轻微的占位征象。

(2)脑脊液:脑出血常破入脑室系统而呈血性脑脊液,血性脑脊液者可占全部脑出血病例86%~90%,约有 15% 左右的患者脑脊液清晰透明。脑出血后脑内血肿形成,脑水肿与血液流入蛛网膜下隙等而致颅内压增高。由于脑脊液中混入大量血液,故蛋白明显增高。红细胞进入脑脊液 2 小时即开始溶解,10 小时后上清液即有血胆红质,一周后脑脊液为澄黄或淡黄色,2~3 周后脑脊液为清亮。

脑出血影响下丘脑,可有血糖与尿素氮升高。醛固酮分泌过多可致高钠症。血液中免疫球蛋白增高,抗脑抗体出现较抗血管抗体出现早。出血后一周之内血小板的粘附性和凝集性下降,血小板脆性指数异常,血凝固延迟,而血小板数无改变。

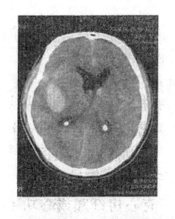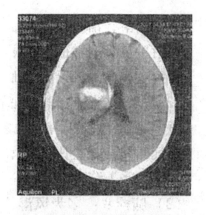
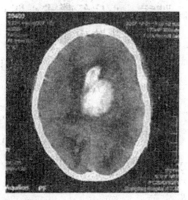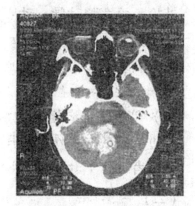

3.鉴别诊断:

(1)蛛网膜下腔出血:青年、中年、老年均可发病,50 岁左右为易发年龄,活动中突然剧烈头痛,呕吐,短暂意识丧失或抽搐,有明显脑膜刺激征,动眼神经麻痹,双侧锥体束征,无持久明显肢体瘫痪,此不同于脑出血。

(2)高血压性脑病:起病急,活动时发病。有严重头痛,呕吐,意识障碍(重时昏迷)。常有局限性或全身性抽搐,一般无明显的局灶性体征,血压显著增高及眼底小动脉痉挛,脑脊液清亮,压力较高,采取降血压、扩血管治疗后病情迅速恢复。

(3)脑栓塞:多为风湿性心脏病伴有心房纤颤或心功不全所致脑外栓子栓塞脑动脉。动脉硬化性心脏病、心房纤颤或心肌梗死所致栓子少见。起病急,活动时发生,其发病比脑出血更快,伴有其他脏器栓塞。多见头痛、呕吐、短暂昏迷。血压正常。脑脊液无色透明。

(4)脑梗死:老年人发病,夜间睡眠或休息时发作。发病前常有一过性脑缺血发作。血压不高,昏迷少见,首发症状头痛者少见,眩晕者伴有呕吐。脑脊液无色透明,无脑膜刺激征。

(二)中医诊断

(1)发病急骤,口眼歪斜,舌强语謇,半身不遂;或卒然昏倒,神识昏蒙或不省人事。

(2)多发生于中老年以上,老年人尤多。

(3)病前多有头痛、眩晕、肢麻、心悸等病症;多因暴怒、饮食、劳倦而诱发。

(4)实验室检查:CT 检查、脑血管造影、脑脊液检查、眼底检查多支持本病诊断。

(5)临证时需与痫证、厥证、痉证、痿证相鉴别。

(三)民间经验诊断

相比较而言,脑出血一般起病较急,发病时间只有数分钟或数小时,但脑出血还是有其逐步发展演变的过程。在起病初期会或多或少表现出一些异常情况,即出现一些有预兆的前驱表现。在发生脑出血的患者中,50%有先兆症状。先兆症状出现后的第一年内发生脑出血的危险性很大,尤其在两个月内最为危险。一旦出现这些先兆表现,就预示着脑出血即将发生,或已是脑出血的前驱阶段。这时如仔细观察,就能及时发现异常,尽快到医院争分夺秒地进行治疗,从而控制疾病发展,避免严重后果。

常见的脑出血的先兆症状有:

(1)突然感到一侧身体麻木、无力、活动不便,手持物掉落,嘴歪、流涎,走路不稳。

(2)与人交谈时突然讲不出话来,或吐字含糊不清,或听不懂别人的话。

(3)短暂性视物模糊,以后可自行恢复正常,或出现失明。

(4)突然感到头晕,周围景物出现旋转,站立不稳甚至晕倒在地。这些表现可以短暂地出现一次,也可以反复出现或逐渐加重。

当上述先兆症状出现时,患者在思想上既要高度重视,又不能过度紧张以致惊慌失措。情绪要镇静,避免因血压波动而加重病情。应尽快将患者送到医院就诊,并详细告诉医生已出现的预兆表现,以便明确诊断,及时治疗。

二、治疗

(一)民间和经验治疗

脑出血俗称脑溢血,是中老年人的多发病,患者发生脑溢血后,家属应进行紧急救护。

(1)保持镇静并立即将患者平卧。千万不要急于将患者送往医院,以免路途震荡,可将其头偏向一侧,以防痰液、呕吐物吸入气管。

(2)迅速松解患者衣领和腰带,保持室内空气流通,天冷时注意保暖,天热时注意降温。

(3)如果患者昏迷并发出强烈鼾声,表示其舌根已经下坠,可用手帕或纱布包住患者舌头,轻轻向外拉出。

(4)可用冷毛巾覆盖患者头部,因血管在遇冷时收缩,可减少出血量。

(5)患者大小便失禁时,应就地处理,不可随意移动患者身体,以防脑出血加重。

(6)在患者病情稳定送往医院途中,车辆应尽量平稳行驶,以减少颠簸震动;同时将患者头部稍稍抬高,与地面保持20度角,并随时注意病情变化。

推荐几种有益于脑溢血患者的食物:

(1)新鲜水芹榨汁,每天分2次饮用,可预防脑溢血,对治疗后遗症也有效。

(2)大豆加水煮成饴状,每次少量,持续食用,可预防脑溢血。

(3)萝卜汁在脑出血后饮用,可助恢复。

(4)芝麻含丰富的维生素E,对改善末梢血管阻塞及高血压有效。

(5)三七:对脑血管病具有双向调节作用,既可用于脑溢血患者,又可用于脑血栓患者,临床观察表明,三七治疗心脑血管病方面"止血而无留瘀之弊,活血而无出血之虞"。

脑溢血患者不仅应该在药物方面积极配合治疗,更应该在饮食方面多加注意,这样会对病情的好转有很大帮助。若脑血管患者神志清醒,但进食时呛咳,应给予糊状饮食,其饮食内容为蒸蛋羹、肉末菜末稠粥、肉末菜末烂面条、牛奶冲藕粉、水果泥或将饭菜用捣碎机捣烂后给患者食用。

脑血管患者康复期若无吞咽困难,宜以清淡、少油腻、易消化的柔软平衡膳食为主。

(二)中医和经典治疗

1.中经络

(1)络脉空虚,风邪入中

主证:肌肤不仁,手足麻木,突然口眼歪斜,语言不利,口角流涎,甚则半身不遂,或兼见恶寒发热、肢体拘急、关节酸痛等证,舌苔薄白,脉浮弦或弦细。

治则:祛风通络,养血和营。

方药:大秦艽汤——秦艽、当归、羌活、防风、白芷、熟地黄、茯苓、石膏、川芎、白芍、独活、黄芩、生地黄、白术、细辛、甘草,无内热者去生石膏、黄芩,加白附子、全蝎;有风热表证者去羌活、防风、当归,加桑叶、菊花;呕逆痰盛,苔腻,脉滑,去地黄,加半夏、南星;手足麻木,肌肤不仁加指迷茯苓丸;语言不清,神情呆滞加菖蒲、远志;年老体衰者加黄芪;若仅见口眼歪斜者,可用牵正散。

(2)肝肾阴虚,风阳上扰

主证:平素头晕头痛,耳鸣目眩,少寐多梦,突然发生口眼歪斜,舌强言謇,或一侧手足沉重麻木,甚则半身不遂,舌质红或苔黄,脉弦细数或弦滑。

治则:滋阴潜阳,熄风通络。

方药:镇肝熄风汤——淮牛膝、龙骨、白芍、天冬、麦芽、代赭石、牡蛎、玄参、川楝子、茵陈、龟板、甘草;酌加天麻、钩藤、菊花;痰热较重者加胆南星、竹沥;心中烦热者加栀子、黄芩;头痛较重者加石决明、夏枯草;失眠多梦者加珍珠母、龙齿、夜交藤。

(3)痰热腑实,风痰上扰

主证:突然半身不遂,偏身麻木,口眼歪斜,便干或便秘,或头晕,或痰多,舌謇,舌苔黄或黄腻,脉弦滑,偏瘫侧脉多弦滑而大。

治则:化痰通腑。

方药:星蒌承气汤——胆南星、全瓜蒌、生大黄、芒硝,酌加丹参、鸡血藤;头晕重者加钩藤、菊花、珍珠母;舌质红而烦躁不安、彻夜不眠者,选加鲜生地黄、沙参、夜交藤。

2.中脏腑

(1)闭证突然昏倒,不省人事,牙关紧闭,口噤不开,两手握固,大小便闭,肢体强痉。

①阳闭

主证:除具备闭证的主要症状外,兼见面赤身热,气粗口臭,躁扰不宁,舌苔黄腻,脉弦滑而数。

治则:辛凉开窍,清肝熄风。

方药:先灌服(或鼻饲)局方至宝丹或安宫牛黄丸,并用羚羊角汤——羚羊角、龟板、生地黄、丹皮、白芍、柴胡、薄荷、蝉衣、夏枯草、石决明;抽搐加全蝎、蜈蚣、僵蚕;痰多者加竹沥、天竺黄、胆南星;痰多昏睡者加郁金、菖蒲。

②阴闭

主证:除具备闭证的主要症状外,兼见面白唇暗,静卧不烦,四肢不温,痰涎壅盛,舌苔白腻,脉沉滑或沉缓。

治则:辛温开窍,豁痰熄风。

方药:急用苏合香丸温开水化开灌服(或鼻饲),并用涤痰汤——法半夏、制南星、陈皮、枳实、茯苓、人参、石菖蒲、竹茹、生姜、甘草;可酌加天麻、钩藤以平肝熄风。

(2)脱证

主证:突然昏仆,不省人事,目合口张,鼻鼾息微,手撒肢冷,汗多,大小便自遗,肢体瘫软,舌萎,脉细弱或脉微欲绝。

治则:益气回阳,救阴固脱。

方药:参附汤合生脉散——人参、熟附子、麦冬、五味子;汗出不止者加黄芪、龙骨、牡蛎、山萸肉以敛汗固脱。

3.后遗症

(1)半身不遂

主证:偏枯不用,肢软无力,面色萎黄,或见肢体麻木,痛痒不知,手足肿胀,舌紫黯或有瘀斑,苔薄白或白腻,脉细缓或涩。

治则:益气、活血、通络。

方药:补阳还五汤——黄芪、归尾、川芎、桃仁、红花、地龙、赤芍;酌加全蝎、乌梢蛇、川牛膝、桑枝、地鳖虫、川断等;小便失禁者加桑螵蛸、肉桂、益智仁;下肢瘫软无力甚者加桑寄生、鹿筋;上肢偏废者加桂枝;患侧手足肿甚者加茯苓、泽泻、防己、苡仁;兼见言语不利者加菖蒲、远志、郁金;兼口眼歪斜者合牵正散;便秘者加火麻仁、肉苁蓉、郁李仁;心悸者加桂枝、炙甘草。

(2)语言不利

主证:舌欠灵活,言语不清,或舌暗不语,舌形多歪偏,苔薄或腻,脉滑。

治则:祛风、除痰、开窍。

方药:解语丹——白附子、石菖蒲、远志、天麻、全蝎、羌活、南星、木香、甘草;肾虚精亏者以地黄饮子滋阴补肾利窍。

(3)口眼歪斜

主证:单纯口眼歪斜。

治则:祛风、除痰、通络。

方药:牵正散——白附子、僵蚕、全蝎;口眼瞤动者加天麻、钩藤、石决明等。

(三)现代和前沿治疗

脑出血发病后能否及时送到医院进行救治,是能否达到最好救治效果的关键。减少转运时间的延误,需要公众和医疗服务系统的紧密配合与协作。公众应充分认识脑卒中的危害和及时到医院就诊的重要性,并具有识别脑卒中症状的基本常识,强化及时转运患者的意识和行动。医疗机构应创造条件使患者及早得到救治。

1.脑出血的识别

医务人员应掌握脑卒中常见的症状,公众也应该对脑卒中的常见表现有所了解。脑卒中的常见症状:

(1)症状突然发生。

(2)一侧肢体(伴或不伴面部)无力、笨拙、沉重或麻木。

(3)乙侧面部麻木或口角歪斜。

(4)说话不清或理解语言困难。

(5)双眼向一侧凝视。

(6)一侧或双眼视力丧失或模糊。

(7)视物旋转或平衡障碍。

(8)既往少见的严重头痛、呕吐。

(9)上述症状伴意识障碍或抽搐。

2.脑卒中患者的运送

保持生命体征稳定,尽早送至医院。

(1)发现可疑患者应尽快直接平稳送往急诊室或拨打急救电话由救护车运送。应送至有急救条件(能进行急诊 CT 检查,有 24 小时随诊的脑卒中专业技术人员)的医院及时诊治,最好送至有神经专科医师或脑血管病专科医院。

(2)医疗机构需做出快速反应。各医院应当制定加快脑卒中救治的计划和措施,包括有关科室医师、急诊和救护车系统之间的协调与协作,对将到院的脑卒中患者给以相应处理。

3.现场及运输途中的处理和急救:

(1)应收集的信息:救护人员到达现场后应立即采集有关病史并进行简要评估(见下表)。关于发病时间的信息尤其重要。

表 急救人员在现场或运输途中应收集的信息

1.神经症状出现的时间

2 确定神经症状的性质

　　(1)肢体或面部的无力

　　(2)说话不清或异常语言

3.格拉斯哥(Glasgow)昏迷量表评分:

　　(1)语言

　　(2)眼运动

　　(3)运动反应

4.近期患病、手术或外伤史

5.近期用药史

---

(2)急救措施及相关处理

监测和维持生命体征。必要时吸氧、建立静脉通道及心电监护。保持呼吸道通畅,解开患者衣领,有假牙者应设法取出,必要时吸痰、清除口腔呕吐物或分泌物。若患者呕吐剧烈,将头偏向一侧,防止因呕吐物引起窒息。昏迷患者应侧卧位。转运途中注意车速平稳,保护患者头部免受振动。对症处理,如高颅压、血压过高或过低、抽搐等的处理。尽可能采集血液标本以便血常规、生化和凝血功能试验能在到达医院时立即进行。救护车上工作人员应提前通知急诊室,做好准备及时抢救。

4.治疗

脑出血急性期过后,表情趋于平稳的患者,治疗及护理的处理原则是降低颅内压,防治脑水肿、脑缺氧,治疗心血管、呼吸、消化与泌尿系统并发症,预防感染、褥疮,维持营养、水电解质平衡等,促进神经功能恢复。

(1)脑出血的内科治疗

一般治疗:①卧床休息:一般应卧床休息2～4周,避免情绪激动及血压升高。②保持呼吸道通畅:昏迷患者应将头歪向一侧,以利于口腔分泌物及呕吐物流出,并可防止舌根后坠阻塞呼吸道,随时吸出口腔内的分泌物和呕吐物,必要时行气管切开。③吸氧:有意识障碍、血氧饱和度下降或有缺氧现象(PO_2<60mmHg 或 PCO_2>50mmHg)的患者应给予吸氧。④鼻饲:昏迷或有吞咽困难者在发病第 2～3 天即应鼻饲。⑤对症治疗:过度烦躁不安的患者可适量用镇静药;便秘者可选用缓泻剂。⑥预防感染:加强口腔护理,及时吸痰,保持呼吸道通畅;留置导尿时应做膀胱冲洗,昏迷患者可酌情用抗生素预防感染。⑦观察病情:严密注意患者的意识、瞳孔大小、血压、呼吸等改变,有条件时应对昏迷患者进行监护。

脱水降颅压减轻脑水肿:颅内压升高是脑出血患者死亡的主要原因,因此降低颅内压为治疗脑出血的重要任务。颅内压升高的主要原因是早期血肿的占位效应和血肿周围脑组织的水肿。脑出血后 3～5 天,脑水肿达到高峰期。药物治疗的主要目的是减轻脑水肿、降低颅内压,防止脑疝发生。

渗透性脱水剂甘露醇是重要的降颅压药物。20%的甘露醇用量为 125～250ml,快速静脉滴注,每 6～8 小时一次,用药时间不宜过长,建议为 5～7 天。可同时应用呋塞米 20～40mg,静脉注射,二者交替使用。用药过程注意监测肾功和水电解质平衡。甘油果糖 500ml 静脉滴注,每日 1～2 次,脱水作用缓和,适用于肾功不全者。

调控血压:脑出血患者血压的控制并无一定的标准,应视患者的年龄、既往有无高血压、有无颅内压增高、出血原因、发病时间等情况而定。一般可遵循下列原则:

脑出血患者不要急于降血压,因为脑出血后的血压升高是对颅内压升高的一种反射性自我调节,应先降颅内压后,再根据血压情况决定是否进行降血压治疗。

血压≥200/110mmHg 时,在降颅压的同时可慎重平稳降血压治疗,使血压维持在略高于发病前水平或 180/105mmHg 左右;收缩压在 170～200mmHg 或舒张压 100～110mmHg,暂时尚可不必使用降压药,先脱水降颅压,并严密观察血压情况,必要时再用降压药。血压降低幅度不宜过大,否则可能造成脑低灌注。收缩压<165mmHg 或舒张压<95mmHg,不需降血匝治疗。

血压过低者应升压治疗,以保持脑灌注压。

止血药物:一般不用,若有凝血功能障碍,可应用,时间不超过 1 周。

皮质激素的应用:肾上腺皮质激素治疗急性脑出血有以下作用:抑制星形细胞在低渗溶液中发生的肿胀;对体液及钾、钠通过细胞,或毛细血管到神经胶质细胞交界的转运有直接作用;并能改善血脑屏障,维持完整功能;减轻毛细血管的通透性而抑制脑水肿的发生、发展;对细胞膜、溶酶体的活性有稳定作用;减少脑脊液的生成有利于脑水肿的消散;增加肾血流量及肾小球的滤过率,并直接影响肾小管的再吸收;抑制脑垂体后叶分泌抗利尿素,起到利尿作用。一般选地塞米松。它对钠、水的潴留作用甚微,脱水作用较甘露醇弱,但较持久,无反跳现象。10～20mg/d,静脉点滴。氢化可的松对水、钠潴留及钾的排泄较地塞米松为著,目前很少应用。药物对消化道应激性溃疡与肺部感染患者不利,应根据病情选择应用。一般用于脑出血进行性加重的重型患者和脑疝抢救。不宜将皮质激素列为抢救及治疗脑出血的常规药物亚低温治疗,建议尽量不使用皮质类固醇,因其副作用大,且降颅压效果不如高渗脱水药。

亚低温治疗是辅助治疗脑出血的一种方法,初步的基础与临床研究认为亚低温是一项有前途的治疗措施,而且越早用越好。有条件的单位可以试用,并总结经验。

（2）手术治疗

自发性脑出血患者哪些需手术治疗、手术方法及手术治疗的时机,目前尚无定论。手术目的主要是尽快清除血肿、降低颅内压、挽救生命,其次是尽可能早期减少血肿对周围脑组织的压迫,降低致残率。国内很多医院正在探讨手术治疗的方法和疗效。主要采用的方法有以下几种:去骨瓣减压术、小骨窗开颅血肿清除术、钻孔穿刺血肿碎吸术、内窥镜血肿清除术、微创血肿清除术和脑室穿刺引流术等。去骨瓣减压术对颅压非常高的减压较充分,但创伤较大,已经较少单独采用;内窥镜血肿清除术只有少数医院在试行阶段;钻孔穿刺碎吸术对脑组织损伤较大已基本不用;目前不少医院采用小骨窗血肿清除术和微创血肿清除术,但对手术结果的评价目前很不一致,小骨窗手术止血效果较好,比较适合血肿靠外的脑出血,对深部的血肿止血往往不够彻底,对颅压较高者,减压不够充分;微创穿刺血肿清除术适用于各种血肿,但由于不能在直视下止血,可能发生再出血,优点是简单、方便、易行,在病房及处置室即可完成手术,同时由于不需要复杂的仪器设备,术后引流可放置时间较长,感染机会较少,现已在国内广泛开展。全脑室出血采用脑室穿刺引流术加腰穿放液治疗很有效,即使深昏迷患者也可能取得良好的效果。

手术适应证:发病时的意识障碍较轻微,神经功能有一定程度的保留,其后病情逐渐恶化,颅压持续升高,经手术治疗可能逆转者;GCS评分≥5分,呈浅昏迷至中度昏迷,不完全或完全性偏瘫,脑疝早期;小脑出血≥10ml(或血肿直径≥3cm)伴脑干受压和脑积水,出现进行性神经功能恶化;幕上出血≥30ml,出血的部位表浅,如脑叶出血、壳核出血或经壳核向苍白球及外囊扩展;非高龄患者的脑内出血,其颅腔容积代偿能力较差而手术耐受能力较强者应手术治疗;因血管畸形或动脉瘤所致的脑内出血,通过去除血肿和原发病灶可能达到较好效果。

手术禁忌证:出血后病情进展迅猛,短时间内即陷入深度昏迷者,发病后血压持续升高≥200/120mmHg,伴有严重的心、肝、肺、肾等疾患及凝血功能障碍者,不适于手术治疗。

（3）手术方法

直接开颅术:是脑出血的常用手术方式。可在直视下彻底清除血肿,迅速解除占位效应和止血。传统的去骨瓣开颅由于创伤大已少用,目前有些医院采用微创小骨窗法,对皮质下、壳核及小脑出血均适用。此外,深部出血延伸至浅处者也可采用。在县级以上医院均可就地施行,缩短了救治时间。

CT引导或立体定向血肿吸除术:创伤较小,血肿定位精确,但不能完全地清除血肿和止血,如采用内窥镜,可较好地解决上述问题。

脑室外引流血肿溶解术:对脑室内出血有效。

其他微创颅内血肿清除术:如微创血肿穿刺清除术和锥颅血肿抽吸引流术等,方法简便易行,更适用于基层医院和不具备行较复杂手术条件的医院。

采用上述 2、3、4 项治疗时,可在血肿腔内注入纤溶剂(如 UK、rtPA、重组链激酶等),将残存血肿溶解,便于引流。

三、康复

开始时做深呼吸及简单的主动运动,着重偏瘫一侧手脚的伸展运动:肩外展、上肢伸展、下肢弯曲。运动间隙用枕垫、木架维持肢体功能位,防止上肢屈曲、足下垂等畸形。可逐步增加坐、立、行走练习,进行正确步态行走、上下楼。注意加强保护,防止跌伤等意外。上肢活动功能初步恢复后,着重做爬墙、抓放物品、盘核桃等运动,加强自理能力练习:进餐、梳洗、穿脱衣等。情况进一步好转,可进行写字、编织、园艺等劳动治疗。

脑出血患者经过治疗,有一部分性命保住了,但留下半身不遂的后遗症,尤其是患者的手,总是象握拳似的掰都掰不开。此处列举一民间经验,仅供参考。具体的操作方法是:施术者,用两手的大拇指甲,按压患者的患侧手甲根。要求是必须压到指甲根上,不可压指甲肉上。每次按压时间不要超过 30 秒,如果加上意念更好。施术者和患者都念"经络畅通,脑血管畅通"。按压的顺序是:先压中指和拇指甲根,再压食指和无名指甲根,最后重复压中指甲根配合小指甲根,前后压共三次即可。

第二节　蛛网膜下隙出血概述

蛛网膜下隙出血(SAH)是指由各种原因出血血液流入蛛网膜下隙所致的临床综合征。原发性蛛网膜下隙出血是由脑动脉瘤、动静脉畸形破裂出血进入蛛网膜下隙。继发性为原发病的并发症,如脑出血、脑瘤等。本节只讨论原发性蛛网膜下隙出血。其病因与发病机制总结如下:

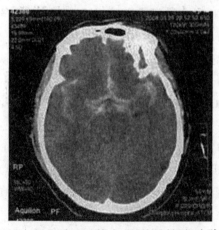

原发性蛛网膜下隙出血的病因很多,而其主要原因是脑动脉瘤和动静脉畸形(约占 50%~90%)。

脑动脉瘤:可见于任何年龄,以 40~60 岁多见,而以 50~54 岁发病最常见。婴儿及高龄期较少见。动脉瘤好发于组成颅底动脉环的血管上,尤其是动脉分叉处。动脉瘤破裂的频度,据报道颈内动脉占 38%,大脑前动脉占 36%,大脑中动脉占 21%,大脑后动脉占 0.9%,基底动脉占 2.9%,椎动脉占 0.9%,小脑占 0.8%。颈内动脉颈段的动脉瘤较少见,其蝶鞍床突下段海绵窦内的动脉瘤是在硬膜外,很少引起蛛网膜下隙出血。床突上段占 39.3%,其中 5.4% 在后交通动脉以下,25% 在与后交通动脉连接处,4.5% 在后交通动脉分叉处,4.4% 在颈内动脉分叉部。

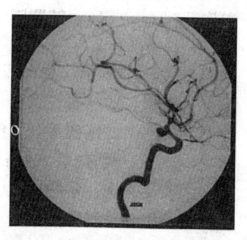

颈内动脉及大脑中动脉的动脉瘤以女性为多,而前交通动脉的动脉瘤则以男性多见。

脑血管畸形:血管畸形也称血管瘤。分动静脉型和毛细血管型。动静脉型常见,毛细血管型比较少见。动静脉型是蛛网膜下隙出血的常见原因之一,占 6%~7%,与动脉瘤之比约为 1：6.5,可发生于脑的任何部位,而以大脑突面较多发,最常见于大脑中动脉系统。血管畸形 90% 以上在小脑幕上。血管畸形引起的蛛网膜下隙出血常伴局灶体征,发病前或发病时可有癫痫发作,精神障碍,有时可闻及血管杂音,可合并脑内出血。

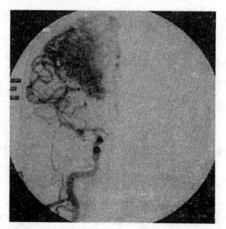

血液病:血友病、红细胞增多症、原发性血小板减少症、再生障碍性贫血、白血病、恶性贫血以及广泛骨转移所致的纤维蛋白原缺乏症等均可合并蛛网膜下隙出血。蛛网膜下隙出血可为白血病的首发症状或早期症状之一,急性者较慢性者多,粒细胞性白血病较淋巴性为多,凡引

起蛛网膜下隙出血的血液病通常预后不良。

其他血管疾病:高血压与动脉硬化常同时存在,可引起梭形及粟粒性微小动脉瘤。由此发生的蛛网膜下隙出血占 15%~20%。结缔组织病,如红斑性狼疮、结节性动脉周围炎等;脑血栓形成或栓塞,发生出血性梗死时可使血液流入蛛网膜下隙;脑底动脉异常增生所致的"烟雾病"也是蛛网膜下隙出血的原因之一。

感染性疾病:各种原因引起的脑膜炎(或直接侵犯血管)、结核性脑膜炎、化脓性脑膜炎、病毒性脑膜炎(流感性及带状疱疹性等)、布氏杆菌病或伤寒等。

脑瘤:脑瘤卒中可合并蛛网膜下隙出血,特别是颅内转移瘤或脑膜癌病,约占蛛网膜下隙出血的 5%。

一、诊断

(一)现代科学方法诊断

1.临床表现

脑膜刺激征、剧烈的头痛及血性脑脊液是蛛网膜下隙出血的三大症状,绝大多数病例都会出现。

多数患者发病前完全正常,部分患者有偏头痛和眩晕史。发病常较急骤,出现剧烈头痛、呕吐,很快发展至昏迷。意识障碍时间一般较短,清醒后有头痛、呕吐。脑膜刺激征是特征性症状,以颈项强直为最突出,Kenug 征、Brudzinski 征均呈阳性。60 岁以上老年患者,头痛、呕吐及脑膜刺激征,常不如年轻患者明显,而意识障碍和脑实质损害症状较重。这与老年人伴有脑萎缩、蛛网膜下隙扩大及老年人反应迟钝有关。

蛛网膜下隙出血的临床症状可分 4 类:

(1)脑膜刺激征:血液进入蛛网膜下隙后,红细胞及细胞破坏产物刺激脑膜及神经根引起脑膜刺激征,即头痛、呕吐、颈强直及 Kernig 征阳性。颅压增高与出血、脑水肿有关。

(2)脑局灶体征:所在部位的动脉瘤或血管畸形破裂产生局灶体征。大脑半球的血管畸形破裂则发生偏瘫、失语及癫痫发作;桥脑部位的动脉瘤破裂,发生多数颅神经损害。

(3)脑血管痉挛:由于血小板破裂后释放 5-羟色胺等,引起广泛的脑血管痉挛、脑水肿和颅内压增高,而致继发性脑缺血,出现意识障碍、精神症状与锥体束征等。继发性脑血管痉挛多发生于病后 3~10 天。部分患者有视网膜、玻璃体、结膜出血及视盘水肿。

(4)多脏器功能衰竭:严重的蛛网膜下隙出血时,因丘脑下部受出血或脑血管痉挛引起的缺血损害,发生一系列自主神经——内脏功能障碍,表现为多脏器功能衰竭,如高热、呃逆、消化道出血(消化系统病变)、心律失常、心肌缺血或心肌梗死(心血管系统损害)、急性肺水肿、呼吸障碍(呼吸系统病变)、少尿、无尿或尿毒症(泌尿系统损害),此外还可见高血糖反应及周围血粒细胞反应等。

2.病理

出血后,蛛网膜下间隙的脑脊液中混有血凝块及血液。新鲜的出血,脑表面为红色,陈旧的出血为棕色或暗棕色。出血可限于局部,也可浸及整个脑表面,甚至脊髓。血液可逆流至第四脑室甚至侧脑室,偶而血块堵塞脑脊液通路而形成脑积水。血液可引起蛛网膜的无菌性炎症反应,蛛网膜及软膜增厚,色素沉着,在脑、血管和神经之间引起粘连。

脑实质内有广泛的白质水肿,皮质有多发性斑块状缺血病灶,可遍及整个大脑皮质。中央灰质的病变比较轻微。

显微镜检查示脑膜的轻度炎症反应,在软脑膜和蛛网膜上可见含铁血黄素吞噬细胞。出血1～4小时即可出现脑膜反应,脑膜血管周围可见少量多形核粒细胞;4～16小时粒细胞反应较强烈;16～32小时有大量粒细胞及淋巴细胞;三天后,粒细胞减少,淋巴及吞噬细胞增加,可见红细胞吞噬细胞、含铁血黄素吞噬细胞和胆红质吞噬细胞,后者多在7天以后出现。后期可见有脑积水。

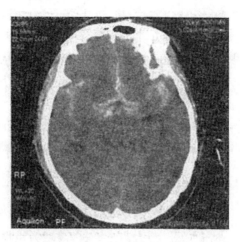

3.实验室及其他检查

(1)颅脑CT扫描:是诊断蛛网膜下隙出血的首选方法。CT平扫最常表现为基底池弥散性高密度影。血液的分布情况可提示破裂动脉瘤的位置:如动脉瘤位于颈内动脉段常表现为鞍上池不对称性积血;位于大脑中动脉段主要表现为外侧裂积血;位于前交通动脉段则是前纵裂基底部积血。对于蛛网膜下隙出血,脑CT扫描不能取代脑血管造影。

(2)脑脊液检查:脑脊液呈均匀一致的血性及脑压升高是临床重要的特征。发病后数日内可有异物性粒细胞反应,类似脑膜炎,即在红细胞背景上的嗜中性粒细胞反应。2～3天后可见红细胞吞噬细胞,5～7天后可见含铁血黄素吞噬细胞和胆红质吞噬细胞,一般7～10天多无完整的红细胞,而单核吞噬反应可持续较长时间。蛋白定量升高,其含量多少主要决定于出血的程度。血糖升高者,脑脊液的糖也升高。氯化物一般无变化。

(3)脑血管造影:是确诊蛛网膜下隙出血病因最有价值的方法。无局灶体征的蛛网膜下隙出血应作全脑造影,采用数字减影脑血管造影最适宜。约50%～60%病例可发现动脉瘤,部分患者表现有不同程度的血管痉挛,可为局部(数支血管)亦可为全部脑底动脉环的分支痉挛。血管造影可证实动静脉畸形,并可显示脑内血肿的存在。

(4)CT血管成像(CTA)和MRI血管成像(MRA):是无创性的脑血管显影方法,但准确性不如DSA。血及尿检查:约1/3以上病例周围血象示白细胞升高,约1/4有高血糖反应,血糖最高可达25mmol/L。不少患者出现蛋白尿、血尿,少数有尿糖阳性,有些患者可发生尿毒症反应,尿素氮升高。

(5)经颅多普勒(TCD):可显示某血管的血流速度,间接提示脑血管痉挛的存在,而不能直接显示动脉瘤或动静脉畸形的部位,且受脑水肿的影响,其诊断可靠性较差。

(6)脑电图:多显示广泛慢波,若有血肿或较大的血管畸形,可表现局限性慢波。部分病例显示病侧低波幅慢波,此常与脑血流图显示的脑缺血相一致。

(7)脑诱发电位:通过体感、视与听觉诱发电位检测,部分病例有异常表现。

4.鉴别诊断

(1)脑出血:脑出血与蛛网膜下隙出血,在深昏迷时常不易鉴别,年轻者多为动脉瘤或血管畸形,高血压伴偏瘫者多为脑出血。因两者均有血性脑脊液,故不能根据脑脊液做出鉴别。脑室出血与重症蛛网膜下隙出血临床难以鉴别,脑 CT 扫描和脑血管造影,两者各有其本身的特征,即可鉴别。

(2)脑膜炎:脑膜炎与蛛网膜下隙出血的体征相似,有时发病经过也相像。起病时常伴发热,有严重头痛和意识障碍,很少有血性脑脊液,若红细胞多,白细胞少,可能为蛛网膜下隙出血,反之则可能是炎症。炭疽杆菌性脑膜炎,常有血性脑脊液。

(3)脑瘤卒中或颅内转移瘤:脑瘤约有 1.5% 发生肿瘤卒中,形成瘤内或瘤旁血肿,可合并蛛网膜下隙出血。癌性颅内转移、脑膜癌症或中枢神经系统白血病有时为血性脑脊液,脑脊液中查到瘤细胞,即能确诊。原发性颅内肿瘤,脑脊液的瘤细胞阳性率较低,需靠脑 CT 扫描和血管造影协助诊断。

(4)硬膜下血肿:急性硬膜下血肿发生在外伤后半月之内,外伤不一定很重,可无颅骨骨折;慢性硬膜下血肿,症状距外伤 1～3 个月,甚至更长,表现为慢性颅压增高征。局灶症状轻或不明显,晚期可形成脑疝。脑血管造影及 CT 扫描有鉴别意义。

(5)硬膜外血肿:与外伤病史有关,常经过几小时至 2～3 天的无症状期,迅速发展成脑疝,血肿侧瞳孔散大,对侧偏瘫,伴意识障碍,典型者脑脊液清亮。伴外伤性蛛网膜下隙出血时即为血性脑脊液。外伤史及颅骨骨折是重要的鉴别点。

(二)中医诊断

本病诊断较易,如突发剧烈头痛及呕吐,面色苍白,冷汗,脑膜刺激征阳性以及血性脑脊液或头颅 CT 见颅底各池、大脑纵裂及脑沟中积血等。少数患者,特别是老年人头痛等临床症状不明显,应注意避免漏诊,及时腰穿或头颅 CT 检查可明确诊断。

通过病史、神经系统检查、脑血管造影及头颅 CT 检查,可协助病因诊断与鉴别诊断。除和其他脑血管病鉴别外,还应与下列疾病鉴别:①脑膜炎:有全身中毒症状,发病有一定过程,脑脊液呈炎性改变。②脑静脉窦血栓形成:多在产后发病或病前有感染史,面部及头皮可见静脉扩张,脑膜刺激征阴性,脑脊液一般无血性改变。

(三)民间经验诊断

蛛网膜下隙出血一般起病较急,发病时间只有数分钟或数小时,但脑出血还是有其逐步发展演变的过程。在起病初期会或多或少表现出一些异常情况,即出现一些有预兆的前驱表现。在发生脑出血的患者中,50% 有先兆症状。先兆症状出现后的第一年内发生脑出血的危险性很大,尤其在两个月内最为危险。一旦出现这些先兆表现,就预示着脑出血即将发生,或已是脑出血的前驱阶段。这时如仔细观察,就能及时发现异常,并到医院争分夺秒地进行治疗,从而控制疾病发展,避免严重后果。

常见的脑出血的先兆症状有：

（1）突然感到一侧身体麻木、无力、活动不便，手持物掉落，嘴歪、流涎，走路不稳。

（2）与人交谈时突然讲不出话来，或吐字含糊不清，或听不懂别人的话。

（3）暂时性视物模糊，以后可自行恢复正常，或出现失明。

（4）突然感到头晕，周围景物出现旋转，站立不稳甚至晕倒在地。这些表现可以短暂地出现一次，也可以反复出现或逐渐加重。

当上述先兆症状出现时，患者家属在思想上既要高度重视，又不能过度紧张以致惊慌失措。情绪要镇静，避免因血压波动而加重病情。应尽快将患者送到医院就诊，并详细告诉医生已出现的预兆表现，以便明确诊断，及时治疗。

二、治疗

（一）民间和经验治疗

蛛网膜下隙出血是常见的脑血管病之一，常见的病因是颅内动脉瘤破裂和血管畸形。一旦发生蛛网膜下隙出血应及时在当地有条件的医院进行治疗或转送医院抢救治疗，转送患者时需注意以下几点：

（1）尽量让患者保持头高侧侧卧位，避免舌根后坠阻碍通气；

（2）及时清理患者口中的呕吐物，以免误吸入气道；

（3）尽量避免长途转送，选就近有条件的医疗单位治疗；

（4）转运前应给予脱水、降压等治疗；

（5）运送过程中尽量避免震动；

（6）转送患者时应有医务人员护送并随时观察病情变化；

（7）有随时进行抢救的基本设施。

（二）中医和经典治疗

1.肝风内动，肝阳暴亢

治则：镇肝熄风，平肝潜阳。

方药：镇肝熄风汤——怀牛膝、代赭石、生龙骨、生牡蛎、生龟甲、白芍药、玄参、天门冬、川楝子、生麦芽、茵陈、甘草；神志不清，表情淡漠者加石菖蒲、郁金、天竺黄；谵语妄动者加黄连、竹叶、莲子心；大便秘结者加大黄、玄明粉；抽搐项强甚者加天麻、全蝎、僵蚕、白附子、羚羊角粉；若痰多黄稠者，加胆南星、竹沥。

2.肝肾不足，虚火上扰

治则：滋补肝肾，清热降火。

方药：知柏地黄丸——知母、黄柏、山药、山茱萸、牡丹皮、熟地黄、茯苓、泽泻；目干眼涩，虚热较甚者，加大知母、黄柏用量，并加用枸杞子、菊花、白薇、银柴胡、青蒿；颈项强直、四肢抽搐者，加全蝎、蜈蚣、僵蚕；心烦失眠、夜寐不安者加柏子仁、炒枣仁、黄连、阿胶；血虚兼见血瘀、舌质黯或瘀点者，加阿胶、当归、桃仁、川芎。

3.痰浊内阻，清窍蒙蔽

治则：涤痰通窍，化浊开闭。

方药：涤痰汤——制南星、制半夏、炒枳实、茯苓、橘红、石菖蒲、人参、竹茹、甘草；痰热明显者加黄芩、生大黄、天竺黄;纳谷不香者加炒白术、鸡内金、炒谷麦芽;痰多清稀者加苍术、厚朴;颈项强直者,加全蝎、蜈蚣、石决明、僵蚕。

4.肝郁气滞,瘀血阻络

治则:疏肝解郁,行气活血化瘀。

方药:血府逐瘀汤——柴胡、枳壳、桔梗、牛膝、当归、川芎、赤芍、生地黄、桃仁、红花、甘草。

(三)现代和前沿治疗

原发性蛛网膜下隙出血,其治疗目的是为减少出血后死亡及再出血,使损害的脑功能得到最大限度的恢复。对已发现动脉瘤或血管畸形者,若一般状况良好,应争取早期手术治疗。对不宜手术者,则应预防其发生破裂。

1.内科治疗

(1)发病后应绝对卧床休息4～6周,防止再出血,适当应用镇静、止痛剂。

(2)降低颅内压:20%甘露醇250ml,每4～6小时一次静脉点滴;地塞米松5～10mg,每日2～3次。不仅能减轻脑水肿,降低颅内压,而且可改善意识状态,预防和治疗脑血管痉挛。其作用机制,目前认为主要系消除受损细胞膜的自由基。应用大量维生素E,对预防脑血管痉挛有益。其他如呋塞米、甘油等,也可做降颅压的治疗。国产复方甘油注射液500ml,每日静脉滴注1～2次,效果较好。

(3)调整血压:目前尚有争议,一般认为急性期不急于调整血压。用降压疗法,预防再出血,不一定有益处,缺血引起的后果可能更严重。而伴丘脑下部损害者,血压的控制亦较困难,某些降压药如吩噻嗪类(冬眠灵等)易发生低血压休克,应列为禁用或慎用。

(4)止血疗法:无肯定疗效,有的学者认为止血剂可促进凝血过程,增强小动脉壁的张力。大剂量应用可发生心肌梗死,因而主张对高龄者及已有心电图异常者慎用或不用,但也有主张用6-氨基己酸者,认为除止血外,还有解除血管痉挛,预防再出血的作用。另有报告用止血药者较不用者脑血管痉挛发生率明显增高。笔者认为对高龄、有动脉硬化、心血管疾病者小剂量用或不用,对青少年蛛网膜下隙出血,心电图正常者应采用。据报告6-氨基己酸18g,每日2次静脉滴注,效果最好。

(5)抗脑血管痉挛:异丙基肾上腺素能激活腺苷酸环化酶,使血管平滑肌松弛,从而预防和缓解血管痉挛。异丙基肾上腺素0.4～0.8mg,加入5010葡萄糖150ml内静脉滴注,每分钟10～20滴,每8小时一次。同时利多卡因200mg,加入生理盐水450ml,点滴,10～20滴/分输注。苯胺卡胺50～100mg颈内动脉注射;亦可用罂粟碱、氨茶碱。以上方法对因血管痉挛所致的缺血性神经机能障碍,可获得迅速改善。

目前以钙离子拮抗剂尼莫地平最为理想,能进饮食者每日应用30mg,每日3次,对意识障碍者需用尼莫地平5～25mg,静脉点滴。

(6)腰穿脑脊液外引流:隔日一次,缓慢放出血性脑脊液可降低脑压,缓解症状及预防蛛网膜粘连。

(7)侧脑室体外引流:对重症蛛网膜下隙出血出现深昏迷,并已有脑疝征象者,本方法不失为一挽救生命的方法。

2.手术治疗

根据病例的不同情况可采用颈总或颈内动脉结扎法,直视下动脉瘤或血管畸形结扎或切除法,此外尚有瘤颈夹闭法、瘤壁加固、凝固法、填塞法与栓塞法等。

手术时机,多数主张出血后立即行脑血管造影,并争取及早手术。对有血管痉挛者,可在7～10天后,血管痉挛基本缓解时再手术治疗。对于年迈体弱、一般情况较差,深昏迷,生命体征受累,伴高血压及动脉硬化者,或动脉瘤位置不准确或多发性动脉瘤者,不宜行手术治疗。

三、康复

蛛网膜下隙出血患者康复期无吞咽困难,宜以清淡、少油腻、易消化的柔软平衡膳食为主。

首先,应限制动物脂肪,如猪油、牛油、奶油等,以及含胆固醇较高的食物,如蛋黄、鱼子、动物内脏、肥肉等,因为这些食物中所含饱和脂肪酸可使血中胆固醇浓度明显升高,促进动脉硬化;可采用植物油,如豆油、茶油、芝麻油、花生油等,因其中所含不饱和脂肪可促进胆固醇排泄及转化为胆汁酸,从而达到降低血中胆固醇含量,推迟和减轻动脉硬化目的。

其次,饮食中应有适当蛋白质,常吃些蛋清、瘦肉、鱼类和各种豆类及豆制品,以供给身体所需要的氨基酸。一般每日饮牛奶及酸牛奶各一杯,因牛奶中含有牛奶因子和乳清酸,能抑制体内胆固醇的合成,降低血脂及胆固醇的含量。饮牛奶时可将奶皮去掉。豆类含豆固醇,也有促进胆固醇排出的作用。

第三,要多吃新鲜蔬菜和水果,因其中含维生素 C 和钾、镁等。维生素 C 可降低胆固醇,增强血管的致密性,防止出血,钾、镁对血管有保护作用。

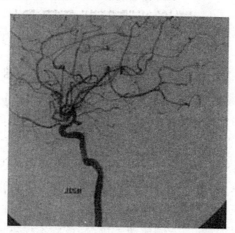

第四,可多吃些含碘丰富的食物,如海带、紫菜、虾米等,碘可减少胆固醇在动脉壁沉积,防止动脉硬化的发生。

第五,每日食盐在 6 克以下为宜,因食盐中含有大量钠离子,人体摄入钠离子过多,可增加血容量和心脏负担,并能增加血液黏稠度,从而使血压升高,对脑溢血患者不利。

第六,忌用兴奋神经系统的食物,如酒、浓茶、咖啡及刺激性强的调味品。此外,少吃鸡汤、肉汤,对保护心脑血管系统及神经系统有益,且需忌暴食。

家有脑溢血患者,一般可选择下述辅助食疗方剂:

(1)黑木耳 6 克,用水泡发,加入菜肴或蒸食。可降血脂、抗血栓和抗血小板聚集。

（2）芹菜根 5 个，红枣 10 个，水煎服，食枣饮汤，可起到降低血胆固醇作用。

（3）吃鲜山楂或用山楂泡开水，加适量蜂蜜，冷却后当茶饮。若中风并发糖尿病，不宜加蜂蜜。

（4）生食大蒜或洋葱 10～15 克可降血脂，并有增强纤维蛋白活性和抗血管硬化的作用。

（5）蛛网膜下隙出血患者饭后饮食醋 5～10 毫升，有软化血管的作用。

第三节　颅内动脉瘤

颅内动脉瘤是颅内动脉壁上的局限性异常扩大，是引起自发性蛛网膜下隙出血的主要病变。根据 Locksley 的综合性统计，在 5431 例自发性蛛网膜下隙出血的患者中，动脉瘤破裂占 51%。

颅内动脉瘤的发病率尸检材料为 1%～5%。死于自发性蛛网膜下隙出血者尸检发现的 90% 有这种动脉瘤。在脑血管意外中，它仅次于脑梗死和高血压脑出血而占第三位。本病以 30～60 岁中年人比较多见，10 岁以下或 80 岁以上者很少见。

几乎所有的先天性颅内动脉瘤都位于或接近动脉轴的分叉处。约 85%～95% 位于 Willis 环的前半部，即颈内动脉和它的分支或前交通动脉；其余是在后交通动脉或椎-基底动脉系统。而引起蛛网膜下隙出血的动脉瘤有 80% 是在颈动脉系统。因此，若要证实一切可能出血的原因，就必须施行全脑血管造影。

多发性动脉瘤约占 20%，其中 40% 发生在两侧及对称部位上，大脑中动脉是最常见的部位。

动脉瘤形成的病因，概括有以下几种：

（一）先天性因素（囊状动脉瘤）

脑动脉管壁的厚度为身体其他部位同管径动脉的 2/3，周围缺乏组织支持，但承受的血流量大，尤其在动脉分叉部。管壁中层缺少弹力纤维，平滑肌较少，由于血流动力学的原因，分叉部最容易受到冲击，这与分叉部动脉瘤最多，并向血流冲击方向囊状突出是一致的。管壁的中层有裂隙、胚胎血管的残留、先天性动脉发育异常或缺陷都是动脉瘤形成的重要因素。动脉瘤患者的 Willis 环变异多于正常人，两侧大脑前动脉近端发育不对称与前交通支动脉瘤的发生有肯定的关系，即动脉瘤由发育好的一侧前动脉供应，该侧不仅供血到动脉瘤，还供血到两侧前动脉。

（二）动脉硬化（梭形动脉瘤）

动脉壁发生粥样硬化使弹力纤维断裂及消失，加上高血压的作用，即可使动脉壁薄弱的部分逐渐外突形成动脉瘤，并常呈梭形膨出。

（三）感染

身体各部位的感染皆可以小栓子的形式经血液播散停留在脑动脉的周末支，少数栓子停留在动脉分叉部，引起动脉壁的局部炎症，从而破坏管壁形成动脉瘤。

（四）创伤

闭合性或开放性颅脑损伤、手术创伤，由于异物、骨折片等直接伤及动脉管壁，或牵拉血管造成管壁薄弱，形成动脉瘤。

（五）其他

还有一些少见的原因如肿瘤等也能引起动脉瘤。脑动静脉畸形、颅内血管发育异常及脑动脉闭塞等也可伴发动脉瘤。

该病的临床表现如下：

绝大多数的动脉瘤在未破裂出血前都无症状，少数病例可因压迫相邻的神经结构出现相应的神经症状。颅内动脉瘤的症状可分为三类：出血症状、局灶症状及缺血症状。

（一）颅内出血

颅内出血为最常见的表现，一部分患者在动脉瘤破裂前有用力、情绪激动、排便、咳嗽等明显诱因，还有一部分患者无明显诱因或发生于睡眠时。出血类型中最多的是单纯蛛网膜下隙出血。表现为突然头痛、呕吐、意识障碍、痫性发作、脑膜刺激征等。Willis 动脉环后半的动脉瘤出血时，头痛位于枕部，还可有眩晕、复视、一过性黑矇、共济失调及脑干症状。创伤性动脉瘤多位于颈内动脉海绵窦段，由于该部颅底骨折引起，可表现为反复发作性鼻腔大出血，并可伴有失明和眼眶周围瘀血。其次为颅内血肿，出血严重时可发生脑疝。颅内血肿也可合并有蛛网膜下隙出血或脑室内出血。血肿形成时，除有定位症状外还会有颅内压增高，如不及时手术可能因脑疝而死亡。

多数患者出血后病情逐渐稳定，意识恢复清醒，脑膜刺激症状逐渐减轻或消失，应抓紧时间进行诊断和治疗。否则仍有 1/3 患者在不同时期动脉瘤可再次破裂出血。再出血发生在第一次出血后 7d 内的最多，但也有人认为在 1～2 周发生率最高，3 周后减少。

（二）局灶体征

由动脉瘤压迫的部位不同而异。在动脉瘤破裂前所出现的症状为其直接压迫邻近结构的结果；动脉瘤破裂后，由于出血破坏或血肿压迫脑组织，以及血管痉挛引起脑缺血等情况均可出现相应的局灶症状。颈内一后交通动脉瘤中，常出现病侧动眼神经麻痹。颈内动脉的巨型动脉瘤（直径大手 2.5cm 者）可被误认为垂体腺瘤。大脑中动脉动脉瘤可引起对侧偏瘫，左侧者还可伴有失语。前交通动脉动脉瘤破裂一般无特殊定位症状。但若累及丘脑下部或边缘系统，可出现精神症状、高热、尿崩症等。基底动脉分叉部、小脑上动脉及大脑后动脉近端的动脉瘤位于脚间窝前方，常出现Ⅲ、Ⅵ脑神经麻痹及大脑脚、脑桥的压迫征，如韦伯（Weber）综合征、两眼同向凝视麻痹及交叉性瘫痪等。

基底动脉干及小脑前下动脉近端动脉瘤表现为脑桥不同水平的压迫症状，如米亚尔-居布勒（Millard-Cuber）综合征（一侧外展神经及面神经麻痹，对侧锥体束征）、福维尔（Foville）综合征，除米亚尔-居布勒（Millard-Cuber）综合征外，尚有同向侧视障碍、凝视麻痹、眼球震颤等。

（三）脑缺血及脑动脉痉挛

动脉痉挛为动脉瘤破裂出血后发生脑缺血的重要原因。蛛网膜下隙出血造成脑损害使脑皮质对缺血的耐受性减弱而产生缺血症状。此外，瘤囊内血栓脱落及蔓延也是造成缺血的原因。蛛网膜下隙出血、穿刺脑动脉、注射造影剂、手术器械接触动脉等均可诱发动脉痉挛。在临床观察中发现，动脉瘤破裂后 2～3d 内很少发生痉挛，4d 以后逐渐增加，至 7～8d 达到高峰，持续 2～3 周后消退。蛛网膜下隙出血后的脑血管痉挛主要在 Willis 动脉环及其周围。动脉瘤出血发生的动脉痉挛，以载瘤动脉近动脉瘤节段最为严重，离动脉瘤较远的部分痉挛轻微或不发生。

为了评价手术的危险性和患者的预后，Hunt 将患者的症状与体征分为五级，见下表。

表　颅内动脉瘤的临床分级

级别	评级标准
0 级	未破裂的动脉瘤
Ⅰ 级	无症状，或轻微头痛及轻度颈强直
Ⅱ 级	中度至重度头痛，颈强直，除脑神经麻痹外，无其他神经功能缺失
Ⅲ 级	嗜睡等轻度意识障碍或轻微局限性神经功能缺失
Ⅳ 级	昏睡等中度意识障碍，中度至重度偏瘫，可能早期去脑强直及自主神经功能紊乱
Ⅴ 级	深昏迷，去脑强直，濒死状态

若伴有严重的全身疾病如高血压、糖尿病、严重动脉硬化、慢性肺部疾病和血管造影显示严重血管痉挛者，级别要比该患者临床表现的标准提高一级。

一、诊断

(一)现代科学方法诊断

动脉瘤破裂前多无症状，诊断较为困难。对于自发性蛛网膜下隙出血，或反复大量鼻出血伴有一侧视力进行性减退的情况，或有某些局灶体征时，如一侧动眼神经麻痹，特别是发生在中年以上的患者，应高度怀疑颅内动脉瘤的可能，需进一步检查。

1.腰椎穿刺

这是诊断动脉瘤破裂后蛛网膜下隙出血的直接证据。出血急性期，颅内压力多增高，脑脊液呈血性，或镜检脑脊液内含大量新鲜的红细胞。腰穿目的为诊断蛛网膜下隙出血，在颅内压很高时腰穿有导致脑疝的危险，最好先行头颅 CT 扫描，必要时应谨慎进行。

2.头颅 CT 扫描

近年来 CT 技术的发展提高了对直径在 5mm 以上动脉瘤的检出率，血肿直径在 5mm 以上的动脉瘤经造影强化后即有可能被 CT 发现。CT 对确定出血的范围、肿瘤大小、脑梗死情况都很有用。血肿部位有助于出血动脉瘤的定位。CT 检查中密度不同的同心圆形图像"靶环征"是巨大动脉瘤的特征性表现。巨大动脉瘤周围水肿或软化呈低密度，瘤内的层状血栓呈高密度，瘤腔中心流动的血液密度又有差别，形成不同的同心环状图像，称为"靶环征"，具有重要诊断意义。

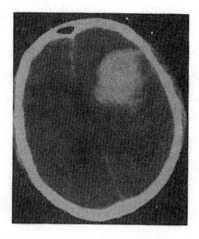

3.磁共振血管造影（MRA）

MRA 可以断层扫描、冠状扫描、矢状扫描，显示出动脉瘤与周围重要结构的细微关系，特别与脑干、丘脑、基底节、较大的脑动脉及脑神经的关系。MRA 不需注射任何造影剂而显示整个脑血管系统。这对于诊断脑动脉及静脉各种出血及缺血疾病，提供了很大方便。它没有常规脑血管造影的危险性。

4.经颅多普勒超声检查（TCD）

TCD 对术前颈总动脉、颈内动脉、颈外动脉及椎—基底动脉的供血情况，结扎这些动脉后或颈内、外动脉吻合后血流方向及血流量，可做出估计。

5.脑血管造影

脑血管造影是诊断动脉瘤最佳的方法，它能显示动脉瘤的部位、形态、大小、数目，供应血管及侧支循环等情况。对每一个蛛网膜下隙出血的患者都应做全脑血管造影。若有定位体征，可先做患侧的颈动脉造影，阴性者再做对侧。但最好做双侧，其理由是单侧颈动脉造影的阳性率只有 45%，而双侧造影却能提高到 67%。在做对侧造影时最好压住患侧颈总动脉，这样可以了解患侧是否接受对侧供血、动脉瘤及脑的侧支供应以及脑血管有无先天变异，这样对选择手术方式有重要参考意义。如果双侧造影均为阴性，可再做椎动脉造影。目前多采用经股动脉分别插管到左椎动脉、左颈总动脉和右颈总动脉行全脑血管造影。摄片时除常规摄取正侧位片外，还应摄取一张头向健侧偏斜 15°及汤氏位片各一张，以避开动脉瘤与血管影的重叠，将动脉瘤清楚的显示出来。第一次造影为阴性的患者，经过一段时间（1～2 周）再作第二次造影，又有 23%显示出动脉瘤。造成假阴性的原因有血管痉挛、动脉瘤内血栓形成、动脉瘤太小并与血管重叠以及技术上的因素等。数字减影脑血管造影（DSA）对诊断动脉瘤效果良好。

（二）中医诊断

（1）确定有无蛛网膜下隙出血。出血急性期，CT 确诊 SAH 阳性率极高，安全迅速可靠。出血一周后，CT 则不易诊断。腰椎穿刺可能诱发动脉瘤破裂出血，故一般不再作为确诊 SAH 的首选。

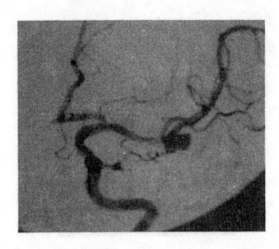

（2）因颅内动脉瘤多位于颅底部 Willis 动脉环，直径小于 1.0cm 的动脉瘤，CT 不易查出。直径大于 1.0cm，注射对比剂后，CT 扫描可检出。MRI 优于 CT，动脉瘤内可见流空。MRA 可提示不同部位动脉瘤，常用于颅内动脉瘤筛选。三维 CT（3D-CT）从不同角度了解动脉瘤与载瘤动脉的关系，为手术夹闭动脉瘤决策提供更多的资料。

（3）脑血管造影是确诊颅内动脉瘤必须的检查方法，对判明动脉瘤的准确位置、形态、内径、数目、血管痉挛和确定手术方案都十分重要。DSA 更为清晰，经股动脉插管全脑血管造影，可避免遗漏多发动脉瘤。病情在三级以下，脑血管造影应及早进行，三级和三级以上患者可待病情稳定后，再行造影检查。及早造影明确诊断，尽快手术夹闭动脉瘤，可以防止动脉瘤再次破裂出血。首次造影阴性，可能因脑血管痉挛而动脉瘤未显影，高度怀疑动脉瘤者，应在3 个月后重复造影。

（三）民间经验诊断

动脉瘤破裂出血症状：中、小型动脉瘤未破裂出血，临床可无任何症状。动脉瘤一旦破裂出血，临床表现为严重的蛛网膜下隙出血，发病急剧，患者剧烈头痛，形容如"头痛欲裂"。频繁呕吐，大汗淋漓，体温可升高；颈强直，克氏征阳性。也可能出现意识障碍，甚至昏迷。部分患者出血前有劳累、情绪激动等诱因，也有的无明显诱因或在睡眠中发病。约 1/3 的患者，动脉瘤破裂后因未及时诊治而死亡。多数动脉瘤破口会被凝血封闭而出血停止，病情逐渐稳定。随着动脉瘤破口周围血块溶解，动脉瘤可能再次破溃出血。二次出血多发生在第一次出血后2 周内。部分患者出血可经视神经鞘侵入玻璃体引起视力障碍。蛛网膜下隙出血后，红细胞破坏产生 5-羟色胺、儿茶酚胺等多种血管活性物质作用于脑血管，发生血管痉挛，发生率为21％～62％，多发生在出血后的 3～15 天。局部血管痉挛只发生在动脉瘤附近，患者症状不明显，只在脑血管造影上显示。广泛脑血管痉挛，会导致脑梗死发生，患者意识障碍、偏瘫，甚至死亡。

局灶症：取决于动脉瘤的部位、毗邻解剖结构及动脉瘤大小。动眼神经麻痹常见于颈内动脉——后交通动脉瘤和大脑后动脉的动脉瘤，表现为单侧眼睑下垂、瞳孔散大、内收、上、下视不能，直接、间接光反应消失。有时局灶症状出现在蛛网膜下隙出血之前，被视为动脉瘤出血的前兆症状，如轻微偏头痛、眼眶痛，继之出现动眼神经麻痹，此时应警惕随之而来的蛛网膜下隙出血。大脑中动脉的动脉瘤出血如形成血肿；或其他部位动脉瘤出血后，脑血管痉挛致脑梗死，患者可出现偏瘫、运动性或感觉性失语。巨大动脉瘤影响到视路，患者可有视力视野障碍。动脉瘤出血后，病情轻重不一。为便于判断病情，可选择造影和手术时机，评价疗效。

二、治疗

（一）民间和经验治疗

验方：夏枯草 30g，海藻 30g，石见穿 30g，野菊花 30g，生牡蛎 30g，昆布 15g，赤芍 15g，桃仁 9g，白芷 9g，生南星 9g，蜈蚣 9g，留行子 12g，蜂房 12g，全蝎 6g，天龙片 15 片。每日 1 剂，煎 2 次分服。天龙片分 3 次随汤药分服。

偏方：老姜、雄黄各 100g。先将老姜刷去泥沙（不洗），除去叉枝，用小刀挖一小洞，掏空中心，四壁仅留 0.5cm 厚，填装入雄黄粉，以挖出的姜渣封口，置陈瓦上用木炭火焙烤 7～8 小时，至呈金黄色、脆而不焦为度，离火放冷，研细，过 80 目筛，剩余姜渣一并焙干后研细，拌入粉内，即得。

治法：外用。取安庆膏药以微火烘干，均匀地撒上雄姜散，可按瘤块、痛点、穴位三结合原则选定贴敷部位，隔日换药一次。

（二）中医和经典治疗

颅内动脉瘤应手术治疗。采取保守治疗约 70％患者会死于动脉瘤再出血。显微手术使动脉瘤的手术死亡率已降至 2％以下。

1.手术时机选择

病情一、二级患者，应尽早造影，争取在一周内手术。病情属三级及三级以上，提示出血严重，可能有脑血管痉挛和脑积水，此时手术危险性较大，待数日病情好转后再进行手术。

2.手术方法

开颅夹闭动脉瘤蒂是最理想的方法，应属首选。因它既不阻断载瘤动脉，又完全彻底消除动脉瘤。孤立术是在动脉瘤的两端夹闭载瘤动脉，在未能证明脑的侧支供应良好情况时应慎用。动脉瘤壁加固术疗效不肯定应尽量少用。临床不适宜手术，导管技术可达部位的动脉瘤，可选气囊、弹簧圈栓塞的介入治疗。术后应复查脑血管造影，证实动脉瘤是否消失。

3.待手术期治疗

动脉瘤破裂后，患者应绝对卧床休息，尽量减少不良的声、光刺激，最好将患者置 ICU 监护。经颅多普勒超声检查可监测脑血流变化，有利于观察病情进展。便秘者应给缓泻剂，维持正常血压，适当镇静治疗。合并脑血管痉挛时，早期可试用钙离子拮抗剂等护血管治疗。为预防动脉瘤破口处凝血块溶解再次出血，采用较大剂量的抗纤维蛋白的溶解剂，如氨基己酸，以抑制纤维蛋白溶解酶原的形成，但肾功能障碍者慎用，副作用有血栓形成可能。

（三）现代和前沿治疗

主要目的在于防止再出血和防治动脉痉挛等。

1.防止再出血

包括绝对卧床休息，镇静、镇痛，抗癫治疗，保持大便通畅，避免情绪激动。适度降低血压，可因减弱动脉瘤瘤壁所承受的压力而减少破裂的机会，通常只降低其原血压水平的 10％～20％。同时应用抗纤维蛋白溶解药物。常用 6-氨基己酸，24g/d，分次口服，持续用药到手术时停止,如不行手术,需维持 4～6 周。此外,还可选用止血环酸、对羧基苄胺等。

2.预防和治疗脑动脉痉挛

多用于动脉瘤瘤颈夹闭术后患者,这样并无因痉挛解除后又惹起再出血的危险。有人认为,在蛛网膜下隙内血管周围的血凝块,经过 3～4d 后,是引起血管痉挛的主要原因,因此主张早期手术。手术目的不仅是夹闭瘤颈,杜绝再出血的可能,还可清除环绕在其邻近蛛网膜下隙内的血凝块,起到防止痉挛的作用。目前常用尼莫地平、尼卡地平等钙离子拮抗剂治疗,通过阻断钙通道,避免过多的钙进入细胞内导致脑血管平滑肌收缩。其中尼莫地平对脑血管有较强的选择性,主要扩张小的脑血管,临床应用效果较好,可用于手术前后以预防和治疗脑动脉痉挛。其次对于动脉瘤术后患者发生血管痉挛时,可采用升高其血压及增加血容量治疗。可用多巴胺或多巴酚丁胺升高血压,维持在 20～21.3kPa(150～160mmHg);增加血容量可用液体、白蛋白及人血浆,每日静脉滴注及口服 3000～6000ml,7～10d,同时尚可用甘露醇降低颅内压,从而使血管痉挛明显缓解。治疗期间要注意监测中心静脉压。此外,还可用血管内扩张剂治疗脑动脉痉挛。

3.手术治疗

动脉瘤手术治疗目的是为防止动脉瘤发生出血或再出血。到目前为止,动脉瘤栓塞及开颅手术夹闭动脉瘤,是治疗脑动脉瘤最有效的手段。

(1)手术时机选择

动脉瘤手术时间分为紧急手术、早期手术和延期手术三种。紧急手术是指入院后立即手术,适应于并发血肿出现脑疝的患者或急性脑积水的患者,目的是清除血肿或脑室引流为主。早期手术是指出血后＜3d 手术,不仅可夹闭瘤颈避免再出血,还可清除蛛网膜下隙出血,以防止术后发生血管痉挛。延期手术适用于病情较重,并有较明显的全身性症状和血管痉挛的患者,这种患者多有意识障碍,一般延期 2 周以上,待神志清醒后手术。一般说来,按亨特(Hunt)分类,I～Ⅱ级患者主张早期手术;Ⅲ～Ⅳ期患者,多伴有明显的脑血管痉挛和脑水肿,因此可延期待病情好转后再考虑手术;Ⅴ期患者除非危及生命的血肿需要紧急手术,否则,无论手术与否效果都差。

(2)手术方法

直接手术治疗:

指开颅直接处理动脉瘤,有下列方法:

①动脉瘤颈夹闭或结扎术这是治疗颅内动脉瘤最理想的方法,既阻断了动脉瘤的血液供应,避免发生再出血,同时又保持载瘤动脉的通畅,术后不会引起脑功能障碍。开颅后将动脉瘤颈暴露,安置动脉瘤夹或用丝线结扎瘤颈,但上夹更简便。目前,显微手术明显提高了动脉瘤的治愈率,颅内动脉瘤直接手术的死亡率也降至 1%～5.4%。

②动脉瘤孤立术是将载瘤动脉在紧接动脉瘤的两端夹闭,阻断血流进入动脉瘤而不再出血,此法适用于瘤颈无法夹闭而侧支循环良好的患者,目前这种手术日趋少用。

③动脉瘤包裹加固术无瘤颈而又不能作孤立的动脉瘤,则行瘤壁加固术,以减少破裂机会。用以加固的材料有筋膜、细纱布和塑料等,包裹在动脉瘤周围,起到保护的作用。

④开颅动脉瘤栓塞法这种手术方法是向瘤腔内放入异物,使瘤内血栓形成,达到栓塞的目

的。常用的有铜丝导入、磁凝固法、射毛术等。

⑤经血管内栓塞动脉瘤利用超选择性插管——可脱性球囊来闭塞动脉瘤,或由导管内注入栓塞材料进行栓塞。

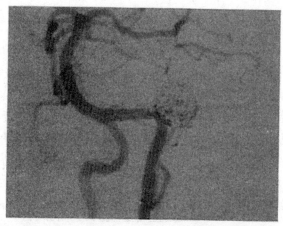

间接手术治疗:是将颈部的颈总动脉或颈内动脉分期结扎或逐步阻断,使其远端血压下降,从而减少瘤壁所承受的压力和进入瘤腔血液的流速,使瘤腔缩小或发生血栓形成,继之机化或闭塞。仅用于床突下的动脉瘤。但在结扎颈动脉之前,应给予一定时间,进行颅内侧支循环建立的训练,或称 Matas 试验,即压迫患侧颈动脉,每日 2～3 次,先从 5min 开始,逐次增加压迫时间,直到患者能耐受 20min 或半小时的持续性压迫,而不产生脑缺血症状,即可进行颈动脉结扎。

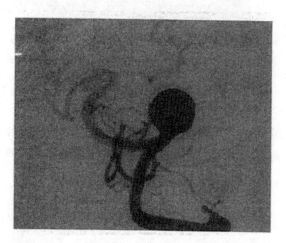

三、康复

要从以下几个方面做起:

1.生活要有规律

老人可以适当做一些力所能及的劳动,但不可过于劳累。

2.血压要控制

高血压是终身疾病,要终身服药。不能三天打鱼,两天晒网。这样血压反复反弹,极易导致血管破裂发生脑溢血。

3.保持良好的心态

保持乐观情绪,避免过于激动。做到心境平静,减少烦恼。悲喜勿过,淡泊名利,知足常乐。

4.注意饮食

饮食要注意低脂、低盐、低糖,少吃动物的脑、内脏,多吃蔬菜、水果、豆制品,配适量瘦肉鱼蛋品。

5.预防便秘

大便燥结,排便用力,不但腹压升高,血压和颅内压也同时上升,极易使脆弱的小血管破裂而引发脑出血。要预防便秘,多吃一些富含纤维的食物,如芹菜、韭菜及水果等;适当的运动及早晨起床前腹部自我保健按摩,或用适宜的药物如麻仁丸、蜂蜜口服,开塞露、甘油外用,可有效防治便秘。

6.防止劳累

体力劳动和脑力劳动不要过于劳累,超负荷工作可诱发脑出血。

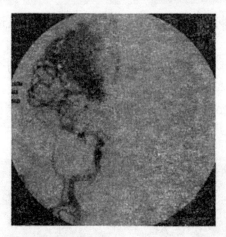

7.注意天气

变化寒天是脑中风的好发季节,血管收缩,血压容易上升,因此要注意保暖,使身体适应气候变化。还要根据自己的健康状况,进行一些适宜的体育锻炼,如散步、做广播体操等以促进血液循环。

8.经常动左手

日常生活中多用左上肢及左下肢,尤其多用左手,可减轻大脑左半球的负担,又能锻炼大脑的右半球,以加强大脑右半球的协调机能。医学研究表明,脑出血最容易发生在血管比较脆弱的右脑半球,所以防范脑出血发生最好的办法是在早晚时分用左手转动两个健身球帮助右脑半球的发达。

9.密切注意自己身体变化

中风会有一些先兆症状,如无诱因的剧烈头痛、头晕、晕厥,有的突感肢体麻木乏力或一时性失视、语言交流困难等,应及时就医检查治疗。

第四节　脑血管畸形

脑动静脉畸形（AVM）为脑血管畸形中最多见的一种，因在脑内的畸形血管团两端有明显的供血输入动脉和回流血液的输出静脉，故称为脑动静脉畸形。多见于男性，男女比例为1.3～2.1∶1。患者年龄约80％在11～40岁间，最多见于20～30岁青年（平均26岁）。AVM较颅内动脉瘤少见，Locksley报告两者之比为1∶6.5，但国内统计两者之比没有这样悬殊。它占自发性蛛网膜下隙出血患者的10％左右。颅内AVM80％～93％位于小脑幕上，7％～20％位于幕下。两侧大脑半球的发生率无明显差别。病变多发生于大脑中动脉供应区，其次为大脑前动脉供应区。最多见于顶叶，其次为额叶、颞叶及枕叶，亦见于胼胝体、基底节等部位。有2.7％～9.3％的患者合并有动脉瘤，多发生于供应动脉上。

脑动静脉畸形是一种先天性疾患，由一团动脉、静脉及动脉化的静脉（动静脉瘘）样血管组成，动脉直接与静脉交通，其间无毛细血管。在胚胎早期，原始脑血管网开始分化为动脉、静脉及毛细血管。以后由于局部毛细血管发育异常，动脉和静脉仍然以直接沟通的形式遗留下来。由于无正常毛细血管的阻力，血液直接由动脉流入静脉，使静脉因压力增大而扩张，动脉因供血多，也逐渐增粗，加上侧支血管形成及扩大，形成迂曲、缠结、粗细不等的畸形血管团，血管壁薄弱处扩大成囊状。当供血动脉压力降低时，大量本应供应正常脑区的血转向AVM中灌注，使正常脑区产生缺血，称为"盗血现象"，供血动脉中压力愈低盗血现象愈严重。脑组织因缺血而萎缩，或因陈旧性出血而黄变。由于胚胎脑血管首先在软膜发育，故AVM常位于浅表皮质。典型病变呈楔形，基底在皮质，尖端指向脑室壁。畸形血管团一般为5～6cm直径，小者仅1～2cm，大者可占据大脑半球的1/3～1/2左右。

一、临床表现

AVM的三个主要症状是出血、癫痫和头痛，可以单独存在，也可合并发生。

1.出血

畸形血管破裂出血为最常见的症状。见于64％～88％的患者，并且多为首发症状。多数在30岁以下，可因体力活动、用力、情绪激动而诱发出血，亦可无特殊诱因。因是扩张的静脉出血，所以不像动脉瘤出血那样剧烈。除表现为蛛网膜下隙出血外，约有40％形成脑内血肿。出血时患者突然头痛，常伴有呕吐、意识障碍和脑膜刺激征；血肿压迫可出现不同程度的偏瘫、失语、偏盲等症状，严重时可出现脑疝而死亡。在Perret收集的545例AVM患者中，出血的高峰年龄为15～20岁。有出血史的患者，半数以上（54％）其出血发生于30岁以前；72％发生于40岁以前。初次出血的死亡率为10％，约23％有再次出血，再出血的死亡率为12％。再出血的时间间隔为数日至20年。总的说来，AVM出血较动脉瘤少，高峰年龄较动脉瘤早，出血的程度轻（出血后死亡率只及动脉瘤的1/3），早期再出血的发生率低，再出血的间隔时间长且无规律。AVM出血的另一特点是出血后发生血管痉挛者较动脉瘤少，因AVM多位于脑血管的周围部分，而动脉瘤多在Willis动脉环附近。

2.癫痫

可在颅内出血时发生,也可单独发生。约占全部患者的 15%～47%。癫痫的发生率与 AVM 的大小和位置有关。一般说来,AVM 愈大者发生率愈高,顶叶 AVM 患者的癫痫发生率最高。可为局灶性癫痫,亦可为全身性癫痫。原因为邻近脑组织缺血、缺氧,发生营养代谢障碍及病变刺激所引起。在青年人,如癫痫和蛛网膜下隙出血先后出现,应想到本病。

3.头痛

15%～24%的患者在出血前即有持续性或反复发作性头痛。一般表现为病灶侧阵发性的偏头痛。

4.进行性神经功能障碍

常为 AVM 出血压迫,以及"盗血"现象,使局部脑组织缺血和继发性脑萎缩,引起对侧肢体进行性加重的偏瘫、失语、偏身感觉障碍和偏盲等。

5.其他症状

病变大,累及脑组织范围广泛者,可致智力减退及精神症状。有的 AVM 累及眶内或海绵窦,可有眼球突出及颅内吹风样血管杂音,压迫同侧颈动脉,杂音可减弱或消失。浅在的病变在邻近病变部亦可听到。少数病变大的患者,可产生心脏扩大,小儿可出现心力衰竭。

二、诊断

(一)现代科学方法诊断

突然自发性颅内出血,癫痫发作特别是局限性发作,或有进行性轻偏瘫而无颅内压增高,年龄在 40 岁以下,应首先考虑本病。但确定本病的诊断,还必须依靠脑血管造影和头颅磁共振扫描(MRA 及 MRI)。头颅 CT 扫描也有帮助。

1.脑血管造影

是诊断 AVM 最重要的方法,可显示畸形血管及其供血动脉和引流静脉,对 AVM 的治疗有决定性作用。常在动脉期静脉即显影。最好做连续血管造影,以便显示出终末供应动脉和瘘道,观察其动态变化。小部分血管畸形不能显示。最好行数字减影血管造影(DSA)及放大血管造影,对小的供应动脉显示更清楚,有助于精确的分析。立体血管造影可增加对病变深度的理解,有助于设计手术方案。

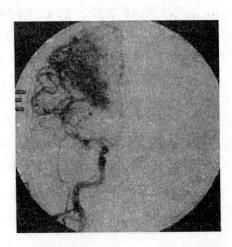

AVM 常由多条动脉供血,故位于中线部位的 AVM,病变大的或深在的需做双侧血管造影,位于大脑半球后部、脑深部以及小脑幕附近的 AVM 应加做椎动脉造影。后颅窝 AVM 除椎动脉造影外有的还需加做颈动脉造影。

2.头颅 CT 扫描

在诊断 AVM 方面,头颅 CT 不能代替脑血管造影,但可提供脑血管造影不能发现的重要资料。如脑萎缩、血肿、脑梗死、脑室内出血、蛛网膜下隙出血和脑积水等。静脉注射造影剂强化扫描约有 80％的患者可以看到 AVM。表现为团状聚集或边缘不整齐密度不均的蜿蜒状及斑点状高密度影,其间则为正常脑密度或小囊状低密度灶,甚至可显示出粗大曲张的引流静脉。

3.头颅磁共振影像(MRI)及磁共振血管造影(MRA)

对 AVM 的供血动脉、病灶(血管团)、引流静脉、出血、占位效应、病灶与功能区的关系均能做出判断。主要诊断依据是蜂窝状或葡萄状血管流空低信号影(快速血流)。MRA 对蛛网膜下隙出血为筛选需行脑血管造影的患者提供了方便。

4.其他辅助检查

动静脉畸形时,经颅多普勒超声检查,供血动脉的血流速度加快。头颅 X 线平片有时能发现病变部位钙化斑、颅骨血管沟增宽变深等。脑电图检查异常发生在病变同侧者占 70％～80％。如对侧血流紊乱而缺血时,也可表现异常。

(二)中医诊断

颅内动静脉畸形另一常见症状即癫痫发作。癫痫可作为首发症状,也可发生在出血后或发生在出血时。成人中约 21％～67％以抽搐为首发症状,一半以上发生在 30 岁前,多见于额、颞部 AVM。体积大的脑皮层 AVM 较小而深在的 AVM 容易引起癫痫。额部 AVM 多发生癫痫大发作,顶部以局限性发作为主。AVM 发生癫痫与脑缺血、病变周围神经细胞变性,以及出血后的含铁血黄素刺激大脑皮层有关。有人统计约 1/5 出过血的 AVM 会发生癫痫。癫痫发作并不意味出血的危险性增加。早期可服药控制发作,但最终药物疗效不佳。由于长期顽固性癫痫发作,加上脑组织缺氧不断加重,致使患者智力减退。头痛是 AVM 的另一常见症状,约一半 AVM 患者有头痛史。头痛可为单侧局部,也可呈全头痛,间断性或持续性。头痛可能与供血动脉、引流静脉以及静脉窦压力改变影响痛觉纤维有关;AVM 小量出血、脑积水和颅内压增高也是造成头痛的常见原因。

未破裂出血的 AVM 患者中,还可表现有进行性神经功能障碍。前已述及脑内出血可致急性神经功能缺损。由于 AVM 盗血作用或合并脑积水,患者可出现运动、感觉、视野以及语言功能障碍。大型 AVM 患者有时可听到与脉搏一致的血管杂音,累及眶部的 AVM 还可表现眼球突出。

(三)民间经验诊断

患者有自发性蛛网膜下隙出血或脑内出血史,平时有头痛、癫痫发作和一侧肢体无力时,更应怀疑本病,常为突然发病,并有诱因。

二、治疗

(一)民间和经验治疗

(1)保持镇静并立即将患者平卧。千万不要急于将患者送往医院,以免路途震荡,可将其头偏向一侧,以防痰液、呕吐物吸入气管。

(2)迅速松解患者衣领和腰带,保持室内空气流通,天冷时注意保暖,天热时注意降温。

(3)如果患者昏迷并发出强烈鼾声,表示其舌根已经下坠,可用手帕或纱布包住患者舌头,轻轻向外拉出。

(4)可用冷毛巾覆盖患者头部,因血管在遇冷时收缩,可减少出血量。

(5)患者大小便失禁时,应就地处理,不可随意移动患者身体,以防脑出血加重。

(6)在患者病情稳定送往医院途中,车辆应尽量平稳行驶,以减少颠簸震动;同时将患者头部稍稍抬高,与地面保持20°角,并随时注意病情变化。

(二)中医和经典治疗

1.手术方法

显微镜下开颅直接切除动静脉血管的手术方法,即开颅直达手术。术中切断畸形血管的供血动脉剥离畸形血管团,最后切断引流静脉。

2.手术适应证

患者有下述情况之一,而造影检查确定畸形血管可以切除者:

(1)自发性蛛网膜下隙出血史。

(2)癫痫频发,药物治疗效果不佳者。

(3)有进行性神经系统定位性损害症状或智力减退者(盗血综合征)。

(4)合并颅内血肿或颅内高压者。

3.手术禁忌证

(1)脑深部、内囊、基底节、脑干等处的动静脉畸形。

(2)广泛性或多发性动静脉畸形。

(3)偶然发现,无症状者。

(4)60岁以上老年人,伴有心、肾、呼吸系统严重疾病者。

4.脑动静脉

畸形的主要治则是防止出血、清除血肿、改善盗血和控制癫痫,治疗方法包括:

(1)畸形血管切除术;

(2)血管内栓塞治疗;

(3)γ刀放射治疗。

5.临床表现

主要为脑局部缺血及反复出血。具体如下:

(1)出血:常无明确发病诱因,患者常以畸形血管破裂出血,形成脑内血肿或蛛网膜下隙出血为首发症状,占52%~70%,往往发病突然,与患者的体力活动及情绪波动有关。

(2)缺血:见于巨型病变,多因长期大盗血而引起全脑性萎缩导致智力障碍,有时表现为进行性轻度偏瘫等脑功能障碍。

(3)癫痫:是浅表的AVM仅次于出血的主要临床表现,其发生率为28%~64%,与AVM的部位和大小有关。

(4)头痛:约60%的患者平时有血管性头痛,可能由于血管扩张所引起。

（三）现代和前沿治疗

1.非手术治疗

对年老体弱，全身情况较差；仅有癫痫症状，以及病变的部位和大小不适于手术治疗者，应首先行非手术治疗，包括治疗急性出血引起的脑损害，控制癫痫发作，放射治疗和对症治疗等。

立体定向放射治疗是近 20 年来在立体定向手术基础发展起来的一种新的治疗方法。它是利用射线束代替立体定向探针，通过定向引导放射治疗脑动静脉畸形，使其皱缩、破坏、血栓形成而达到治疗目的。这种方法不用开颅，故又称非侵入性治疗方法。对小于 2cm 的 AVM疗效很好，特别适用于小而深的 AVM。包括伽玛刀和带直线加速器的立体定向放射治疗。

2.手术治疗

近年来，由于显微手术的开展、器械的改进，以及栓塞技术问世，目前许多神经外科专家倾向于积极手术治疗。手术目的是阻断供血动脉及切除畸形血管团，防止出血；治疗癫痫；消除头痛；解决盗血，恢复神经功能。

（1）脑动静脉畸形切除术

畸形血管切除术是当前治疗 AVM 最可靠的方法。除了少数巨大的 AVM，手术危险性很大以外，其余 AVM 全切术的死亡率小于 5％，而且大部分术后症状能够改善。主要适应于 AVM 有大量出血，伴有血肿或者多次小量出血，神经功能缺乏或智力障碍进行性加重，癫痫发作用药物无法控制，以及顽固头痛不能缓解者。

有出血形成脑内血肿者，一般宜先行保守治疗，待一二周后病情稳定好转再行手术。血肿较大病情较严重，应及时手术清除血肿，可能时连同 AVM 一并切除；如不能切除应择期手术。

术中应先处理供血动脉，靠近 AVM 分离，尽量少损伤正常脑组织，最后处理引流静脉。如过早切断引流静脉，将会发生难以控制的出血。此外，术中需将畸形血管完全切除，否则有再出血的危险。

对于高血流量的巨大动静脉畸形，有明显"盗血"症状者，手术切除后易发生"正常灌注压突破综合征"。这是由于切除 AVM 后，高流量的短路分流由低灌注压迅速恢复到正常灌注压，但这些动脉分支因长期处于低灌注压而丧失其自动调节功能，不能随灌注压升高而自动收缩。这些无收缩能力的动脉将压力直接传达到毛细血管，引起急性血管源性脑水肿和出血。这一理论可解释某些术后数小时或数天内发生的颅内血肿和脑水肿。对这类患者，可采用分期手术。

（2）经血管内栓塞治疗脑动静脉畸形

主要适应于巨大 AVM（＞6cm）、功能区或深部 AVM、小脑 AVM、高流量 AVM 以及AVM 开颅手术前栓塞治疗等。

（3）供血动脉结扎术

适用于只有 1～2 条供血动脉而又不能切除的 AVM，也可作为全切除术的第一期手术。近年来，用可脱性球囊技术栓塞 AVM 的供血动脉，以治疗难以切除的 AVM，亦可先用球囊栓塞供血动脉，然后将 AVM 切除以减少术中出血。但手术需在栓塞后 24h 内进行，因为侧支循环可很快形成。

此外，对于供血动脉少的 AVM，还可采用立体定向手术，将供血动脉电凝和夹闭。

三、康复

（1）患者需要一个安静、舒适的环境，特别是发病2周内，应尽量减少探望，保持平和、稳定的情绪，避免各种不良情绪影响。

（2）绝对卧床休息2周，头部可轻轻向左右转动，应避免过度搬动或抬高头部，四肢可在床上进行小幅度翻动，每2小时一次，不必过分紧张。大小便须在床上进行，不可自行下床解便，以防再次出血的意外发生。

（3）有些患者会出现烦躁不安、躁动的症状，必要时可采取约束带、床挡等保护措施，这样可防止病员自行拔除输液管或胃管、坠床等不必要的意外。床挡需时时加护，特别是有气垫床的患者，严防坠床。

（4）病程中还会出现不同程度的头痛，例如头部胀痛、针刺样痛、剧烈疼痛等，这是最常见的症状。我们会予以合理的治疗。随着病情的好转，头痛会逐渐消失，因此您不必过度紧张，要学会分散注意力。如在治疗过程中，仍觉得痛得很厉害，不能耐受，请及时通知我们，以便医生能采取更有效的治疗方法。

（5）老年患者，心脑血管老化、脆性程度高，季节变化易诱发疾病。长期卧床易肺部感染，痰多不易咳出，药物祛痰，加强翻身、拍背，使痰液松动咳出，减轻肺部感染。无力咳痰者，采取吸痰措施，望能配合。

（6）长期卧床，皮肤受压超过2小时，易发生褥疮，应加强翻身。按摩受压处，保持皮肤清洁干燥。肢体放置功能位，防畸形。

（7）饮食：要营养丰富、低脂、清淡饮食，如鸡蛋、豆制品等。进食困难者，可头偏向一侧，喂食速度宜慢，避免交谈，防呛咳、窒息。

（8）保持大便通畅，可食用香蕉、蜂蜜，多进水，加强适度翻身，按摩腹部，减少便秘发生。患者数天未解便或排便不畅，可使用缓泄剂，诱导排便。禁忌用力屏气排便，防再次脑出血。

（9）恢复期据医嘱摇高床头10°～15°，后按耐受及适应程度逐渐摇高床头至半卧位，每天30分钟、1～2小时不等。

（10）高血压是本病常见诱因。服用降压药物要按时定量，不随意增减药量，防血压骤升骤降，加重病情。

（11）出院后定期门诊随访，监测血压、血脂等，适当体育活动，如散步、太极拳等。

第六章　缺血性脑血管病

第一节　缺血性脑血管病概论

一、缺血性脑中风的诊断

(一)现代科学方法诊断:

1.1986年中华医学会第二次全国脑血管病学术会议第三次修订:

(1)为短暂的、可逆的、局部的脑血液循环障碍,可反复发作,少者1—2次,多至数十次,多与动脉粥样硬化有关,也可以是脑梗死的前驱发作。

(2)可表现为颈内动脉系统和/或椎—基底动脉系统的症状和体征。

(3)每次发作持续时间通常在数分钟至th左右,症状和体征应该在24h内完全消失。

2.美国关于一过性脑缺血发作(TIA)的诊断标准(美国卒中对策协作委员会(JCSF) 1975年)

各种原因引起发作性短暂的脑血流减低,出现一过性(24h内)消失的脑缺血局部症状,称一过性脑缺血发作。

(二)短暂性脑缺血发作诊断标准

1.颈内动脉系统症状

(1)运动障碍(单肢或同侧上下肢)。(2)感觉障碍(单肢或同侧上下肢)。(3)失语(自轻度至高度不等,也可伴读书及写字障碍)。(4)一过性单眼失明。(5)同向偏盲。(5)上述五项的组合。

2.椎—基底动脉系统症状

(1)运动障碍(单肢,同侧上下肢,对侧肢,四肢。有时在几次发作中,可由一侧转至另一侧)。(2)感觉障碍(单肢、同侧上下肢、对侧肢、四肢感觉麻木或感觉消失。有时在几次发作中,可由一侧转至另一侧)。(3)同向偏盲。(4) 1/4偏盲。(5)不伴眩晕的共济失调,平衡障碍。(6)上述1~4并有眩晕、复视、吞咽困难、构音障碍。

3.需注意的症状

不能单独成立诊断:(1)单独眩晕。(2)单独构音障碍。(3)单独吞咽困难。(4)单独复视。(5)意识障碍或眩晕发作。(6)强直-阵挛性痉挛。(7)进行扩展性的运动、感觉障碍。(8)大小便失禁。(9)意识障碍伴视力障碍。(10)伴有局灶症状的偏头痛。(11)闪光暗点。(12)单独精神错乱。(13)单独健忘。(14)单独头晕感,伴或不伴恶心呕吐等其他症状。(15)单独雾视。

4,其他

(1)椎—基底动脉一过性脑缺血发作,有时可表现为一侧性运动、感觉或视力障碍,因此不能仅凭一侧性局灶症状否定椎—基底动脉病变而肯定为颈内动脉病变。(2)本病约1/4有头痛症状,一般颈内动脉在额部,椎—基底动脉在顶—枕部较多。(3)倾倒发作(Drap attacks)是椎—基底动脉病变的主要症状之~,但须与多见于中年妇女的隐源性猝倒发作区别。(4)锁骨下动脉盗血综合征可引起同侧椎动脉血流逆行,出现脑干一过性缺血发作。

(二)中医诊断

1.脑血管病先兆证诊断标准

1993年中国中医药学会内科学会脑病专业委员会第六次学术会议上国家中医药管理局脑病急症协作组第二次会议通过的关于脑血管病先兆证诊断标准。(1)主症:a.阵发性眩晕;b.发作性偏身麻木;c.短暂性言语謇涩;d.一过性偏身软瘫;e.晕厥发作;f.瞬时性视歧昏瞀。(2)兼症:a.头胀痛;b.手指麻;c.健忘;d.筋惕肉瞤;e.神情呆滞;£倦怠嗜卧;g 步履不正。(3)理化辅助检查:a.血压;b 血糖;尿糖;c.血脂;d.血液流变学;e.心电图;f.眼底。中年以上患者,具有两项主症以上,结合次症、实验室检查即可诊断。必要时可做 CT、MRI 等检查,以确定诊断。

2.分证诊断

(1)肝阳上亢

主证:平素头晕耳鸣,视物昏花,腰膝酸软,失眠多梦,五心烦热,口干咽燥,突然眩晕或发作性偏身麻木或一过性偏身瘫软,短暂性言语謇涩,舌红少苔,脉弦数或弦细数。

证候分析:肝阳上亢,上冒巅顶则头晕耳鸣,视物昏花;肝肾阴虚则腰膝酸软,五心烦热,口干咽燥;虚火上扰心神则失眠多梦,肝阳上亢,阳化风动,风阳煎灼津液为痰,风痰阻于经脉则出现发作性偏身麻木或一过性偏身瘫软,风痰阻于舌部络脉则出现短暂性言语謇涩;舌红少苔,脉弦数或弦细数均为肝肾阴虚肝阳上亢的征象。

(2)痰湿内阻

主证:平素头重如裹,胸闷,恶心,食少多寐,突然出现阵发性眩晕,发作性偏身麻木无力,舌苔白腻,脉象濡缓。

证候分析:脾失健运,痰湿上逆,蒙蔽清窍则眩晕头重如裹;痰湿阻络则偏身麻木无力,痰浊中阻,浊气不降;胸阳不展则胸闷,恶心;痰湿内盛,脾阳不振则食少、多寐。舌苔白腻,脉象濡缓,均为痰湿内阻之征象。

(3)气虚血瘀

主证:平素头晕,面色㿠白,气短懒言,身倦嗜卧,突然出现短暂性言语謇涩,一过性偏身麻木无力,舌质紫黯或暗淡,舌苔白或白腻,脉细涩或迟涩无力。

证候分析:气为血帅,气虚不能运血,气血瘀滞,脉络痹阻则出现一过性偏身麻木无力;气虚血滞、舌本失养故出现短暂性言语謇涩,气虚不能运血,气不能行,血不能荣则面色㿠白;气短懒言,身倦嗜卧均为气虚之证,舌质紫黯或暗淡,苔白或白腻,脉细涩或迟涩无力均为气虚血瘀之征象。

(4)肾精不足

主证:平素精神萎靡,腰膝酸软或遗精滑泄,突然出现阵发性眩晕或短暂性语言謇涩,伴耳鸣、发落、齿摇,舌嫩红,少苔或无苔,脉细弱。

证候分析:肾精不足,不能上充于脑,脑失所养则眩晕、耳鸣、精神萎靡;肾虚腰失所养则腰膝酸软;肾虚精关不固则遗精滑泄;肾其华在发,肾精亏虚则发易脱落;肾精不足,舌本失养则语言謇涩;舌嫩红,少苔或无苔,脉细弱均为肾精不足之征象。

(三)民间经验诊断

三招可判断是否中风:一是对着镜子微笑一下,看两边的嘴角是否不对称。二是平举双手,看10秒钟之内是否有一边手臂控制不住往下坠落。三是说一句比较复杂的话,看是否不能说,或者含混不清。这三个问题中,只要有一个是肯定答案,很有可能就是发生了脑卒中。

(四)鉴别诊断

脑卒中的常见症状及特点:1.症状突然发生;2.一侧肢体无力、沉重或麻木,伴或不伴面部无力、沉重或麻木;3.一侧面部麻木或口角歪斜;4.说话不清或理解语言困难;5.双眼向一侧凝视;6.一侧或双眼视力丧失或模糊;7.视物旋转或平衡障碍;8.既往少见的严重头痛、呕吐;9.上述症状伴意识障碍或抽搐。

二、治疗

(一)现代经典治疗

1.急救

(1)现场急救:需要提醒的是,发现家人中风后,不要喂给任何药物,因为普通人很难辨别发病原因,服药不当反而加重病情。另一方面,服药时需要饮水,容易造成误吸和呛咳,造成肺部感染,而肺部感染是导致脑卒中患者死亡的第一大原因。

(2)运输途中急救:时间就是生命。脑卒中发病后能否及时送到医院进行救治,是能否达到最好救治效果的关键。缺血性脑卒中成功救治的时间窗非常短暂(3～6h)。

(3)急救一般治疗

第一步,卧床休息,保持呼吸道通畅,对症镇静、镇痛等。

第二步,改善脑循环,常用药物有:

①溶栓治疗:尿激酶、rtPA等。

②抗凝治疗:肝素、低分子肝素等。

③降纤治疗:巴曲酶。

④抗血小板治疗:阿司匹林、氯吡格雷、噻氯匹啶、潘生丁等。

⑤扩容治疗:低分子右旋糖酐。

第三步,调控血压,使用各种降压药物。

第四步,保护脑组织,降低颅内压、抗脑水肿、神经保护剂治疗,如胞二磷胆碱、银杏叶制剂等。

常规标准化治疗:详见具体章节。

(二)中医经典治疗

1.中药治疗

①肝阳上亢

治则:平肝潜阳,熄风通络。

方药:天麻钩藤饮——天麻、钩藤、石决明、牛膝、益母草、黄芩、山栀、杜仲、桑寄生、夜交藤、茯神;肝火偏盛加龙胆草、丹皮;腑热便秘者加大黄、芒硝;肝阳亢极化风加羚羊角、牡蛎、代赭石;肝阳亢而偏阴虚者,加牡蛎、龟板、首乌、鳖甲等。

②痰湿内阻

治则:燥湿祛痰、健脾和胃。

方药:半夏白术天麻汤——半夏、白术、天麻、茯苓、甘草、生姜、大枣;眩晕较甚、呕吐频作者加代赭石、旋覆花、胆星;语言謇涩者加菖蒲、郁金;胸闷食少甚者加白蔻仁、砂仁;痰郁化火者可合用黄连温胆汤。

③气虚血瘀

治则:益气活血化瘀。

方药:补阳还五汤——生黄芪、当归尾、川芎、赤芍、桃仁、红花、地龙;言语謇涩较重者,加菖蒲、远志;兼便溏者加炒白术、山药;一过性偏身麻木无力甚者加天麻、全蝎。

④肾精不足

治则:补益肾精。

方药:河车大造丸——党参、茯苓、熟地黄、天冬、麦冬、紫河车、龟板、杜仲、牛膝、黄柏;发作时眩晕甚者加龙骨、牡蛎、鳖甲、磁石、珍珠母;语言謇涩较甚者加菖蒲、郁金、远志;遗精频频者加芡实、桑螵蛸、沙苑、覆盆子。

2.针灸治疗

有效经穴:

督脉:

百会

百会——定位此穴道时要让患者采用正坐的姿势,百会穴位于人体的头部,头顶正中心,可以通过两耳角直上连线中点,来简易取此穴(或以两眉头中间向上一横指起,直到后发际正中点)。

穴位作用:穴居巅顶,联系脑部;百会穴位居巅顶部,其深处即为脑之所在;且百会为督脉经穴,督脉又归属于脑。此外,根据"气街"理论,"头气有街"、"气在头者,止之于脑"(《灵枢·卫气》),即经气到头部的(手、足三阳)都联系于脑。根据"四海"理论,"脑为髓海"。杨上善注说"胃流津液渗入骨空,变而为髓,头中最多,故为海也。是肾所生,其气上输脑盖百会穴,下输风府也"。可见,百会穴与脑密切联系,是调节大脑功能的要穴。百脉之会,贯达全身。头为诸阳之会,百脉之宗,而百会穴则为各经脉气会聚之处。穴性属阳,又于阳中寓阴,故能通达阴阳脉络,连贯周身经穴,对于调节机体的阴阳平衡起着重要的作用。

人中

人中——该穴位于人体的面部,人中沟的上 1/3 与中 1/3 交点处。

穴位作用:人,指本穴位在头面天地人三部中的人部。中,指本穴位处在头面前正中线。人中名意指本穴位于鼻唇沟的中部,无它意。人中穴是一个重要的急救穴位。当人中风、中暑、中毒、过敏以及手术麻醉过程中出现昏迷、呼吸停止、血压下降、休克时,医者用食、中两指端置于拇指面,以增强拇指的指力,用拇指端按于唇沟的中上处顶推,行强刺激。以每分钟 20～40 次为宜,可使患者很快苏醒。

胆经:

风池

风池——项部,当枕骨之下,与风府穴相平,胸锁乳突肌与斜方肌上端之间的凹陷处。

穴位作用:风,指穴内物质为天部的风气。池,屯居水液之器也,指穴内物质富含水湿。风池名意指有经气血在此化为阳热风气。本穴物质为脑空穴传来的水湿之气,至本穴后,因受外部之热,水湿之气胀散并化为阳热风气输散于头颈各部,故名风池。主治头痛,眩晕,颈项强痛,目赤痛,目泪出,鼻渊,鼻出血,耳聋,气闭,中风,口眼歪斜,疟疾,热病,感冒,瘿气,落枕。

任脉:

廉泉

廉泉——仰靠坐位。在颈部,当前正中线上,喉结上方,舌骨上缘凹陷处。

穴位作用:舌下肿痛,舌根缩急,舌纵涎出,暴暗,口舌生疮,喉痹,中风失语,舌炎,声带麻痹,舌根部肌肉萎缩。

天突

天突——胸骨上窝正中。

穴位作用:现代常用于治疗支气管哮喘、、支气管炎、咽喉炎、甲状腺肿大、食道炎、癔病等。配定喘、膻中、丰隆主治哮喘。

中脘

中脘——前正中线上,脐中上 4 寸。

穴位作用:现代常用于治疗胃炎、胃痉挛、胃溃疡、胃下垂、食物中毒、癫痫、精神病、神经衰弱等。配天枢、足三里、内庭主治霍乱吐泻;配足三里主治脘腹胀痛。

心包经:

内关

内关——腕臂内侧,掌长肌腱与桡侧腕屈肌腱之间,腕横纹上 2 寸处。

穴位作用:内关,内在之关要,在《灵枢·经脉》中又称为“两筋间”。因位于腕臂内侧,掌长肌腱与桡侧腕屈肌腱之间,腕横纹上 2 寸处取穴,手厥阴之络由此别出沿本经通过肘关,肩关上行系于心包络。穴归手厥阴心包经,为本经络穴,又是八脉交会穴之一,通于阴维脉,主治本经经病和胃、心、心包络疾患以及与情志失和、气机阻滞有关的脏腑器官、肢体病变广泛应用于临床。内关:内,内部也。关,关卡也。内关名意指心包经的体表经水由此注入体内。本穴物质为间使穴传来的地部经水,流至本穴后由本穴的地部孔隙从地之表部注入心包经的体内经脉,心包经体内经脉经水的气化之气无法从本穴的地部孔隙外出体表,如被关卡阻挡一般,故而得名。对神经系统及精神类疾病如神经衰弱、失眠、癔病、癫狂、痫症,治中风及后遗症有治疗效果。

肝经:

行间

行间——第 1、2 趾间,趾蹼缘的后方赤白肉际处。

穴位作用:现代常用于治疗高血压、青光眼、结膜炎、睾丸炎、功能性子宫出血、肋间神经痛等。配耳尖、太阳主治目赤肿痛。治疗因肝气郁结引起的疾病:配合太冲穴,由太冲穴向行间穴方向掐揉。

3.足底按摩治疗

中医认为按摩足底与身体相应部位的反射区,可以疏通经络气血,调节阴阳平衡。脑卒中患者的足底按摩主要应取肾、肾上腺、淋巴结、心、肺、支气管、膀胱、垂体、胃、小肠、食管、甲状腺等足底反射区,轮流按摩,每个反射区按摩 3～5 分钟,每日 1～2 次,每 2 周为一个疗程。

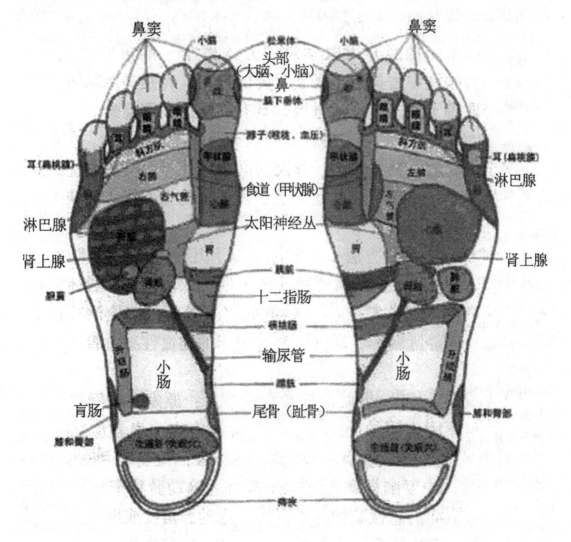

(三)民间和经验治疗

(1)复方丹参片:3 片,每日 3 次,用于血瘀较重的中风先兆证;人参再造丸,1 丸,每日 2 次,用于风痰阻络型中风先兆证;牛黄清心丸,1 丸,每日 2 次,用于气血不足,痰热上扰的中风先兆证;大活络丹,1 丸,每日 2 次,用于痰湿阻络的中风先兆证。

(2)川芎 10g,鸡蛋一只,煲水服食,治疗气虚血瘀致一过性眩晕。

(3)生明矾、绿豆粉各等分研末,用饭和丸如梧桐子大,每日早晚各服 5 丸,常服治痰湿内阻一过性眩晕。

(四)前沿治疗

随着医学发展,"介入医学"与内科学、外科学已并称为临床医学三大技术。神经介入医学是"介入医学"的重要组成部分,它在神经科领域中占据着越来越重要的地位,特别是对脑血管病的诊治已经取得了许多突破性进展,具有广阔的应用前景。

1.神经介入治疗的优缺点

神经介入具有创伤小、适应范围广、安全、有效、并发症少、住院时间短等优点,其最大优点是避免了开颅手术,具有许多其他诊治手段无法比拟的优势。缺点:技术要求高、费用高。

2.神经介入治疗方法

主要包括以下几种:(1)全脑血管造影术(DSA);(2)急性脑梗死的超早期介入溶栓、取栓术;(3)脑动脉狭窄血管成形术;(4)脑静脉窦血栓静脉溶栓治疗;(5)脑动脉瘤、动静脉畸形、动静脉瘘等引起的出血性脑血管病介入治疗等。

3.适应证

(1)出血性脑血管病患者:原发性蛛网膜下隙出血或青中年原因未明的脑出血、原发性脑室出血患者应完善DSA以寻找病因;

(2)缺血性脑血管病患者:短暂性脑缺血发作(TIA)或轻、中度脑梗死患者为明确有无脑动脉狭窄应完善DSA检查;有适应证的急性脑梗死患者可考虑动脉溶栓或取栓术,可使闭塞的血管短期内再通,降低死亡率或减少遗留失语、瘫痪等严重后遗症,要求患者发病6小时内到达医院就诊,越早越好;有适应证的脑动脉狭窄患者行血管支架成形术,以预防短暂性脑缺血发作(TIA)或发展至脑梗死。

4.禁忌证

年龄太大或太小,合并严重心、肺、肾、肝功能不全,有严重出血倾向,对造影剂过敏,已经发生严重中风留有严重残疾,无合适的血管人路等患者均不适合神经介入治疗。三、康复早期康复包括:保持良好体位,进行被动运动,床上运动训练和开始日常生活活动能力的训练。实施脑卒中早期康复,可以有效预防废用性萎缩、肌肉挛缩、肩手综合征等并发症,维持关节活动度,改善肢体功能。有些功能障碍是要遗留很长时间的,甚至遗留终身,所以应保证康复的连续性。还应注意心理状态的调适,重视心理康复。患者最终要回归家庭,因此家庭成员对患者的恢复有非常重要的意义,应该让家庭成员充分了解患者的情况,包括功能障碍,心理问题,还应掌握一定的康复技能,帮助患者进行必要的康复训练。

四、重视预防相关疾病

高血压:高血压是脑卒中最重要的危险因素,控制高血压可以明显减少脑卒中,同时也有助于减少其他靶器官损害。提高对血压的自我知晓程度,合理用药,规律测量血压,按时随诊,及时调整用药,直至达到目标血压水平。一般需长期服药,不能随意停药。很多基层医院患者服药依从性差,这一点要特别注意。

糖尿病:糖尿病是脑卒中的重要危险因素。脑卒中的病情轻重和预后与糖尿病患者的血糖水平及病情控制程度有关,因此应重视对糖尿病的预防和控制。必要时可通过控制饮食、口服降糖药物或使用胰岛素控制高血糖,注意监测尿糖、血糖及糖化血红蛋白。

血脂异常:大量研究证实,血清总胆固醇、低密度脂蛋白胆固醇升高、高密度脂蛋白胆固醇降低与心脑血管疾病关系密切。

颈动脉狭窄:颈动脉狭窄也是脑卒中的危险因素,合理干预可以减少脑卒中的发生。无症状性颈动脉狭窄首选内科治疗。重度狭窄者,可以考虑行颈动脉内膜切除术或血管内介入治疗。

肥胖:肥胖是与高血压、血脂异常、糖尿病分不开的。应改变生活方式和饮食习惯,成年人体重指数应控制在28以内,腰臀围比值应<1。

缺乏体育运动:规律、适度的体育运动,每周3~4次,每次≥30min,可使纤维蛋白原、血小板的活动度降低,对减少心脑血管病大有益处。

代谢综合征:特征性因素包括腹型肥胖、血脂异常、高血压、胰岛素抵抗等。治疗目标:控制肥胖、体力活动过少等病因,治疗与之同时存在的其他危险因素。

心脏病:各种类型的心脏病都与脑卒中密切相关。心房纤颤是脑卒中的一个非常重要的危险因素。积极进行抗栓治疗可以减少脑卒中的发生。据总体估计,约有20%的缺血性脑卒中是心源性栓塞。40岁以上成年人应定期体检,早期发现心脏病,确诊后应积极治疗。

吸烟:有报道显示,吸烟多较吸烟少者脑卒中危险增加2倍,同时长期吸烟也是脑梗死复发的重要因素。吸烟影响全身的血管和血液系统,加速动脉硬化,升高纤维蛋白原水平,促使血小板聚集,降低高密度脂蛋白水平,因此脑卒中患者要绝对戒烟。

饮酒:酒精摄入量和出血性脑卒中有直接的剂量相关性,饮酒一定要适度,男性每日饮酒量白酒应<1两,啤酒<1瓶,女性减半。对不饮酒者不提倡少量饮酒来预防脑卒中。

饮食不合理:每天增加1盘水果和蔬菜可以使脑卒中的危险降低6%。提倡每日饮食种类多样化,使能量的摄入和需要达到平衡,各种营养素摄入趋于合理,应限制食盐摄入量每日≤5g。禁浓茶、咖啡、辛辣刺激性食物。

五、情志调护

情志不畅是导致急性脑卒中发生的最主要诱因。患者往往会因突然得病而产生恐惧、焦虑、悲观情绪。脑卒中后的抑郁与焦虑情绪阻碍了患者的有效康复,从而严重影响了脑卒中患者的生活质量。据有关报道,脑卒中后抑郁症的发生在发病后3~6个月为高峰,2年内发生率为30%~60%;焦虑症在脑卒中后的发生率为3%~11%。因此应加强情志调护,使患者保持心情舒畅,避免不良因素刺激,学会放松,减轻精神压力。

其他可能危险因素:高同型半胱氨酸血症(可考虑用叶酸和B族维生素治疗)、睡眠呼吸暂停综合征、口服避孕药、促凝危险因素等都与脑卒中有关。

第二节　短暂性脑缺血发作

短暂性脑缺血发作(TIA),是指颈动脉系统或椎—基底动脉系统的一过性供血不足,导致供血区短暂的局灶性神经功能障碍,出现相应的症状或体征,症状特点主要为:突然性、短暂性、反复性、刻板性;间歇期表现如常;主要表现为局灶性脑损害体征,无全脑损害体征。65%的TIA患者在发作时有轻瘫。两个系统可以同时出现的症状为偏盲、言语障碍。椎—基底动脉系统 TIA 的复发频度较颈动脉系统为多。各年龄段均可发生。多数发生在 40 岁以后,好发于 50~70 岁,男性多于女性。

TIA 可反复发作,少者 1~2 次,多至数十次。发作超过 24h 常意味梗死或其他病理过程。曾有称谓"间歇性脑缺血发作"、"间歇性脑性跛行",以体现 TIA 是脑局部缺血所致一过性神经功能的障碍。也称"小卒中(minor stroke)",用以表明其为脑血管病的最轻类型、大卒中的先兆。以往国外将 TIA 发作期限定为 24h,近年发现 24% 在 5min 内,39% 在 15min 内,50% 在 30min 内,60% 在 th 内终止。若一次发作持续 1~2h 以上则可能留下神经损害及 CT 显示梗死现象。近年,随着 CT 和 MRI 在临床上的广泛应用.有报道以 TIA 为临床表现的患者 64% 存在有脑梗死灶。有的学者认为,TIA 是一个临床概念,而不是病理学概念,TIA 和脑梗死没有根本的区别。

"小卒中"事实上具有中风的全部症状,约 10% 的患者会以微中风为先导,因此,"小卒中"常是不久就会发生正式中风的显著预警信号,它可以是脑梗死的前驱症状。近年来,有关脑缺血的动物实验研究提示,缺血发作可诱发缺血耐受机制参与了 TIA 发病过程的可能。

(一)病因及发病机制

TIA 为一多病因、多机制的临床综合征。不同年龄组间的病因与发病机制差异较大。儿童及青少年 TIA 可为脑动脉炎所致,而老年人和有脑血管病危险因素的患者 TIA 的病因主要为动脉粥样硬化。有关其发病机制的学说有多种,多用短暂、可逆、局灶脑供血障碍来解说,有微栓子学说、血管痉挛学说、血流动力学改变学说及其他学说,但尚无一种能解释所有病例,提示不同病例可能有不同的发病机制。

(1)微栓塞:微栓子主要来自颅外动脉,特别是颈内动脉起始部的动脉粥样硬化斑块。斑块内容物及其发生溃疡时的附壁血栓凝块的碎屑,可散落在血流中成为微栓子。这种由纤维素、血小板、白细胞、胆固醇结晶所组成的微栓子循血流进入脑内小动脉或视网膜,可造成微栓塞,引起局部缺血症状。因栓子小且易破裂或经酶作用而分解,或因远端血管缺血扩张,使栓子移向末梢而不足为害,则血供恢复,症状消失。动物实验证实,由于血管内血流呈分层流动,故可将同一来源的微栓子一次又一次地送人同一脑内小动脉。这可能是有的患者的症状在反复发作中刻板式地出现的原因。

(2)脑血管痉挛(小动脉痉挛):脑内小动脉痉挛如果程度严重而持续较久,则可引起神经组织的局限性缺氧。常由于严重的高血压和微栓子对附近小动脉床的刺激所致。

(3)血流动力学改变:某些患者原有某一脑动脉严重狭窄或完全闭塞,平时靠侧支循环能勉强维持该局部脑组织血供。在一过性血压下降时,脑血流量下降,该处脑组织因侧支循环供血减少而发生一过性缺血症状。

(4)颈部动脉受压:多属椎—基底动脉系统缺血。椎动脉因动脉粥样硬化或先天性迂曲、过长、扭结,当头颈过伸或向一侧转动时,可在颈椎横突孔处受压。伴颈椎骨质增生时更易压迫椎动脉。在有枕大孔区畸形、颈动脉窦过敏等情况下也易发生。

(5)动脉狭窄、血液成分改变(如血液高凝状态、盗血现象)、动脉夹层分离、动脉炎、心功能障碍、某些药物引起等。

(二)根据受累的循环系统不同,TIA 习惯上分为两类

1.颈内动脉系统 TIA

以偏侧肢体或一侧上肢或下肢发作性无力或轻瘫为最常见。瘫痪通常以上肢和面部为重。少数主侧半球病变者可有失语,伴或不伴有对侧轻偏瘫。如出现一侧性短暂性失明为颈内动脉分支眼动脉缺血的特征性改变。如发作性偏瘫伴有瘫痪、对侧的短暂单眼失明或视觉障碍可考虑为失明侧颈内动脉 TIA。视觉症状可表现为视觉的暂时性黑矇、模糊、视野色度下降等。偏身感觉障碍(如感觉异常或减退)或偏盲也常见于颈内动脉系统 TIA。短暂的精神症状和意识障碍偶亦可见。

2.椎-基底动脉系统 TIA

阵发性眩晕为其最常见症状,常伴有恶心、呕吐,一般不伴有明显的耳鸣。若有脑干、小脑受累可出现复视、眼震、共济失调、平衡障碍,部分有吞咽困难,构音障碍,或有交叉性或双侧性上下肢短暂无力、瘫痪和感觉障碍(麻木、感觉减退)等。可有一侧或双侧的同侧视野缺失。大脑后动脉供血不足可表现为皮质性盲和视野缺损。典型症状为交叉综合征。TIA 很少孤立地引起眩晕、头晕和恶心,椎-基底动脉缺血的患者可有一过性眩晕发作,但一般在其他时间还有另外一些症状,偶而 TIA 引起晕厥、二便失禁、意识模糊、记忆力丧失和癫痫发作。

少数患者可有猝倒发作,常在迅速转头时突然出现,表现为双下肢无力而倒地,但患者意识清楚,常可立即自行站起,此种发作可能是脑干内网状结构缺血使机体肌张力突然减低所致。

此外,临床上尚有一种少见的"短暂性全面遗忘症"(TGA),发作时患者突然出现短暂性顺行性近记忆障碍,患者保留过去的记忆力及其他认知功能,发作可持续 1~24h,发作过去后,患者完全不知失忆期的过程。紧张的体力活动可诱发,可间隔一段时间再发。其发病原理一般认为是大脑后动脉的颞支或椎-基底动脉缺血,与累及边缘系统(海马、海马两侧、穹窿和乳头体等)的与近记忆或短时记忆的重要组织有关。

一、诊断

(一)现代科学方法诊断

由于本症持续时间短,患者就诊时大多是在间歇期,已无症状和体征,故 TIA 的诊断主要依靠病史,主要依赖患者对症状的回忆或其家属对病史的叙述而确定。故对颈内动脉系统与椎-基底动脉系统及其分支供血区缺血后症状可靠性的分析极为重要。一般情况下,中年以上、突然发病、时间很短的脑局灶性功能发生障碍,又不能以其他疾病解释者应考虑为 TIA。为预防以后再发或发生脑梗死,需要寻求病因。首先要注意检查是否有高血压病、动脉粥样硬化、高脂血压、心脏病等。可行血脂、血糖、血流变、血压、血凝纤溶动态等检查。可通过加作脑电图以帮助排除局限性癫痫。有条件时可做心脏方面的检查(如 ECG、UCG 等)。可行诱发电位检查,尤其是椎-基底动脉系统 TIA 者。必要时可进行头颅 CT 或 MRI 检查。如疑有严重的颈动脉颅外段闭塞或狭窄者,可考虑作颈动脉双功超声检查,必要时可行血管造影。

鉴别诊断:

(1)局限性癫痫一般表现为脑皮质刺激性症状,出现肢体抽搐或发麻,持续时间短暂,仅数秒至数分钟,症状常自一处开始逐渐向周围扩展。脑电图检查多可能发现局部脑波异常,大多继发于脑部疾病,常可发现其他神经系统体征。

(2)眩晕以眩晕发作为主的椎—基底动脉系统 TIA 需除外,如梅尼埃综合征,其表现为发作性眩晕、恶心、呕吐,但其发病时间长达数日,耳鸣严重,多次发作后听力减退,除有眼震外无其他神经系统特征,且发病年龄较小,而不伴其他脑干受累症状。

(3)晕厥心源性(如阿—斯综合征引起的阵发性脑供血不足)、颈动脉窦过敏,多无意识障碍。

(4)偏头痛其先兆期易与 TIA 混淆。多发病于青春期,常有类似的反复发作史和家族史。发作时以偏侧头痛和厌食、呕吐等自主神经症状为主,较少表现局限性神经功能缺失。发作时间可能较长。

(5)其他如眼科病、颅内占位性病变、精神因素等也应注意鉴别。

(二)中医诊断

(1)主证:久患眩晕,头痛头胀,突然发生手足麻木,渐觉不遂,口舌歪斜;或言语謇涩;或头重脚轻,脚底如踏棉絮,六脉滑大或弦劲等。中风先兆临床表现复杂,主证繁多,因而不必每证悉见。

(2)具有突然性、发作性和可恢复性的特点。每次发作持续数分钟,通常在 30 分钟内完全恢复,多不超过 2 小时。

(3)发病年龄,以 40 岁以后的中老年人居多。

(4)发病多有诱因,如情志刺激、过度疲劳、受凉、外感、饮酒等。

(5)既往有高血压、糖尿病、高脂血症等病史。

(6)脑 CT 或 MRI 检查一般无异常发现。

(7)具备 1、2 项即可诊断,其他项目有助诊断。

(三)民间经验诊断

以反复发作的短暂性失语、瘫痪或感觉障碍为特点,症状和体征在 24 小时内消失。本病临床表现具有突发性、反复性、短暂性和刻板性特点,诊断并不难。60 岁以上老年人多见,男多于女。多在体位改变、活动过度、颈部突然转动或屈伸等情况下发病。

二、治疗

(一)民间和经验治疗

短暂性脑缺血发作的出现说明颅内某小动脉管微栓塞、血流量降低、局部脑组织发生缺血而出现临床上的肢体麻木无力、头晕等症状,后因脑血管自身的调节等原因短时间脑缺血改善,症状消失。医学研究认为这种脑内小动脉的狭窄是由于从硬化的动脉内膜或心脏内膜上脱落的破碎小块物或颈部动脉粥样硬化斑块脱落随血流到脑内小动脉或脑动脉本身硬化后所引起。如果上述原因不解除,短暂性脑缺血发作就会再发甚至完全堵塞该动脉而引起大中风。因此其治疗不仅是治疗本病,而且对于预防大中风的发生是十分重要的。活血素口服液对改善微循环效果好,阿司匹林和力抗栓被认为是目前有效的抗血小板药,对该病的治疗有效;潘生丁可与阿司匹林合用;抗凝剂可用于短暂性脑缺血发作的治疗,但有引起严重出血的危险,需要医生的随访和实验室的监测;低分子右旋糖酐有降低血黏度、改善微循环等作用,在临床上应用较为普遍。患有高血压的短暂性脑缺血发作患者,在用降压药时,切不可使用强力降压药使血压急剧降低,而应使血压缓慢降低并维持在 21.3kPa(150～160mmHg)左右,血压过低会引起大中风。对短暂性脑缺血发作患者施行血管手术治疗在国外已十分普遍,主要包括:狭窄的颈动脉内膜切除术、气囊血管成形术、颅外颈内动脉搭桥术等。

(二)中医和经典治疗

1.辨证要点

(1)辨标本 其标在风、火、痰、瘀、气逆,分清主次、兼夹;其本在正虚,但有气虚、阴虚的区别。

(2)辨缓急 本病发则为急,频发者更是危笃之候,最为紧要,必须立即处置。

2.治疗原则

急则治标,缓则治本是辨治本病的基本原则。急当调气机、降逆气、熄风阳、逐痰瘀、通经脉;缓则补虚与降气、清热、化痰、逐瘀同施。

3.急救处理

(1)入院治疗或急诊观察。

(2)复方丹参注射液 20ml 或清开灵注射液 60ml、疏血通注射液或灯盏花注射液 20～40mg 加入生理盐水 250～500ml 静脉注射,每日 1～2 次。

4.分证论治

(1)痰瘀阻络

主证:中风先兆症状发作,平素形丰体胖,面晦油垢,头晕目眩,舌体胖、色暗,舌苔厚腻,脉弦滑。

治则:调气化痰,活血化瘀。

方药:半夏白术天麻汤——半夏、白术、天麻、茯苓、橘红、甘草;大便不通,重用大黄、枳实,加厚朴、炒莱菔子;舌质红,苔黄腻,加栝楼、黄连、竹茹;舌质暗,加川芎、桃仁、红花。

(2)肝阳亢盛

主证:中风先兆症状发作,平素头痛眩晕,面红且赤,烦躁易怒,耳鸣失眠,舌质红或红绛,苔薄黄或少苔,脉弦大滑数或弦劲有力。

治则:镇肝潜阳,熄风通络。

方药:天麻钩藤饮——天麻、钩藤、石决明、山栀、杜仲、桑寄生、牛膝、黄芩、夜交藤、茯神、益母草。

(3)气血失调

主证:中风先兆症状发作,平素胸闷头晕,或无异常感觉,舌质暗淡,或见瘀点瘀斑,苔薄白,脉弦。

治则:调气活血,化瘀通络。

方药:血府逐瘀汤——当归、生地黄、桃仁、川芎、红花、赤芍、枳壳、甘草、柴胡、桔梗、牛膝。

(4)气虚血瘀

主证:中风先兆症状发作,平素气短乏力,精神不振,面色少华,舌质淡暗,苔薄白,脉弱,或虚大无根。

治则:益气活血,化瘀通络。

方药:补阳还五汤——赤芍、川芎、当归尾、地龙、黄芪、桃仁、红花。

(4)肝肾阴虚

主证:中风先兆症状发作,平素眩晕耳鸣,失眠健忘,腰膝酸软,口干舌燥,大便干结,舌质红或红绛,或舌质裂纹,苔少或无,脉弦细。

治则:滋补肝肾,育阴活络。

方药:滋营养液膏——太子参、黄芪、麦门冬、女贞子、旱莲草、黑芝麻、菊花、枸杞子、当归、白芍、熟地黄、沙苑子、阿胶。

(三)现代和前沿治疗

治疗 TIA 的目的在于延缓或防止梗死的发生,包括脑梗死和心肌梗死。对短时间内反复多次发生 TIA 者,应作为神经科急诊处理。治疗时应注意纠正病因并消除危险因素。此外应注意相应的个体化治疗。

1.针对病因治疗

寻找 TIA 的病因,针对其进行治疗,如调整血压,治疗心律失常或心肌病变,纠正血液成分异常等。注意避免颈部活动过甚等诱因。

(1)药物治疗

抗血小板聚集治疗已被广为接受。可能会减少微栓子的发生,对预防复发有一定疗效。如无溃疡或出血性疾病常用阿司匹林治疗,据统计长期服用可使缺血性中风的发病减少22%,其作用是抑制血小板内的环氧化酶活性,减少血小板中的血栓烷 A2 的合成,降低血小板聚集。每日 30~1300mg 不等,多数认为国人以小剂量为宜,还可与潘生丁合用,剂量为 25~75mg,每日 3 次。后者可抑制磷酸二酯酶,从而使血小板内环磷酸腺苷作用增加,抑制血小板对 ADP 诱发的聚集敏感性。但实践效果尚未能肯定。此外如抵克力得,预防 TIA 的复发较阿司匹林更为有效,而且对男性和女性的作用都是肯定的,但该药副作用大,有引起腹泻或导致中性粒细胞减少症(少数为严重的粒细胞减少)的报道。鉴于该药价格较高,副作用大,需要血液学监测,故建议在大多数病例应首选阿司匹林,只有在那些不能服用阿司匹林或阿司匹林引起某些持续性症状的患者,可用抵克力得替换之。

抗凝治疗对有明确栓子来源(如二尖瓣狭窄、心房纤颤、心肌梗死),经抗血小板聚集药物治疗仍有频繁发作 TIA,程度严重,发作症状逐渐加重者,在排除颅内出血、溃疡病、严重高血压、严重肝肾疾病等后,可及早采用低分子肝素抗凝治疗,高血压未控制者[> 23.9/16.0kPa(180/120mmHg)]禁用。短期内频繁发作者可立即静脉注射肝素 50mg,然后将肝素 50mg 加入 5%葡萄糖或生理盐水 500ml 中静脉滴注,每分钟 20 滴左右,维持 24~48h;如发作次数较少者,开始静脉滴注即可。肝素用量以凝血时间(试管法)判断,凝血时间延长到未用肝素前的250%左右为完全抗凝标准,一般静脉滴注 24~48h 后改用口服抗凝剂双香豆素乙醇等药物。但其疗效尚难以肯定,对发作较频者可以试用。病情发展较缓慢者则可采用口服抗凝剂。常用的口服抗凝剂是华法林。华法林可预防心源性栓塞引起的 TIA。治疗期间应注意出血并发症。因难以控制药量,且出血并发症较多,国内较少采用。

脑血管扩张剂及扩容剂一般认为对 TIA 发作的效果尚不能肯定。但对发作较频者亦可试用。可用培他啶 20mg 加入 5%葡萄糖液 500ml 或低分子右旋糖酐 500 ml 等药物静脉滴注;低分子右旋糖酐中可加入盐酸罂粟碱 $30\sim90$ mg 静脉滴注。但需注意配伍禁忌,目前使用的维脑路通、血塞通等药物可能有一定效果,但尚需进一步观察。亦可口服血管扩张剂如烟酸、培他啶等。

抗高血压主要为针对 TIA 触发因素进行治疗,可参考内科学等专著,不予赘述。

中医药多采用活血化瘀,通经活络的治则。常用川芎、丹参、红花等。

(2)外科治疗

治疗目的在于恢复、改善脑血流量,建立侧支循环、消除微栓子来源。应根据患者的具体情况而定,注意掌握手术指征和禁忌证,慎重考虑。

颈动脉内膜剥脱术(CEA)有报道其可降低 TIA 患者发生完全性卒中的危险性,对同侧颈动脉狭窄超过 70%患者的预防作用优于阿司匹林,但其疗效尚有争议。该手术在美国开展较多,每年约有 10 万人因颈动脉狭窄接受 CEA 手术。对颈动脉狭窄小于 40%者则这种手术无益,对狭窄 40% $\sim$ 69%且有同侧症状者其预防效果仍不能肯定。

颅内一颅外血管吻合术可考虑用于颈内动脉、大脑中动脉主干病变、椎动脉主干病变者。有学者认为这类手术可能对某些特殊类型的患者有益,但需要进一步通过随机的对照试验证实。

三、康复

有研究报道,TIA 中未经治疗者中约 1/3 者可自行缓解;1/3 者继续发作;而约 1/3 者以后发展为完全性脑卒中(颈动脉系统 TIA 的发作频率一般比椎一基底动脉系统低,但发生脑梗死的机会却多)。

主要是预防高血压和动脉硬化,如有心脏病(冠脉疾病、心律失常、心衰、心瓣膜疾病)、糖尿病、高脂血症等应积极治疗。避免吸烟及过量饮酒。

第三节　颈动脉粥样硬化

颈动脉粥样硬化是指双侧颈总动脉、颈总动脉分叉处及颈内动脉颅外段的管壁僵硬,内膜一中层增厚(IMT),内膜下脂质沉积,斑块形成以及管腔狭窄,最终可导致脑缺血性损害。

颈动脉粥样硬化与种族有关,白种男性老年人颈动脉粥样硬化的发病率最高,在美国约 35%的缺血性脑血管病由颈动脉粥样硬化引起,因此对颈动脉粥样硬化的防治一直是西方国家研究的热点,如北美症状性颈动脉内膜切除试验(NASCET)和欧洲颈动脉外科试验(ECST)。我国对颈动脉粥样硬化的研究起步较晚,目前尚缺乏像 NASCET 和 ECST 等大宗试验数据,但随着诊断技术的发展,如高分辨率颈部双功超声、磁共振血管造影、TCD 等的应用,人们对颈动脉粥样硬化在脑血管疾病中重要性的认识已明显提高,我国现已开展颈动脉内膜剥脱术及经皮血管内支架形成等治疗。

颈动脉粥样硬化的危险因素与一般动脉粥样硬化相似,如高血压、糖尿病、高血脂、吸烟、肥胖等。颈动脉粥样硬化引起脑缺血的机制有两点:(1)动脉——动脉栓塞,栓子可以是粥样斑块基础上形成的附壁血栓脱落,或斑块本身破裂脱落;(2)血流动力学障碍。人们一直以为血流动力学障碍是颈动脉粥样硬化引起脑缺血的主要发病机制,因此把高度颈动脉狭窄(>70％)作为防治的重点,如采用颅外—颅内分流术以改善远端供血,但结果并未能降低同侧卒中的发病率,原因是由于颅外—颅内分流术并未能消除栓子源,仅仅是绕道而不是消除颈动脉斑,因此不能预防栓塞性卒中。现已认为脑缺血的产生与斑块本身的结构和功能状态密切相关,斑块的稳定性较之斑块的体积有更大的临床意义。动脉——动脉栓塞可能是缺血性脑血管病最主要的病因,颈动脉粥样硬化斑块是脑循环动脉源性栓子的重要来源。因此,有必要提高对颈动脉粥样硬化的认识,并在临床工作中加强对颈动脉粥样硬化的防治。

一、临床表现

颈动脉粥样硬化引起的临床症状,主要为一过性脑缺血(TIA)及脑梗死。

(一)TIA

脑缺血症状多在 2min(<5min)内达高峰,多数持续 2～15 min,仅数秒的发作一般不是 TIA。TIA 持续时间越长(<24h),遗留梗死灶的可能性越大,称为伴一过性体征的脑梗死,不过在治疗上与传统 TIA 并无区别。

1.运动和感觉症状

运动症状包括单侧肢体无力,动作笨拙或瘫痪。感觉症状为对侧肢体麻木和感觉减退。运动和感觉症状往往同时出现,但也可以是纯运动或纯感觉障碍。肢体瘫痪的程度从肌力轻度减退至完全性瘫痪,肢体麻木可无客观的浅感觉减退。如果出现一过性失语,提示优势半球 TIA。

2.视觉症状

一过性单眼黑矇是同侧颈内动脉狭窄较特异的症状,患者常描述为"垂直下沉的阴影",或像"窗帘拉拢"。典型发作持续仅数秒或数分钟,并可反复、刻板发作。若患者有一过性单眼黑矇伴对侧肢体 TIA,则高度提示黑矇侧颈动脉粥样硬化狭窄。

严重颈动脉狭窄可引起一种少见的视觉障碍,当患者暴露在阳光下时,病变同侧单眼失明,在回到较暗环境后数分钟或数小时视力才能逐渐恢复。其发生的机制尚未明。

3.震颤

颈动脉粥样硬化可引起肢体震颤,往往在姿式改变,行走或颈部过伸时出现。这种震颤常发生在肢体远端,单侧,较粗大,且无节律性(3～12Hz),持续数秒至数分钟,发作时不伴意识改变。脑缺血产生肢体震颤的原因也未明。

4.颈部杂音

颈动脉粥样硬化使动脉部分狭窄,血液出现涡流,用听诊器可听到杂音。下颌角处舒张期杂音高度提示颈动脉狭窄。颈内动脉虹吸段狭窄可出现同侧眼部杂音。但杂音对颈动脉粥样硬化无定性及定位意义,仅 50％～60％的颈部杂音与颈动脉粥样硬化有关,在 45 岁以上人群中,约 3％～4％有无症状颈部杂音。过轻或过重的狭窄由于不能形成涡流,因此常无杂音。当一侧颈动脉高度狭窄或闭塞时,病变对侧也可出现杂音。

(二)脑梗死

颈动脉粥样硬化可引起脑梗死,出现持久性的神经功能缺失,在头颅 CT、MRI 扫描可显示大脑中动脉、或/和大脑前动脉供血区基底节及皮质下梗死灶,梗死灶部位与临床表现相符。

与其他病因所致的脑梗死不同,颈动脉粥样硬化引起的脑梗死常先有 TIA,可呈阶梯状发病。

二、诊断

(一)现代科学方法诊断

1.超声检查

超声检查可评价早期颈动脉粥样硬化及病变的进展程度,是一种方便、常用的方法。国外近 70％的颈动脉粥样硬化患者经超声检查即可确诊。在超声检查中应用较多的是双功能超声(DUS)。DUS 是多普勒血流超声与显像超声相结合,能反映颈动脉血管壁,斑块形态及血流动力学变化。其测定参数包括颈动脉内膜、内膜一中层厚度(IMT)、斑块大小及斑块形态、测量管壁内径并计算狭窄程度以及颈动脉血流速度。IMT 是反映早期颈动脉硬化的指标,若 IMT$\geqslant$1mm 即提示有早期动脉硬化。斑块常发生在颈总动脉分叉处及颈内动脉起始段,根据形态分为扁平型、软斑、硬斑和溃疡型四型。斑块的形态较斑块的体积有更重要的临床意义,不稳定的斑块如软斑,特别是溃疡斑,更易合并脑血管疾病。目前有四种方法来计算颈动脉狭窄程度:NASCET 法、ECST 法、cc 法和 CSI 法。采用较多的是 NASCET 法:狭窄率＝[1-最小残存管径(MRL)/狭窄远端管径(DL)]×100％。根据血流速度诊断颈动脉狭窄的指标为:峰值血流速度(vs)$\geqslant$120cm/s,ICA Vs/CCAVs$\geqslant$1.8。依据血流速度增高的程度,可粗略判断管腔的狭窄程度。

随着超声检查分辨率的提高,特别是其对斑块形态和溃疡的准确评价,使 DUS 在颈动脉粥样硬化的诊断和治疗方法的选择上具有越来越重要的临床实用价值。但 DUS 也有一定的局限性,超声检查与操作者的经验密切相关,其结果的准确性易受人为因素影响。另外,DUS 不易区别高度狭窄与完全性闭塞,而两者的治疗方法截然不同。因此,当 DUS 提示动脉闭塞时,应做血管造影证实。

2.磁共振血管造影

磁共振血管造影(MRA)是 20 世纪 80 年代出现的一项无创性新技术,检查时不需注射对比剂,对人体无损害。MRA 对颈动脉粥样硬化评价的准确性在 85％以上,若与 DUS 相结合,则可大大提高无创性检查的精确度。只有当 DUS 与 MRA 检查结果不一致时,才需做血管造影。MRA 的局限性在于费用昂贵,对狭窄程度的评价有偏大倾向。

3.血管造影

血管造影,特别是数字减影血管造影(DSA),仍然是判断颈动脉狭窄的金标准。在选择是否采用手术治疗和手术治疗方案时,相当多患者仍需做 DSA。血管造影的特点在于对血管狭窄的判断有很高的准确性。缺点是不易判断斑块的形态。

4.鉴别诊断

(1)椎一基底动脉系统 TIA

当患者表现为双侧运动或感觉障碍、眩晕、复视、构音障碍、同向视野缺失时,应考虑是后循环病变而非颈动脉粥样硬化。一些交替性的神经症状,如先左侧然后右侧的偏瘫,往往提示后循环病变、心源性栓塞或弥散性血管病变。

(2)偏头痛

约 25％～35％的缺血性脑血管病伴有头痛,且典型偏头痛发作也可伴发神经系统定位体征,易与 TIA 混淆。两者的区别在于偏头痛引起的定位体征为兴奋性的,如感觉过敏、视幻觉、不自主运动等。偏头痛患者常有类似的反复发作史和家族史。

(二)中医诊断

根据颈动脉系统 TIA 病史,特别是伴单眼黑矇的患者,应高度怀疑颈动脉粥样硬化。颈部听诊应注意有无血管杂音。实验室检查包括常规的动脉粥样硬化检查项目,如血脂、血糖、血压、ECG 等。颈动脉粥样硬化常合并有周围动脉粥样硬化、冠心病等。

颈动脉粥样硬化的确诊仍需辅助检查:颈动脉超声、MRA、或/和血管造影。首先应选择 DUS,DUS 对判断中一重度狭窄的准确性较高。当 DUS 提示狭窄程度≥70%考虑手术治疗时,需行血管造影。若为轻度狭窄(≤30%)则应复查 DUS。在诊断时需鉴别患者的症状是否由远端血管病变(如大脑中动脉狭窄),或心脏源性栓塞所致。

当患者具有以下情况时,可考虑做血管造影,并选择手术治疗:①颈动脉系统 TIA 或颈动脉供血区的脑小梗死灶;②头颅 CT 或 MRI 除外原发性脑出血或非血管性疾病;③DUS 提示与临床症状相关侧颈动脉中一重度狭窄或闭塞;④患者无手术禁忌证,并同意采用手术治疗。

(三)民间经验诊断

间断性头晕不适等症状应及时就诊。

二、治疗

(一)民间和经验治疗

茶多酚是茶叶中的主要物质,可以降低血胆固醇,抑制动脉粥样硬化。脑中风的原因之一,是人体内生成过氧化脂质,从而使血管壁失去了弹性,而茶水中的单宁酸,正好能遏制过氧化脂质生成。

茶水煮饭的方法:先将茶叶 1 至 3 克,用 500 至 1000 克开水浸泡 4 至 9 分钟,取一小块洁净的纱布,将茶水过滤去渣后待用(隔夜茶水不宜用);再将米洗净放入锅中,然后把茶水倒入饭锅中,使之高出米面 3 厘米左右,煮熟即可食用。

(二)中医和经典治疗

药物治疗,控制血压、血糖、血脂,戒烟,服用阿司匹林。

(三)现代和前沿治疗

治疗动脉粥样硬化的方法亦适用于颈动脉粥样硬化,如戒烟、加强体育活动、减轻肥胖、控制高血压及降低血脂等。

1.内科治疗

内科治疗的目的在于阻止动脉粥样硬化的进展,预防脑缺血的发生,以及预防手术后病变的复发。目前尚未完全证实内科治疗可逆转和消退颈动脉粥样硬化。

(1)抗血小板聚集药治疗

抗血小板聚集药治疗的目的是阻止动脉粥样硬化斑块表面生成血栓,预防脑缺血的发作。阿司匹林是目前使用最广泛的抗血小板药,长期服用可较显著地降低心脑血管疾病发生的危险性。阿司匹林的剂量 30~1300mg/d 均有效。目前还没有证据说明大剂量阿司匹林较小剂量更有效,因此对绝大多数患者而言,50~325mg/d 是推荐剂量。

对阿司匹林治疗无效的患者,一般不主张用加大剂量来增强疗效。此时可选择替换其他抗血小板聚集药,如抵克得力等,或改用口服抗凝剂。抵克得力的作用较阿司匹林强,但副作用也大。

(2)抗凝治疗

当颈动脉粥样硬化患者抗血小板聚集药治疗无效,或不能耐受抗血小板聚集药治疗时,可采用抗凝治疗。最常用的口服抗凝剂是华法林。

2.颈动脉内膜剥脱术

对高度狭窄(70%~99%)的症状性颈动脉粥样硬化患者,首选的治疗方法是动脉内膜剥脱术(CEA)。国外自20世纪50年代开展CEA至今已有60年历史,其术式已有极大的改良,在美国每年有10万人因颈动脉狭窄接受CEA治疗,CEA不仅减少了脑血管疾病的发病率,也降低了因反复发作脑缺血而增加医疗费用。我国现已开展此项医疗技术。

三、康复

对于无症状性颈动脉粥样硬化,年龄与颈动脉粥样硬化密切相关,被认为是颈动脉粥样硬化的主要危险因素之一。国内一组1095例无症状人群的DUS普查发现:60岁以下、60~70岁和70岁以上人群,颈动脉粥样硬化的发病率分别是3.7%、24.2%以及54.8%。若患者有冠心病或周围血管病,则约1/3的患者一侧颈动脉粥样硬化狭窄程度超过50%。因此,对高龄,特别是具有动脉粥样硬化危险因素的患者,应考虑到无症状性颈动脉粥样硬化的可能,查体时注意有无颈部血管杂音,必要时选作相应的辅助检查。

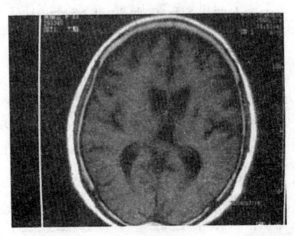

有报道无症状性颈动脉狭窄的3年卒中危险率为2.1%。从理论上讲,无症状性颈动脉粥样硬化随着病情的发展,特别是狭窄程度超过50%的患者,产生TIA、脑梗死等临床症状的可能性增大,欧洲一项针对无症状性颈动脉粥样硬化的研究表明,颈动脉狭窄程度越高,3年卒中危险率越高。

由于无症状性颈动脉粥样硬化3年卒中危险率仅2.1%,因此对狭窄程度超过70%的无症状患者,是否采用颈动脉内膜剥脱术,目前尚无定论。由于手术本身的危险性,因此,目前对无症状性颈动脉粥样硬化仍以内科治疗为主,同时密切随访。

第四节 脑梗死

动脉粥样硬化性血栓形成脑梗死是供应脑部的动脉系统中的粥样硬化和血栓形成,导致动脉狭窄、阻塞,引起急性的局灶性脑缺血,临床表现为一组突然发生的局灶性神经功能缺失症候群。

脑血管疾病是一个严重而常见的神经系统疾病,据美国心脏病协会流行病学资料显示,脑血管疾病发病与其他神经系统疾病相比较,卒中的发生约 500000 新患者/年(40000 是脑梗死、100000 为出血性卒中),达三百万至四百万患者;阿尔茨海默(Alzheimer's)病约 400000 新患者/年,有 1 百万患者;癫痫约有 125000 新患者/年和 2 百万患者;而帕金森(Parkinson)病每年 50000 新患者,约 350000 患者;脑外伤 300000 新患者/年及新生脑肿瘤约为每年 25000 新患者。新近的资料表明,我国城市脑血管病居死亡原因首位,卒中的类型分别是脑梗死 59.8%、出血性卒中 39.3%及难分类 0.8%。Framingham 研究资料(1993 年)提示,在 39~94 岁人群、随访 36 年的结果,动脉硬化血栓形成性脑梗死为 55.9%、脑栓塞 26.6%、脑出血 6 4%、蛛网膜下隙出血 8 4%及其他 2.7%。而不分年龄的话,则脑梗死为 85%,其中小血管病变 20%、心源性栓塞 20%和其他类型脑梗死 45%;原发性颅内出血 15%;蛛网膜下隙出血 5%。脑血管病的发病仍是以缺血性疾病为主,而其中以血管异常导致的脑血栓形成居多。

病因:众多血管、血液和心脏异常可以导致脑血栓形成,血管的异常是主要的病变基础,其中动脉粥样硬化仍是最常见的原因。

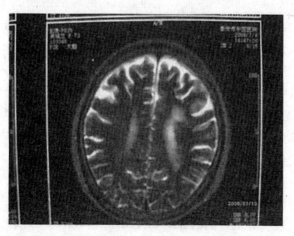

脑动脉粥样硬化主要发生在供应脑部的大动脉和中等动脉,管径约 $500\mu m$ 以上,是全身动脉粥样硬化症的组成部分。脑动脉粥样硬化好发于颈动脉起始段、颈内动脉近分叉处和虹吸段,大脑中动脉起始段,椎动脉、基底动脉和主动脉弓。一组 432 例老年人尸体解剖研究发现,有至少一根以上颅外颈动脉的完全或几乎完全闭塞的个体占 9.5%。多组研究报道约 10%个体因动脉硬化或血栓形成而致使一根以上主要颅外动脉闭塞,20%个体动脉有超过50%狭窄程度;近 24%的脑缺血患者中,超过 2/3 病例在一根以上主要颅外动脉有 50%以上的狭窄。

脑动脉粥样硬化最严重的部位在颈内动脉近分叉处和基底动脉的上段,基底动脉的中、下段和椎动脉、大脑中动脉和后动脉则较轻。Fisher 曾研究脑、冠状动脉和周围血管的动脉粥样硬化,动脉粥样硬化的程度随年龄增长而加重,男性在 40～50 岁年龄段显著、女性则在 60 岁年龄段,而 70 岁后年龄段男性超过女性;虽然颈内动脉易发生动脉粥样硬化,但通常是无症状性,颅内动脉的动脉粥样硬化程度低于颅外动脉、冠状动脉和周围血管动脉,颅内动脉的动脉粥样斑块则与高血压相关;多普勒超声研究发现 75～84 岁白种男性,近 50% 存在动脉粥样硬化斑块并伴有轻度狭窄,仅仅有 6.1% 的个体存在 50% 以上狭窄;在伴有严重周围血管病、冠状动脉异常或多种危险因素的 2009 例无症状患者的多普勒超声研究中,周围血管动脉粥样硬化患者中 32.8% 有颈动脉异常,而冠状动脉异常者和多种危险因素者中仅有 6.8% 和 5.9%,其中仅仅 4% 有 50% 以上的颈动脉狭窄,而 80% 以上的狭窄极罕见(1%)。虽然在年轻人脑梗死中,动脉粥样硬化不是常见的病因,但在一组 45 岁以下中风患者的病因研究中,发现 31% 患者有明显的动脉粥样硬化。

国外研究认为颅内动脉粥样硬化在白种人中不如颅外动脉粥样硬化常见,但是众多研究表明黑人、亚洲人和糖尿病患者颅内动脉粥样硬化累及大脑中动脉十分常见。上海华山医院连续住院的 312 例脑梗死中,颈动脉超声检查也发现 48% 伴有颈总动脉内膜增生等异常,而颅外段颈内动脉内膜增生等异常仅有 17.4%。

临床表现:动脉粥样硬化性脑血栓形成的临床表现为一组突然发生的局灶性神经功能缺失症候群,损害的症状主要根据受累及脑动脉的供血分布而定,不同供血区域损害的特征性症状出现的概率不同(见下表)。

临床神经功能的缺失的基础是脑缺血导致神经结构的解剖损害,依照血管供应的神经结构的功能,我们可以将脑血管病分为以下数种血管综合征:

(一)大脑前动脉综合征

大脑前动脉供应大脑皮质的内侧面,包括支配对侧小腿的运动和感觉皮质、膀胱抑制或排尿中枢。出现对侧小腿的瘫痪和感觉缺失,因反射性排尿抑制的损害引起急迫性排尿。临床此综合征不常见,可能是因为大脑血流主要流向大脑中动脉。

(二)大脑中动脉综合征

在缺血性脑血管病中,大脑中动脉病变最多见。大脑中动脉供应绝大部分的大脑皮质(外侧面)和深部皮质下结构。大脑中动脉皮质支分上侧分支,供应支配对侧面部、手和手臂的运动感觉皮质和优势半球的语言表达区(Broca 区);皮质下侧分支则供应视放射、视皮质(黄斑视力)和部分感觉皮质,及优势半球的语言感受区(Wernicke 区)。发自近大脑中动脉主干的豆状核纹状体动脉(豆纹动脉)则供应基底节、内囊膝部和后肢的下行运动传导束(对侧面部、手、手臂和下肢)。

大脑中动脉上侧皮质支损害时,出现对侧面部、手和手臂的偏瘫及相应的偏身的感觉缺失,但是不伴有同向偏盲。如损害优势半球,可以出现 Broca 失语(损害语言的表达)。

单独大脑中动脉下侧皮质支病变少见,导致对侧同向偏盲,对侧肢体的图形、实体和空间感觉的障碍,可有疾病否认、肢体失认、穿着失用、结构失用等显著的皮质感觉的损害特征。如损害优势半球,可以出现 Wernicke 失语(损害语言的感受);如损害非优势半球,临床表现可出现急性精神混乱状态。

表 脑内主要动脉的供血区域

动脉	供血区域
前循环系统	
颈内动脉	
脉络膜前动脉	海马、苍白球、内囊下部
大脑前动脉	内侧额、顶叶及其白质,胼胝体前部
大脑中动脉	外侧额、顶、枕、颞叶及其白质
豆状核纹状体动脉	尾状核、豆状核、内囊上部
后循环系统	
椎动脉	
小脑后下动脉	延髓、小脑下部
基底动脉	
小脑前下动脉	脑桥中下部、小脑中央部
小脑上动脉	脑桥上部、中脑下部、小脑上部
大脑后动脉	内侧枕、颞叶及其白质、胼胝体后部、中脑上部
丘脑穿动脉分支	丘脑
丘脑膝动脉分支	丘脑

大脑中动脉分叉处(分出皮质上下侧支或大脑中动脉)病变,临床症状重,合并上下侧皮质支综合征的表现,往往面部、上肢重于下肢,优势半球损害则完全性失语(表达和感觉性语言障碍)。

大脑中动脉主干(发出豆状核纹状体动脉前)损害,临床表现出整个供血区的障碍,对侧偏身的瘫痪和感觉缺失,因内囊受损,上下肢损害程度无明显差异。

(三)颈内动脉综合征

颈内动脉来源于颈部颈动脉,其分支除前面讨论的大脑前、中动脉外,尚发出眼动脉供应视网膜。颈内动脉病变程度依侧支循环的情况而定,侧支循环多数是缓慢进展的动脉阻塞而代偿的结果。

有作者认为缺血性脑血管病中约 1/5 颅内或颅外颈内动脉阻塞。近 15% 病例,颈内动脉的进行性动脉粥样硬化阻塞前,有短暂性脑缺血发作(TIA)的先兆或同侧眼动脉缺血导致一过性单眼黑矇。颈动脉阻塞可以是无症状性的。有症状的颈动脉综合征类似大脑中动脉综合征。

(四)大脑后动脉综合征

一对大脑后动脉发自基底动脉的尖端,供应枕叶皮质、颞叶内侧面、丘脑和中脑头端。通常由于栓塞发生在基底动脉的尖端,可以阻塞一侧或双侧大脑后动脉,栓子可崩解而不出现症状,或部分的大脑后动脉梗死。

临床大脑后动脉闭塞导致对侧同向偏盲,而黄斑视力保存(黄斑视力的枕叶皮质由中动脉和后动脉双重供血）。大脑后动脉起始段闭塞影响中脑上端，出现眼球运动异常，包括垂直凝视麻痹、动眼神经麻痹、核间性眼肌麻痹和眼球垂直分离性斜视。大脑后动脉闭塞影响优势侧半球（多数为左侧）枕叶，特征性表现为命名性失语、失读症（而无失写）和视觉失认，视觉失认是由于胼胝体损害切断了右侧视皮质和左侧语言皮质的联系。双侧大脑后动脉闭塞引起皮质盲和因颞叶损害引起的记忆障碍。

（五）基底动脉综合征

基底动脉起自双侧椎动脉（某些个体仅有一支椎动脉），行进于脑干腹侧，并于中脑水平分叉为大脑后动脉。基底动脉分支供应枕叶、颞叶内侧面、丘脑内侧、内囊后肢和整个脑干及小脑。

基底动脉血栓形成往往因为累及多组分支动脉，临床表现通常不一致。如累及椎动脉（单侧或双侧）其表现类似基底动脉血栓形成，在颈椎关节硬化的病例中，可以因头部转动导致一过性椎动脉暂时性闭塞，出现脑干功能障碍的症状和体征。另外，发出椎动脉前的锁骨下动脉闭塞可以引起锁骨下动脉盗血综合征，往往是全身动脉硬化的一部分，并不提示椎基底动脉的中风。

发生在基底动脉近端的血栓形成，影响脑桥背侧部分，出现单侧或双侧滑车神经麻痹、水平性眼球运动异常，并可有垂直性眼震和眼球沉浮，瞳孔缩小而光反射存在（下降的交感神经传导束损害），偏瘫或四肢瘫和昏迷多见。基底动脉综合征易与脑干出血混淆，但临床 CT 或 MRI 可以明确鉴别。

基底动脉综合征如损害脑桥腹侧部（不影响桥脑背侧），临床出现四肢瘫痪，而意识完好，患者仅仅利用眼睛闭合和垂直眼球运动来示意，称为闭锁综合征，勿与昏迷混淆，EEG 可有助于鉴别。

发生在基底动脉远端的闭塞，影响中脑上行网状结构、丘脑和大脑脚，通常出现特征性的意识障碍和单侧或双侧动眼神经麻痹，偏瘫或四肢瘫，临床称为基底动脉尖综合征，有时与天幕疝影响中脑的状况相混淆，应注意鉴别。此类情况多见于栓塞性病变。

（六）椎—基底动脉长旋分支综合征

椎—基底动脉长旋分支是小脑后下动脉、小脑前下动脉和小脑上动脉，供应脑干背外侧，包括位于背外侧的脑神经核和进出小脑传导束的小脑脚。

常见的是小脑后下动脉闭塞导致的延髓背外侧综合征（Wallenberg 综合征），表现同侧的小脑性共济失调、霍纳（Homer）征和面部感觉缺失，对侧痛觉、温度觉损害，眼球震颤、眩晕、恶心、呕吐、呃逆、吞咽困难和构音障碍，但无随意运动障碍。

小脑前下动脉闭塞导致脑桥下端外侧部的损害，常见同侧面部肌肉瘫痪、凝视麻痹、耳聋和耳鸣，无 Homer 征、呃逆、吞咽困难和构音障碍。

脑桥上端外侧部的损害多由于小脑上动脉闭塞，临床表现类似小脑前下动脉闭塞的表现，但无听神经损害，而出现视动性眼球震颤和眼球反侧偏斜，对侧出现完全性感觉障碍。

（七）椎—基底动脉旁中央分支综合征

椎—基底动脉旁中央分支行径于脑干腹侧至四脑室底，供应脑干的内侧面，包括大脑脚内侧、感觉传导通路、红核、网状结构和内侧的脑神经核（Ⅲ、Ⅳ、Ⅵ、Ⅻ）。

旁中央分支闭塞可以引起脑干旁中央部梗死,产生对侧偏瘫。脑神经核性损害则视闭塞的水平而定,在中脑是同侧的Ⅲ麻痹,脑桥为Ⅵ和Ⅶ对麻痹,延髓则是Ⅻ麻痹。而双侧损害表现时,应警惕是椎或囊底动脉的病变,脑桥出血、胶质瘤或多发性硬化导致的脑干内病损,或小脑占位病变压迫。

(八)椎一基底动脉短旋分支综合征

短旋分支出自椎基底动脉长旋分支,进入脑干腹侧部,供应脑干运动传导通路。临床表现为显著的对侧偏瘫和同侧脑神经(Ⅲ、Ⅵ、Ⅶ)麻痹。

(九)腔隙性梗死

在慢性高血压患者,脑内穿动脉病变导致腔隙性梗死,其主要位于脑部深部核团(豆状核37％、丘脑14％、尾状核10％、桥脑16％和内囊后肢10％);较少见于深部的白质、内囊前肢和小脑。因为损害血管小和相对分布在深部的脑“静区”,较多病例(3/4)是解剖证实,且生前无中风史或神经功能缺失征。

腔隙性梗死有其独特的临床自然特征,发病是渐进的(数小时或数天),头痛少见,意识水平无改变;其预后可完全或近于完全恢复,并随治疗高血压而减轻,TIAs少见。CSF、CT、MRI和血管造影均正常。临床表现多样,但是有数种典型特点的腔隙性梗死类型。

(1)纯运动轻偏瘫对侧面、上肢和下肢的瘫痪,程度基本相当,不伴感觉障碍、视觉和语言障碍。通常病变位于对侧内囊或脑桥,有时颈内动脉或大脑中动脉闭塞、硬膜下出血和颅内占位病变也可以引起纯运动轻偏瘫。

(2)纯感觉性卒中对侧丘脑损害呈偏身感觉缺失,可以伴有感觉异常。易误为大脑后动脉闭塞和丘脑或中脑小量出血。

(3)共济失调性轻偏瘫、纯运动轻偏瘫伴同侧共济失调,多影响下肢。损害多累及对侧桥脑、内囊和皮质下白质。

构音障碍——笨拙手综合征累及对侧脑桥或内囊时,出现构音障碍、吞咽困难、面瘫伴轻偏瘫,和面瘫侧的笨拙手。

该病的病理生理可概括为以下几点:

动脉粥样硬化性脑血栓形成引起急性局灶性脑缺血,基础研究揭示缺血性损害机制的主要病理生理变化集中在以下方面:

(一)缺血半影区和治疗时间窗

脑血流量测定的研究发现,缺血中心区和缺血周边区血流量不同,一定时间内在周边区血流下降,而氧和葡萄糖代谢仍保留,因此称这部分受影响而仍存活的区域为缺血半影区,半影区细胞存活的时间为治疗时间窗。缺血后大部分周边区的血流可自发恢复(有时可高于正常水平,为高灌注状态),但如不在治疗时间窗内恢复灌注,则周边区内细胞仍无法存活。不同的血流灌注,半影区细胞存活的时间也不同,如局部脑血流下降到极低水平(0～6ml/100g 脑组织/min)约 10min,半影区组织则不可逆损害;而局部脑血流下降在 15ml/100g 脑组织/min 水平,则脑组织的缺血耐受时间明显延长。

实验动物模型揭示,脑缺血时不同的脑血流水平可发生不同的病理生理变化,说明了缺血性脑损害的不同阈值。在沙生鼠和大鼠模型,蛋白合成是梗死周边向中心发展的敏感指标,血流在 0.55ml/(g.min)时蛋白合成抑制 50%,而在 0.35ml/(g.min)时完全抑制;此血流也是 mRNA 合成的阈值,0 25~0.35ml/(g.min)范围;相同的水平糖利用发生改变,在 0.35ml/(g.min)时糖利用增加,0.25ml/(g.min)时明显下降,在其上限糖利用的激活提示初期的乳酸集聚和酸中毒;低于 0.26ml/(g.min)水平,组织酸中毒则极为显著,并伴有磷酸肌醇 PCr 和 ATP 的下降;PCr 的耗尽的阈值[0.18~0.23ml/(g.min)]高于 ATP 的血流水平[0.13~0.14ml/(g.min)]。细胞外和组织中的离子改变,决定了细胞膜的去极化,其血流的阈值均较低,在 0.10~0.15ml/(g.min)左右。局灶性脑缺血周围的代谢和离子失调的次序,最初的蛋白合成抑制[0.55ml/(g.min)],继而 RNA 合成抑制和激活厌氧的糖酵解[低于 0.35ml/(g.min)],能量状态的崩溃[0.20ml/(g.min)],细胞膜的去极化[低于 0.15ml/(g.min)]。

从功能失调的角度看,首先是 EEG 变慢,继而 EEG 和诱发电位的波幅降低,完全的 EEG 活动抑制大约在 0.15~0.23ml/(g.min),诱发电位的消失和出现自发单位电活动是在 0.15~0.25ml/(g.min)。神经病学研究提示猴子可逆性偏瘫的血流值为 0.23 ml/(g.min),而 0.17~0.18ml/(g.min)时则为不可逆损害。综观上述血流阈值,功能失调的血流低于蛋白合成的抑制,甚至低于无氧糖酵解的血流,均在能量代谢危机的阈值内,表明功能的抑制源于能量崩溃。

局灶性脑缺血的代谢失调的后果是细胞的渗透压升高,水从细胞外进入细胞内,这种细胞外间隙的水体积的改变可利用电阻抗或弥散 MRI 检测,两项检查对细胞体积变化极为敏感。猫脑血管阻塞 2h,血流在 0 30ml/(g.min)时电阻抗信号上升,而弥散 MRI 检测信号增高则在 0.41ml/(g.min),此两项检查的血流阈值改变远高于伴随于缺氧细胞膜去极化的脑水肿的阈值[0.10ml/(g.min)]。而弥散 MRI 检测已在临床开始作为超早期脑梗死的诊断手段。

缺血半影区确切定义是围绕梗死中心的缺血组织,其电活动中止,但仍保持正常的离子平衡和结构完整的区域。缺血半影区存在时间的长短和范围取决于局部脑血流下降的程度和速度,实际上对半影区研究认识的加深,缺血半影区的定义和涵义有所进展。研究表明,单纯在治疗时间窗内改善局部脑血流量并未在临床中获得理想的疗效,而应用非血流改善作用的谷氨酸受体拮抗剂却可明显减小脑梗死的体积,说明局灶性脑缺血损害的结果不仅仅取决于血流阈值,应从多种角度理解半影区(如电生理半影区、血流半影区或代谢半影区等)。

(二)脑缺血性损害的瀑布效应

急性脑缺血后神经组织的细胞能量代谢衰竭,细胞膜去极化而膜内外离子平衡紊乱,继而兴奋性氨基酸和神经递质释放,通过各种渠道导致细胞内钙离子的超载,激活细胞的蛋白酶、磷脂酶和过氧化系统,产生蛋白水解和各种自由基,损伤神经组织。这些改变几乎是同时或在极短的时间内次序发生,故称之为瀑布效应。

钙离子在触发脑缺血后继发性神经元损害中起了十分重要的作用,Martin 等研究表明,脑缺血或缺氧的早期(3~10min),由于钾离子传导的改变引起进行性、显著的神经细胞膜电位的下降(去极化),导致突触间谷氨酸盐释放,激活谷氨酸能受体,从而打开钙通道,致使神经细胞内钙离子超载。胞内钙离子超载可使细胞内线粒体功能丧失、ATP 产生明显减小,ATP 依赖的离子泵功能丧失;由于膜磷脂过氧化而细胞内活性氧含量显著增加;激活钙离子依赖的蛋白水解酶。这些变化共同引起神经细胞肿胀、细胞器溶解、细胞外膜的破裂及局部组织对溢出的细胞组分的炎性反应。

　　脑血流的下降和随后的低氧引起 ATP 水平的急剧下降，导致钠/钾泵衰竭，从而细胞膜去极化和离子平衡失调。细胞膜去极化引起电压门控钙通道开放，钙离子进入细胞内。神经元内钙离子达到高摩尔浓度时将激活一系列钙依赖性系统，包括钙依赖性激酶、磷脂酶和蛋白酶，这些系统持续的激活能导致即刻或迟发性神经元死亡。同样，突触前钙离子浓度增高引起谷氨酸盐释放，作用于兴奋性氨基酸受体，导致进一步的突触后钠离子和钙离子内流；兴奋性氨基酸受体的激活也可通过磷酸肌醇刺激引起钙离子从细胞内贮存逸出，加重钙超载。在猫局灶缺血时，细胞内钙浓度改变与最终的组织学和脑电功能改变相关；脑血流与细胞内钙浓度也有一定关系，局部脑血流量低于正常的 20% 时，细胞内钙浓度开始增高并在再灌注期仍居高不下，最后脑电恢复差并有严重的组织学损害。

　　许多研究提示，兴奋性氨基酸受体与钙离子通道耦联，并与神经细胞变性坏死关系密切，表明具有兴奋性毒性作用，阻断其兴奋性作用可能减轻缺血性脑损害的程度。20 世纪 70 年代初期，有学者发现外源性谷氨酸盐对胎鼠有神经毒性作用，并发现其结构类似于 N-甲基-D-天门冬氨酸（NMDA）。20 世纪 80 年代发现在脑缺血时脑细胞外谷氨酸水平增高，阻断谷氨酸受体的 NMDA 部位可抑制 NMDA 导致的神经毒性作用；而且兴奋性毒性是突触后 EAA 受体被谷氨酸所激活，切断进入易损神经元的谷氨酸能神经传入纤维有神经保护作用。兴奋性毒性的分子机制尚未完全清楚，但是兴奋性氨基酸受体的激活，是由最初的钠离子及其更重要的钙离子内流，神经元去极化，而进一步激活钙离子通过 EAA 受体进入神经元内，钙离子在胞内积聚触发了兴奋性毒性的瀑布反应。亲代谢谷氨酸受体激活，通过激活 G 蛋白系统，导致蛋白激酶 C（PKC）增加而蛋白激酶 A（PKA）减少，这些第二信使在兴奋性毒性瀑布反应，如 EAA 受体和电压门控离子通道的开放中起重要作用，最终将激活即刻早期基因（IEGs）、产生一氧化氮（NO）、酸中毒和脂酶及核酸内切酶激活，损害神经细胞。

一、诊断

(一)现代科学方法诊断

1.CT 和 MRI 扫描

　　常规的 CT、和 MRI 扫描可以鉴别梗死和出血，排除其他疾病，明确中风的部位。对于动脉粥样硬化性脑血栓形成脑梗死，CT 的阳性发现明显低于 MRI，尤其在脑干、小脑和静脉窦血栓形成。弥散 MRI 技术使临床能在超早期发现脑内缺血性损害，6h 内弥散加权 MRI 阳性达 100%，而常规 MRI 几乎无阳性。弥散加权 MRI 技术检查能够明确区分新旧病灶，同时应用灌注 MRI 可反映缺血损害区域的血流灌注，结合 MRS 检查了解病灶区的代谢物质变化（乳酸、谷氨酸等）。

2.脑血管造影检查

　　血管性疾病的证实需血管造影检查。通常，动脉插管血管造影检查可以选择用于怀疑有手术指征的颅外颈动脉病变，或鉴别颅内血管炎、颈或椎动脉内膜分层等疾病。临床开始应用 MRA 检测颅内大血管的狭窄、动脉瘤和其他血管病变，但是其灵敏度仍不如传统的动脉插管血管造影检查。

3.超声血管检查

　　动脉粥样硬化性脑血栓形成是全身动脉粥样硬化的一部分，尤其是颈动脉系统的动脉粥样硬化(包括颅内和颅外血管)。应用传统的二维超声血管检查可以发现颅外颈动脉的狭窄或斑块,并测量血管管径和流速。对于颅内颈内动脉系统,选择多普勒超声血管检查,但是仅仅间接反映颅内各大动脉的流速,无法了解血管的狭窄,必须结合 MRA 或脑血管造影检查。

4.鉴别诊断

对于突然起病,有脑血管病危险因素的个体,出现局灶性神经功能缺失障碍均应怀疑脑血栓形成,但是局灶性神经功能缺失征必须符合单一动脉血管供血分布。

在血管性疾病中,脑出血、硬膜下或硬膜外血肿、动脉瘤和血管畸形破裂出血导致蛛网膜下隙出血应予以鉴别。通过病史、有无外伤、意识障碍和脑膜刺激征,结合起病时的 CT 或 MRI 检查鉴别。

脑肿瘤、脑脓肿等颅内结构损害也可引起局灶性神经功能缺失障碍;另外,代谢性疾病有时可以呈中风样表现,但是前驱症状、局灶性神经功能缺失是否符合血管分布,实验室检查和影像学检查可以帮助鉴别。

(二)中医诊断

中医认为本病病因不外乎虚(气虚、阴虚)、风(外风、肝风)、气(气滞、气逆)、血(血虚、血瘀)、瘀(痰瘀、血瘀)、痰(风痰、湿痰)、火(心火、肝火)诸端,单行致病或合而为疾,相互影响,相互作用,侵犯机体而突然发病。病变部位主要在脑,但与心、肝、脾、肾诸脏密切相关。主要病理变化包括以下几个方面的内容:积损正衰,卫外不固,脉络空虚,风邪动越,内风旋转上逆,气血上涌,阻于脑络而为病;气虚腠理不固,风邪侵袭,人中经络,气血被阻,筋脉失养;或饮食不节,痰湿壅盛,外风引动,痰滞阻络而发病;或忧思恼怒,五志化火,气机失调,心火暴盛,肝郁气滞,肝阳暴亢,风火相煽,气血菀上,脑脉被阻;气血两亏,气滞血瘀或血虚寒凝,阻滞经络。

总之,本病病机多由忧思恼怒,或恣食肥甘厚腻,或房劳过度,精血亏耗,导致阴亏于下,阳亢于上,内风旋动,气血逆乱,夹痰夹瘀,横窜经脉,上蒙清窍,阻滞经络,发为人事不知,半身不遂。其中以肝阳上亢及气滞血瘀最为常见。

(三)民间经验诊断

多见于中年以上,多数有高血压、糖尿病、心脏病或高血脂病史,有的已发生过 TIA 或卒中,通常急性起病,在数小时内发展达高峰,一部分患者于清晨醒转时发觉异常,可有病侧头痛,很少以剧烈头痛、呕吐起病。主要有以下 4 类:

1.大动脉闭塞

所致脑梗死可有同一动脉系统的 TIA 病史,少数患者在起病后 24 小时持续恶化或呈阶梯状加重。不同大动脉闭塞的具体症状、体征如下:

(1)颈内动脉闭塞:常见症状为对侧偏瘫、偏身感觉障碍,可有失语,可出现特征性的病变,即同侧一过性视力障碍和霍纳征。眼动脉分出之前闭塞,临床上可无任何症状,或可表现为 TIA,或进展型或完全型卒中。

(2)大脑中动脉闭塞:主干闭塞时,出现对侧偏瘫、偏身感觉障碍和同向性偏盲,优势半球受累还可出现失语,梗死面积大、症状严重者,可引起颅内高压、脑疝、昏迷,甚至可导致死亡。皮质支闭塞时,偏瘫及偏身感觉障碍以面部及上肢为重,优势半球受累可有失语,非优势半球受累可出现对侧偏侧忽视症等体象障碍。深穿支闭塞时,出现对侧偏瘫,一般无感觉障碍及偏盲,优势半球受损时,可有失语。

（3）大脑前动脉闭塞:近端阻塞时可无症状。前交通支以后阻塞时,出现对侧下肢运动及感觉障碍,排尿不易控制。深穿支闭塞时,出现对侧中枢性面舌瘫及上肢轻瘫。双侧大脑前动脉闭塞时。可出现淡漠、欣快等精神症状及双侧脑性瘫痪。

（4）大脑后动脉:常见对侧同向性偏盲(有黄斑回避)及一过性视力障碍如黑蒙等。优势半球受累除有皮质感觉障碍外,还可出现失语、失读、失认、失写等症状;非优势半球受累可有体象障碍。深穿支阻塞累及丘脑和上部脑干,出现丘脑综合征、锥体外系症状等,还可出现动眼神经麻痹、小脑性共济失调。

（5）椎一基底动脉:常出现眩晕、眼震、复视、构音障碍、吞咽困难、共济失调、交叉瘫等症状。基底动脉主干闭塞时出现四肢瘫、球麻痹、意识障碍,常迅速死亡。脑桥基底部梗死可出现闭锁综合征。

（6）小脑下后动脉:此处梗死又称延髓背外侧综合征或韦伯综合征。临床表现为突然眩晕,恶心呕吐,眼球震颤,吞咽困难,病灶侧软腭及声带麻痹,共济失调,面部痛觉温度觉障碍,霍纳综合征,对侧半身痛觉温度觉障碍。

2.心源性脑梗死

以年轻成人较多见,都突然起病,可阶梯状加重。常有其他脑动脉的 TIA、卒中史或体循环栓塞史。存在心源性栓塞的病因。症状视栓塞部位而定。

3.腔隙性脑梗死或小动脉闭塞性脑梗死

发展相对缓慢,有的可在长达 36 小时期间逐渐加重而达顶峰,梗死体积小,按发生部位出现特异的局灶症状,可分为:

（1）单纯运动性中风:对侧面、臂、腿、足、趾瘫痪,为内囊后肢或桥脑、中脑腹侧小梗死。

（2）单纯感觉性中风:对侧身体的感觉异常,见于腹外侧丘脑腔隙。

（3）共济失调性偏侧轻瘫:对侧臂、手共济障碍伴腿轻瘫,见于腹侧桥脑梗死。

（4）构音障碍——笨拙手:言语不清和对侧手的活动障碍,为腹侧桥脑或内囊膝的梗死。

（5）伴表达失语的偏侧轻瘫:内囊膝和前肢梗死累及邻近放射冠的白质。

4.其他原因的脑梗死

非动脉硬化性血管病、血液病、血凝异常等少见病因所致的缺血性中风。

二、治疗

（一）民间和经验治疗

（1）水蛭焙干研粉,每次 3 克,日 3 次,对脑出血、脑内血肿有效。

（2）地龙 15 克,全蝎 10 克,赤芍 20 克,红花 15 克,川牛膝 20 克,水煎服。

（3）蕲蛇干 1 条,羌活、防风、五加皮各 25 克,当归 30 克,天麻 20 克,秦艽 30 克,用 50 度以上的白米酒 5 斤浸泡,3 个月后服用,每天两次,每次饮酒半两。

（4）中药贴敷:桃仁、栀仁各 7 枚,麝香 0.3 克,共研细末,白酒适量调膏,男左女右涂于手心,外用胶布固定,七日换药 1 次,用药后掌心如起小泡,针刺消毒,忌食辛辣食物。

(二)中医和经典治疗

1.半身不遂

主证:偏枯不用,肢软无力,面色萎黄,或见肢体麻木,痛痒不知,手足肿胀,舌紫黯或有瘀斑,苔薄白或白腻,脉细缓或涩。

治则:益气、活血、通络。

方药:补阳还五汤——黄芪、归尾、川芎、桃仁、红花、地龙、赤芍;酌加全蝎、乌梢蛇、川牛膝、桑枝、地鳖虫、川断等;小便失禁者加桑螵蛸、肉桂、益智仁;下肢瘫软无力甚者加桑寄生、鹿筋,上肢偏废者加桂枝;患侧手足肿甚者加茯苓、泽泻、防己、苡仁;兼见言语不利者加菖蒲、远志、郁金;兼口眼歪斜者合牵正散;便秘者加火麻仁、肉苁蓉、郁李仁;心悸者加桂枝、炙甘草。

2.语言不利

主证:舌欠灵活,言语不清,或舌暗不语,舌形多歪偏,苔薄或腻,脉滑。

治则:祛风、除痰,开窍。

方药:解语丹——白附子、石菖蒲、远志、天麻、全蝎、羌活、南星、木香、甘草;肾虚精亏者以地黄饮子滋阴补肾利窍。

3.口眼歪斜

主证:单纯口眼歪斜。

治则:祛风,除痰,通络。

方药:牵正散——白附子、僵蚕、全蝎;口眼滑动者加天麻、钩藤、石决明等。

临床常用于脑梗死的有天欣泰血栓心脉宁片、复方丹参滴丸、灯盏花注射液、七叶皂苷钠等,大部分是处方药,需要在医生的指导下使用。

另外可以做高压氧治疗,对促进神经细胞功能恢复有确定的效果。

脑梗死急性期治疗关键是重视超早期(在 6 小时内)和急性期的处理。同时还应注意以下几点:

(1)控制颅内压,降低脑水肿,防止脑疝形成,促进病变脑组织功能恢复。可及时给予高渗脱水剂、利尿剂和激素等治疗。亦可酌情给予脑细胞活化剂。脱水剂的应用时间,应视病情而定,一般经过 1～2 周治疗后,若患者意识障碍消失,颅内压已恢复正常,可给予血管扩张剂及活血化瘀药物。

(2)血管扩张药及活血化瘀药物的应用,一定要掌握用药时机,不能盲目使用,不能使用过早,否则,将会产生"盗血综合征",使病情加重。同时我们还应注意控制血压,维持水和电解质平衡,预防和治疗并发症等综合治疗。

(3)高压氧治疗经实践证明对治疗脑梗死效果很好,可以大大降低脑梗死的病残率。宜于早期应用,每日一次,10 次为 1 疗程,每次吸氧时间 90～110 分钟,必须在密闭加压舱进行,受条件限制。

(4)昏迷患者注意保持呼吸道通畅,及时吸痰,翻身拍背,活动肢体,预防肺炎和褥疮发生。

脑梗死是由于脑组织受损严重,急性期的死亡率为 5%～15%。存活的患者中,致残率约为 50%。而预后决定于梗死的部位、范围大小及并发症或并发症的轻重等诸因素。一般而言,预后相对较差。

（三）现代和前沿治疗

动脉粥样硬化性脑血栓形成的治疗除一般对症治疗外,结合病理生化变化的特点,国内外均集中在超急性期和急性期的治疗。针对不同状况选择相应的治疗,国外常用的脑血管病治疗的选择如下表:

脑血管病治疗的建议

疾病类型	抗血小板治疗	抗凝治疗	溶栓治疗	动脉内膜切除术
无症状性颈动脉杂音/狭窄	+	--	+-	
短暂性脑缺血发作心源性	+-	+	--	--
颅外颈动脉来源	+	+-	--	+
颅内颈或椎基底动脉来源	+	+-	--	
完全性中风心源性	+-	+	--	--
颅外颈动脉来源	+	+-	+	+
颅内颈或椎基底动脉来源	+	+-	+	+

＋:有效;＋-1 可能有效,但有危险;…无效或未验证

1.无症状性颈动脉杂音/狭窄

国外报道老年人中无症状性颈动脉杂音或狭窄均较为多见。在 65 岁以上个体常规体格检查可以发现 7％的无症状性颈动脉杂音,在 75 岁以上个体应用超声检查,近 30％有无症状性颈动脉狭窄。大规模临床研究表明,75％以上程度的无症状性颈动脉狭窄的个体,其同侧发生中风的危险是 2.5％,但是同时对侧中风发生亦增加,并伴心脏缺血的危险性增高,因此无症状性颈动脉狭窄和个体中风危险的相关性尚难于评价。针对无症状性严重的颈动脉狭窄而言,动脉内膜切除术是有意义的,但是其有效性尚有待于进一步的证实。目前,国外学者提倡应用阿司匹林抗血小板治疗无症状性颈动脉杂音/狭窄。

2.短暂性脑缺血发作(TIA)

TIA 是完全性中风的预兆,是一个可以预防的疾病,必须及时、准确的诊断和治疗。

（1）抗血小板治疗

目前,针对预防非心源性中风的药物治疗,以抗血小板治疗有最佳的疗效/危险比率。抗血小板治疗通过抑制环加氧酶,达到阻断其催化血栓烷 A2 的作用。

阿司匹林可以减少 TIA 发作频率、减少中风发生和死亡率,并且能对心源性中风再发有预防作用,联合应用抗凝治疗的效果超过单用抗凝治疗。阿司匹林的治疗剂量因人种而异,国外临床研究应用口服 80～1300mg/d 的剂量范围是有效的,在北美区域一般应用口服 325 mg/d,国内多主张口服 50～75mg/d。曾认为男性应用阿司匹林更有效,但是在 40 岁以上男性、无 TIA 和脑血管病史的个体,阿司匹林能减少心肌梗死的危险,而不降低中风发生的危险。阿司匹林的副作用主要有消化不良、恶心、腹痛、腹泻、皮疹、消化性溃疡和胃肠出血,国内多应用肠溶性阿司匹林则消化道副作用明显减少,但是是否影响治疗的效果不明确。噻氯匹定(250mg 口服,2 次/日)被认为比阿司匹林更有效,但副作用多而严重,如腹泻和皮疹,偶见严重中性白细胞减少症(可恢复)。噻氯格雷通过不可逆结合血小板表面的 ADP 受体,抑制血小板聚集,减少缺血性中风的发生。腹泻和皮疹副作用较阿司匹林多见,但中性白细胞减少和

血小板减少症与阿司匹林相当。

（2）抗凝治疗

主要应用在心源性脑卒中的 TIA 患者,而动脉硬化性血栓形成的 TIA 患者中的疗效尚不明确。肝素治疗为急性期的治疗手段,1000～2000U/h、静脉滴注。须每天监测活化的部分凝血活酶时间(aPIT),并根据 apIT 水平调整肝素的剂量,保持 aPTT 延长治疗前水平的 1.5～2.5 倍。华法林主要作为长期抗凝治疗的药物选择,5 ～15mg/口服。急性期肝素静脉抗凝治疗使凝血酶原时间(PT)较治疗前延长 1～1.5 倍时(多在治疗的 5 天左右)应用华法林口服治疗。华法林治疗期间,需每 2 周监测 Prr 或国际规格化比率(INR)。

在 TIA 患者应用抗凝治疗应该慎重,因为颅内出血的危险性很大,尤其是在 65 岁以上和伴高血压的患者中。

（3）其他治疗

脑前循环的 TIA 症状的发生与颈动脉硬化中等狭窄(50%～70%)、严重狭窄程度(70%～99%)相关,动脉内膜切除术结合阿司匹林治疗较单独应用阿司匹林治疗有效,主要应用在颅外颈动脉病变患者,椎基底动脉系统、颅内动脉血管和完全性颈动脉阻塞患者不适用。其手术率在 1%～5%左右,对微小颈动脉狭窄而形成溃疡的患者,治疗效果不清楚。另外动脉腔内支架治疗颈动脉狭窄的 TIA 患者尚有待于进一步证实临床试验的结果。部分 TIA 发作与颅内颈动脉系统动脉狭窄有关,希望应用颅外颅内动脉的分流术治疗,但是目前认为无效。

3.完全性卒中

近年来,急性缺血性卒中的有效治疗是研究的焦点,其中美国国立卫生研究院(NIH)关于重组组织型纤维蛋白溶酶原激活剂(rt - PA)的临床试验表明,3h 内的溶栓治疗可有效治疗急性缺血性卒中。目前各研究单位均对溶栓治疗的对象、剂量、治疗时间进行详细的临床试验,但尚无统一的规范。

（1）溶栓治疗

t - PA 是丝氨酸蛋白酶,定位与人类 8 号染色体(8p12),促使纤溶酶原转化为纤溶酶,溶解纤维蛋白血栓。多数研究包括对照临床试验的结果提示,发病 3h 内应用 t- PA 治疗可以减轻神经缺失程度和减少中风的死亡率,理论上而言其中包括部分 TIA 患者。

t - PA 治疗剂量是 0.85～0.9mg/kg,最大总剂量 90mg,以 10%剂量静脉注射,90%的剂量在 60min 内静脉滴注。超过 3h 使用,或应用其他溶栓剂和动脉内溶栓的有效性尚待证实。国内九五计划应用尿激酶溶栓临床对照研究正在进行中,使用尿激酶剂量为 150 万单位,静脉滴注。

溶栓治疗的严重副作用是出血,可以是脑和其他部位组织出血,有报道出血比率在 8%～12%左右。影响治疗效果和并发症的因素很多,治疗的选择应该慎重。

（2）抗凝治疗

抗凝治疗急性缺血性卒中历史悠久,主要应用抗凝治疗心房颤动患者,预防缺血性卒中的发展。最近,有学者报道应用低分子量肝素可改善急性缺血性卒中患者的神经功能残缺程度的多中心随机双盲研究工作。但大规模应用肝索减少中风的再发率未显示有明显意义。

临床应用低分子量肝素较安全,皮下注射 4100U,2 次/日,10 天为一疗程。国内外的临床试验,主张应用在起病 48h 内。

（3）抗血小板治疗

参照 TIA 治疗。

（4）神经保护治疗

许多涉及脑缺血病理生化机制的药物均希望临床应用达到神经保护的目标。目前可用于临床的神经保护药物有巴比妥类药物和阿片拮抗剂纳洛酮,一系列临床试验均未发现能产生预期的效果。实验研究提示钙离子通道的阻断能有效减轻缺血损害,但是临床应用电压依赖性钙离子通道阻断剂尼莫地平的试验仍是阴性结果,多中心试验提示早期应用大剂量尼莫地平(120mg/d,口服),并防止低血压副作用,可能改善预后。电刺激小脑顶核可抑制缺血脑组织的扩布性抑制,降低缺血神经元的去极化,抑制脑血管免疫炎性反应,抑制神经细胞凋亡,改善脑血流,促进神经功能恢复。可用于脑梗死急性期及恢复期治疗。

（5）其他治疗

国内外使用降低纤维蛋白原药物治疗急性缺血性卒中有较多的报道,但是迄今尚无肯定的结论;近期国内对来自蛇毒的降纤酶的验证研究,提出降低纤维蛋白原可能对缺血性卒中有效,治疗剂量是治疗第 1 天 10U、第 3 天和第 5 天各 5U,静脉滴注。必要时可以根据血纤维蛋白原浓度,重复应用。

抗高血压治疗是一个临床关注的问题,虽然高血压和中风的病理生理有密切关系,而且急性中风时多有血压的增高,抗高血压治疗的给予应根据血压的变化而定。脑组织缺血状态下,降低血压不利于梗死周围区域的脑组织代谢,将加重组织损害。参照 WHO 标准,急性脑缺血时,血压低于 26.7/14.7kPa(200/110mmHg)水平,不予降压处理。临床上大面积脑梗死后可发生细胞毒性及血管源性脑水肿,常用的脑水肿治疗药物如甘露醇、皮质激素通常无效。可试用抑肽酶 100 万 u/d 静脉滴注,共 5～7d。

在完全性中风中,手术治疗很少采用,仅仅是在大面积脑梗死影响脑干功能时,为抢救患者生命可以考虑采用大骨瓣减压术,可能提高此类患者的生存率。

三、康复

（1）生活要有规律,适宜寒温、劳逸结合,保持心情舒畅,避免七情所伤;饮食宜清淡,切忌酗酒及过食肥甘厚味。

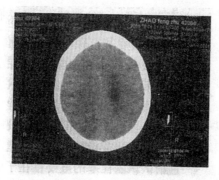

（2）重视中风先兆症状,如头痛、头晕、肢体麻木等,宜予以相应治疗。

（3）积极治疗有关疾病,对于能引起中风的疾患,如高血压、糖尿病、心脏病等应积极进行治疗;有血瘀症候表现者,如舌质暗有瘀斑,结合血液流变学的检查指标,给予活血化瘀治疗,对预防中风的发作有着积极的作用。

第五节　脑栓塞

脑栓塞是指进入血液循环的栓子堵塞脑动脉,使其远端供血区脑组织发生缺血性坏死,出现相应神经功能障碍的急性脑血管病。

关于脑栓塞的发病率,长期以来估计偏低,临床统计约占急性脑卒中的 $15\%\sim20\%$ 。在缺血性卒中的发病机制中,脑栓塞的重要性次于脑动脉血栓形成。目前这种观念正在改变。脑栓塞的实际发病率应该远远高于现有的统计数字,脑栓塞在急性卒中中的所占比率可能超过 50% 。导致这种观念改变的基础,是人们对动脉粥样硬化斑块的新认识,以及新的影像学技术的应用。

动脉粥样硬化是一非特异性的慢性炎症过程,粥样硬化斑块处于"激活"状态。在病理学上,软斑特别是溃疡斑,有大量的单核细胞积聚,使基质金属蛋白酶(MMPs)表达增加。MMPs 可裂解细胞外基质,从而使斑块不稳定,易碎裂脱落。另外,血液中血小板易聚集在活化的斑块表面,形成小血栓,在血流冲击和 MMPs 的作用下,脱落形成栓子。因此,动脉粥样硬化斑块本身的结构和状态,较之斑块的体积有更重要的临床意义。不稳定斑块在影像学上往往见于中度甚至轻度狭窄的血管壁。

TCD 微栓子检测技术的研究始于 20 世纪 90 年代初,现已开始应用于临床。在近期有脑缺血症状的患者中,微栓子检测阳性是较普遍的现象,提示患者有活动的栓子来源。这些微栓子可以进入脑循环而不产生脑卒中,但多次出现无症状性微栓子的患者,很可能将经历一次临床症状明显的脑栓塞。

重新认识脑栓塞的重要性在于急性期,脑栓塞与脑动脉血栓形成的治疗方案有所不同,如脑栓塞是早期溶栓治疗的禁忌证。在预防上,一旦诊断脑栓塞,意味着患者需长期服用抗血小板药及抗凝剂。因此,正确的诊断对患者的康复以及选择适当的治疗方案均很重要,可使患者减少卒中复发的痛苦。

病因:脑栓塞的病因根据栓子来源可分为(一)心源性,(二)动脉源性,(三)其他,包括来源不明性。

(一)心源性脑栓塞

栓子在心内膜和瓣膜产生,并脱落造成脑栓塞。心源性脑栓塞约占缺血性卒中的 15% $\sim20\%$ 。

心源性脑栓塞过去以慢性风湿性心脏病最常见,在风湿性心脏病患者中,有 $20\%\sim40\%$ 在生前最终发生脑栓塞,或尸检时至少有 50% 以上有栓塞性梗死。但随着风湿性心脏病发病率的下降,目前心源性栓子的最常见病因为非瓣膜病性房颤,约占整个心源性栓子的 45% 。其次为缺血性心脏病,如急性心肌梗死,在心肌梗死 3 周内最易伴发脑栓塞。其他较少见的病因还有亚急性细菌性心内膜炎,非细菌性血栓性心内膜炎,心脏黏液瘤等。

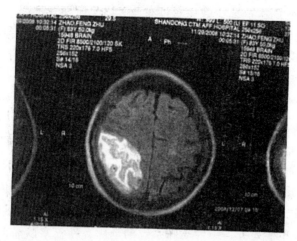

由于经食管心脏彩超(TEE)的应用,因卵圆孔未闭或心脏间隔缺损导致的脑反常栓塞并不少见,特别是在没有明确栓子来源的患者,更要注意有无反常栓塞的可能。

(二)动脉源性脑栓塞

以动脉粥样硬化病变为栓子来源的脑栓塞称为动脉源性脑栓塞,或动脉—动脉型脑栓塞。

随着近代诊断技术的进展,如 TEE、颈动脉双功能超声(DUS)、MRA 等强化了潜在栓子来源的概念,特别是 TCD 微栓子检测技术的应用,使人们对动脉源性栓子在缺血性卒中发病机制中的作用有了全新的认识,并由此提出缺血性卒中的主要发病机制可能是栓塞,而非血栓形成。

动脉源性栓子来源于易发生动脉病变的部位,如颈总动脉、颈内动脉起始部、颈内动脉虹吸部、大脑中动脉水平部、锁骨下动脉起始部及椎动脉起始部。

以往认为颈动脉狭窄引起缺血性卒中的发病机制是血流动力学障碍,因此对狭窄颈动脉采用颅外—颅内分流术以改善远端供血,但结果并未降低同侧卒中发病率,究其原因是由于颅外—颅内分流术未能消除栓子源,仅仅是绕道而不是消除颈动脉斑,因此不能预防栓塞性卒中。相反,颈动脉内膜剥脱术(消除潜在的栓子来源)可大大降低症状性和无症状性颈动脉狭窄患者的卒中发生率,因而证明动脉—动脉型栓塞是颈动脉狭窄所致卒中的主要原因。

(三)其他

是指心源性和动脉源性以外的栓子造成的脑栓塞。

如主要见于长骨骨折或手术的脂肪栓塞;见于大静脉穿刺或潜水减压等的空气栓塞;癌栓塞以及一些不明原因性脑栓塞。

病理:脑栓塞发生时首先出现该动脉供血区的脑组织出现白色梗死,除神经细胞和胶质细胞外,血管本身也发生坏死。当栓子自身萎缩并被血流冲击后,栓子比原阻塞处的管腔小,又由于栓子与动脉壁不粘连,因此,被血流进一步冲向远端,使得血管部分再通,恢复血流。这时梗死区周围的小血管已经坏死,导致血流外渗,引起出血性梗死。病灶切片可见梗死中心呈白色软化,周围有点状或片状出血,以皮质和皮质下明显。

该病的临床表现如下:

任何年龄均可发病,心源性脑栓塞发病年龄相对较轻;脑栓塞多在清醒、活动状态下突然起病,在数分钟内症状即可达高峰,少数患者可在几天内呈阶梯式进展恶化,这是由于反复栓塞所致。神经系统表现取决于被栓塞的动脉。20%～25%的脑栓塞患者在起病48～72h内出现出血性梗死,此时临床症状可加重,甚至因高颅压引起脑疝致死。

心源性脑栓塞:

既往有心脏瓣膜病、房颤、心肌梗死、充血性心衰或扩张性心肌病等病史。起病急,意识障碍较动脉源性栓塞严重。心源性栓子导致的TIA,发作时间较长,可持续数小时,而发作次数较少,且由于每次栓塞不同动脉,临床表现较多样化。

动脉源性脑栓塞:

发病年龄较大,一般有高血压、高血脂、糖尿病等动脉粥样硬化危险因素。动脉源性栓塞累及的动脉直径较小,以600～1500μm最多见,因此梗死灶多发生在大脑中动脉的分支,如皮质楔型梗死和基底节区小梗死等。颈内动脉系统的动脉源性栓塞以局部皮质功能受累为特征,患者多表现为上肢单瘫、失语等,几乎无意识障碍。与心源性栓子相比,动脉源性栓子导致的TIA发作时间短,常不超过25 min,但发作次数多、临床表现较刻板。

一、诊断

(一)现代科学方法诊断

1.脑栓塞的超早期CT表现

脑栓塞的超早期CT可表现为大脑中动脉高密度征、豆状核境界模糊、早期低密度改变、脑沟消失及岛叶皮质境界不清。早期低密度改变是指梗死6h内,梗死区域白质、灰质均呈很淡的低密度,无明显占位效应。早期低密度改变系脑水肿所致,是易发生出血性梗死的重要指标。大脑中动脉高密度征是指大脑中动脉栓塞后,在单纯CT扫描时,大脑中动脉本身X线吸收值比脑实质或对侧正常大脑中动脉高。大脑中动脉高密度征于栓塞后6h内出现,24～72h内消失,是大脑中动脉栓塞的一个非常敏感而精确的指标。

2.TCD微栓子检测

栓子较红细胞体积大,其声阻抗不同于红细胞及周围血浆成分,超声束投射到栓子及红细胞表面产生反射和散射。栓子在TCD频谱上表现为突出于背景的高强度、短暂的信号。信号强度以dB值计算。TCD微栓子检测较为复杂,其结果易受操作者、选用参数、所用仪器及受检人群的影响。1998年国际栓子检测小组对操作的各项条件提出了规范化要求。

TCD微栓子检测有人工和自动两种,以人工检测为金标准。探头多采用双深度2MHzPW,以利于区别栓子信号与伪迹。栓子信号的dB阈值,应至少高于背景血流强度3dB。采用的dB值越高,重复性越好,结果越稳定;但随着dB值增高,灵敏度下降。信号的dB值与栓子的性质和大小有关,一般心源性栓子信号强,动脉源性栓子信号强度较弱。但据目前资料,还不能凭信号强度鉴别栓子性质和大小。

TCD微栓子检测阳性提示患者有活动的栓子来源,是临床高危因素之一。目前TCD检测的微栓子多是无症状性的,但多次出现无症状的微栓子,有可能将产生一次临床体征明显的脑卒中;且这些微栓子的累加作用,在缺乏卒中症状病史的情况下可能导致痴呆。

3.心脏彩超

心脏彩超可分为经胸廓途径和经食管途径。经胸廓的心脏彩超(TTE)是经典方法,可以提供有关心脏房室大小、功能、心室内附壁血栓、瓣膜的结构和功能等情况。彩色血流显像及多普勒频谱可以更全面地了解心脏循环动力学状态。虽然 TTEE 能够很好地显示左心室顶部、三尖瓣、右心室等部位,但其他易附着血栓的部位,像左心房、左心室等,用 TTE 则不能显示。经食管心脏彩超(TEE)是将柔软的内窥镜插于食管内,可以无阻挡、高分辨率地显示上述 TTE 不能显示的部位,包括主动脉弓。相当部分心源性栓子来源于主动脉弓粥样硬化斑块。虽然 TTE 有一定侵入性,若操作者经验丰富,TEE 非常安全,耐受性良好,可用于重症患者,对心源性栓子的检测,TEE 的敏感率是 TTE 的 2～10 倍。

(二)中医诊断

脑栓塞的诊断主要依靠临床综合分析(见下表)。

表脑栓塞的诊断依据

(1)突然起病的完全性卒中。

(2)脑影像学检查示多发性梗死灶。数天后梗死灶可发生出血性改变。

(3)有心脏原发病或近端动脉粥样硬化斑块证据。

脑栓塞常在活动状态下突发起病,并迅速达高峰,是所有脑血管疾病中发病最快者。多属完全性卒中,少数患者由于反复栓塞可使病程呈阶梯式加重。由于栓子向远端移行,或自行崩解,症状和体征可获缓解。

大脑中动脉及其分支是栓塞的常见部位,脑 CT 扫描可见大脑中动脉供血区多个、双侧、同一时期的梗死灶,较特征的表现为皮质楔型梗死。现在认为椎—基底动脉系统也是栓塞的多发部位,心源性栓塞及动脉源性栓塞各占后循环梗死的 1/5,较典型的如基底动脉尖部综合征。

结合患者有心脏原发病或近端动脉粥样硬化斑块,即可临床诊断脑栓塞。

反常栓塞是指脑栓塞与肢体静脉栓塞和肺栓塞并存,见于卵圆孔未闭或心脏间隔缺损。脑反常栓塞并不少见,由于 TEE 及 TCD 的应用,在临床没有肢体静脉栓塞和肺栓塞的情况下,也可诊断脑反常栓塞。

(三)民间经验诊断

(1)起病急;

(2)有风湿性心脏病或颈部动脉重度粥样硬化等栓子来源或/及身体其他部位(视网膜、肾、脾)栓塞的证据;

(3)突然出现、很快达高峰的对侧偏瘫(程度严重)、偏侧麻木(感觉丧失)、同向偏盲、失语、失用症、眩晕、复视、眼球运动麻痹、共济失调、交叉瘫、瞳孔异常、四肢瘫痪、进食吞咽困难、意识障碍等脑动脉闭塞性综合征;

(4)病史及症状:多有心脏病史,或以往可有脑栓塞史,突然发病,无先兆,常见症状为偏瘫或单瘫、癫痫发作、感觉障碍和失语,有时可迅速昏迷和出现急性颅内压增高症状。病史询问应注意起病的急缓,主要症状,有无类似发作病史及其他系统疾病史。

二、治疗

(一)民间和经验治疗

可以食用以下食物:

木瓜:含十七种以上氨基酸及多种营养元素,能软化血管。

草莓:富含维生素和果胶物质,对防治动脉粥样硬化、冠心病、脑溢血有很高临床价值,对高血压有一定功效。

猕猴桃:含十七种以上氨基酸、果胶、鞣酸、柠檬酸、黄酮类物质,含多种微量元素、维生素,尤其维生素 C 和硒含量丰富,长期食用,可降血压、血脂等症。

猕猴桃汁治疗高血压、心绞痛、心律不齐,预防缺血性脑血管病,脑动脉硬化。

杏:食用杏仁对心脏有保护作用。

西瓜:西瓜汁富含维生素 A、B、C 和蛋白质、葡萄糖、果糖、蔗糖酶、谷氨酸、瓜氨酸、精氨酸、苹果酸、番茄色素、磷酸及钙、铁、粗纤维等,对高血压有很好作用。

柿子:柿叶含大量维生素 C,具有降压、保护心血管作用。

柿子中含维生素较一般水果高,对于心脏病、心梗、中风都大有益处。其含有一种酚类化合物,有预防动脉硬化,降低心血管疾病发生率。

柑橘:在水果中,柑橘含抗氧化成分最高,可预防血栓形成。经常食用,可预防心血管疾病。

核桃:生吃核桃与桂圆肉、山楂,能改善心脏功能。

石榴:软化血管。

枣:辅助治疗心脏病、高血压,缓和动脉硬化。

苹果:每天食 300g,血液中胆固醇水平即可下降,血管也不会硬化。

(二)中医和经典治疗

治疗原则:(1)对心脏病、高血压、糖尿病、动脉粥样硬化等原发病的治疗。(2)抗凝治疗。(3)血管扩张剂。(4)降血脂、降低血黏度。(5)血管手术,切除血管内膜和硬化斑或血管扩张或支架成形术。(6)对症治疗(脑水肿等)及并发症(感染等)的治疗。

用药原则:(1)对心脏病、高血压、动脉硬化要及时予以治疗;(2)肝素静脉滴注或新近报道应用的低分子肝素等抗凝可稳定进行性中风,对急性完全性中风无效,对高血压患者因抗凝剂(尤其是肝素)引起出血的副作用应禁用。(3)对未用抗凝剂者,可使用阿司匹林、潘生丁、磺唑酮、力抗栓等药物。(4)低分子右旋糖酐可帮助降低血黏度;血管扩张剂(硝苯比啶、烟酸等)及中药根据具体患者慎用。可适当采用血液稀释疗法,防治脑水肿可选用呋塞米等对心功能影响较小的脱水剂。颅脑 CT 及腰穿排除出血性梗死及感染性栓塞后,可采用抗凝治疗华法林 4～6mg/d 首剂,维持量 2～4mg/d 及血小板聚集抑制剂潘生丁 50mgtid。

原发病治疗:(1)纠正心衰,改善心功能;由心肌梗死引起者,治疗心肌梗死;(2)感染性栓塞者应给予强有力的抗生素控制感染。

疗效评价:(1)治愈:意识清,血压平稳,肢体运动、感觉及语言功能恢复好,能自理生活,可遗留轻度神经损害体征。(2)好转:意识清,肢体及语言功能有不同程度改善。(3)未愈:意识及神经功能无改善。

(三)现代和前沿治疗

一旦诊断脑栓塞就意味着患者需长期的抗血小板、抗凝治疗,可长期使用小剂量的双香豆素类药物、阿司匹林等。TCD 可以监测循环中微栓子的数量,TCD 微栓子检测阳性的脑栓塞患者,经抗凝治疗后,微栓子数量明显减少或消失,TCD 微栓子监测技术可作为评价药物疗效及指导治疗的有用手段。

1.脑栓塞治疗

由于易发生出血性梗死,脑栓塞禁忌溶栓治疗。对梗死灶及缺血半暗带的处理与脑血栓形成相同(请参阅脑血栓形成一节)。

从理论上讲,应根据栓子的性质采取不同的治疗方案,抗凝治疗主要用于红色血栓,而抗血小板剂则用于富含血小板的白色栓子。但实际工作中鉴别栓子性质并非易事。红色血栓多在血流速度较慢的部位形成,如房颤、急性心肌梗死后、充血性心衰等。白色血栓则易在血流速度较快的粗糙表面形成,如不规则的粥样硬化斑块表面。因此,一般临床上心源性栓塞首选抗凝治疗加心脏手术,动脉源性栓塞首选抗血小板治疗加颈动脉内膜剥脱术。

对急性脑栓塞患者,起病 48h 内,若无出血倾向,可先静脉用肝素治疗数天,然后再选用抗血小板剂或抗凝剂口服治疗,治疗的剂量及疗程应个体化。

(1)肝素治疗

静脉用肝素的目的不是溶解栓子,而是防止逆行血栓及新的栓子形成。CT 显示有出血性梗死,或由亚急性细菌性心内膜炎并发的脑栓塞禁用肝素。大面积脑栓塞患者若平均活化部分凝血激酶时间(aPTT)值低于正常人 1/2 时,仍可使用肝素治疗。静脉用肝素的时间需在起病 48h 以内,剂量应个体化,维持患者的 aPPT 在患者基础数值的 1.5～2.5 倍。近几年由于低分子肝素的疗效及安全性均优于传统肝素,目前治疗多采用低分子肝素静脉或皮下注射。

(2)口服抗凝及抗血小板治疗

心源性栓塞首选抗凝剂,最常用的口服抗凝剂是华法林。华法林通过抑制维生素 K 依赖性凝血因子和抗凝蛋白 C 和 S 的合成而发挥作用,因此主要用于抑制红色血栓。华法林属窄治疗窗药物,用量必须个体化。一般起始剂量为 2～3mg/d,然后根据国际标准化比值(INR)调整剂量,INR 应控制在 2～3。绝大多数患者的维持剂量为 2～5mg/d。

当患者不能耐受抗凝治疗,或为动脉源性脑栓塞时,可选用抗血小板药,如阿司匹林。阿司匹林的剂量 30～1300mg/d 均有效。目前还不主张华法林与阿司匹林联合应用。

2.原发病治疗

预防脑栓塞的重点就是针对性治疗原发病。对心脏病患者,应努力纠正心律失常,有手术适应证者应积极手术治疗。对动脉粥样硬化斑块狭窄患者,若血管狭窄 70% 以上,病变位于颈内动脉颅外段或椎动脉起始部,可考虑行颈动脉内膜剥脱术。近来研究发现一些轻一中度血管狭窄(管腔狭窄< 70%)患者,脑卒中的发生率高于重度狭窄患者,究其原因是与粥样斑块的不稳定性有关,即斑块的脆性问题。如何稳定斑块,防治附壁血栓形成、脱落及斑块碎裂、脱落,是目前国内外研究的热点,常用的药物有降脂药及维生素 E、维生素 C 等。

三、康复

大多数患者、患者亲友及部分医务人员在对待该病的治疗中,更多想到或期望的是有更好的药物(实际上目前用于脑栓塞治疗药物的作用是十分有限的)使患者早日康复,而忽视了其他治疗方面,如:患者的饮食,由于相当数量的脑栓塞患者出现生活不能自理,甚至饮食不能(因吞咽困难),若不给予鼻饲(经鼻插管到胃,经此管将食物直接注入胃内),患者的营养、身体内新陈代谢都会很快出现新的问题,如此,即使对脑栓塞本身的治疗用药再好,也难以收到好的治疗效果。因此,应当把患者的生活护理、饮食、其他并发症的处理摆在首要的位置。脑栓塞本身的治疗原则是要改善脑循环、防止再栓塞、消除脑水肿、保护脑功能。抗凝、溶栓等治疗多仅在发病的早期有作用,因此更强调早期治疗。皮下注射低分子肝素(副作用较小)等抗凝剂对早期的脑栓塞具有一定治疗作用,因抗凝剂(尤其是肝素)引起出血的副作用,应用时应排除脑出血,并注意对患者血凝状态进行监测。溶栓类药物(如尿激酶、链激酶等)亦可能仅在早期发挥作用。用血管扩张剂及降血压的药物时,一定注意患者的血压,此类药物所致的血压过低将会导致脑缺血的进一步加重,应十分注意。低分子右旋糖酐可帮助降低血黏度,甘露醇等高渗脱水剂可缓解脑水肿,但应用时要注意患者的心脏功能、肾功能情况,以免顾此失彼。对于已明确诊断为风湿性心瓣膜病、人工换瓣术后、冠心病伴心房纤颤、颈动脉等大动脉粥样硬化等疾病者,应选择性给予华法林、阿司匹林、潘生丁、磺唑酮、藻酸双酯钠、噻氯匹啶活血素等药物长期服用可较有效地预防脑栓塞的发生和再发。有条件的心脏瓣膜病患者应尽早行合适的心脏手术;初发心房纤颤患者应予及时治疗;外伤骨折患者的搬运转送应符合急救转送要求。病情稳定后,在医生的指导下尽早适度进行瘫痪肢体等神经功能缺损的康复锻炼,树立恢复生活自理的信心,配合医疗和康复工作,争取早日恢复,由于神经功能损害后的恢复有其自然规律,肌肉力量、感觉、语言等功能障碍的恢复快慢依脑损害的严重程度不同而异,大多数在病后两周至半年内逐渐恢复,患者、家属必须了解这些知识,从而树立起战胜疾病、恢复自我的耐心、信心和毅力。社会及家庭给予患者精神及生活的支持,更有利于患者的恢复及生活质量的提高。

第六节　高血压脑病

高血压脑病是由于血压突然升高超过了脑血管的自动调节高限,引起局限性或弥漫性脑水肿而发生的一种变化急骤的脑功能障碍,常伴有剧烈头痛与神志改变,有时还出现肢体活动障碍、抽搐,眼底检查有局限性或弥漫性视网膜小动脉痉挛,伴或不伴有出血、渗出或水肿,降压治疗后可迅速恢复。

临床表现:起病急骤,常因过度劳累、紧张和情绪激动而诱发,病情进展快,进行性加重,病程长短不一,长者可达数天之久,短者仅数分钟。患者在原有高血压基础上,血压突然急骤升高,舒张压高于 17.3kPa(130mmHg),平均动脉收缩压 20～27kPa (150～200mmHg);或者突然血压升高的幅度收缩压＞7kPa(53mmHg),舒张压＞4kPa(30mmHg)。高血压脑病发生后以脑水肿症状为主,多数患者具有头痛、惊厥、意识障碍三大特征,谓之高血压脑病三联征。头痛为早期症状,呈弥漫性剧烈头痛,为全头痛或以前额部、后枕部为主,清晨明显,紧张、咳嗽或用力时加剧;伴有恶心、呕吐,当血压下降后头痛可得以缓解,随着脑水肿进行性加重,于头痛数小时至 1～2 天后出现程度不同的意识障碍,如嗜睡、昏睡,甚至昏迷,同时可伴有躁动不安、定向力障碍、谵妄。患者可出现暂时性失语、偏瘫、肢体麻木和听力障碍,若视网膜动脉痉挛时,可有视力模糊、偏盲或黑矇。眼底检查可见视盘水肿、火焰状出血、绒毛状渗出物、动脉变细、动静脉交叉压迫征明显。亦可见全身性或局限性惊厥，惊厥时患者神志丧失、瞳孔散大、两眼上翻、口吐白沫、呼吸暂停、皮肤发绀、肢体痉挛，并可有舌头被咬破及大小便失禁等，历时 1～2min 后，惊厥停止，进入昏迷状态。惊厥可反复发作，主要由脑水肿引起，因抽搐而脑缺氧又可加重脑水肿，致使颅内压进一步升高，甚至形成脑疝致死。

病因与发病机制：恶性高血压、急性或慢性肾小球肾炎、原发性高血压、子痫、铅中毒、库欣综合征、嗜铬细胞瘤、醛固酮增多症、促肾上腺皮质激素过量、妊娠中毒等可引起高血压脑病，但亦可发生于正常血压者。

高血压脑病是血压急骤升高而发生脑水肿的结果。其发病决定于血压增高的程度和速度。其发病机制有以下几种学说：

（一）自动调节崩溃

正常情况下，血压波动时，可通过小动脉的自动调节维持稳定的脑血流量即 Bayliss 效应，保护重要器官免受缺血损害。脑血流量在平均动脉压（MAP）为 8.0～16.0kPa 范围内保持恒定状态。当正常血压者短时间内突然升高，可在相对较低水平高血压下发生高血压脑病。在慢性高血压患者，由于血压在较长时间内缓慢升高，使小动脉壁发生适应性结构改变，即血管壁增厚，管腔狭窄，整个自动调节曲线右移，MAP 在 16.0～21.3kPa 时脑血流量仍能维持不变。当 MAP 超过 21.3kPa 时，便超越了自动调节能力，使脑血管由收缩变为被动扩张，突破脑血管自动调节机制，脑血流量增加，造成脑血流灌注过多，血管内液体越过血脑屏障漏出到血管周围脑组织，导致脑水肿及颅内压增高。毛细血管壁变性坏死，继发性点状出血和微梗死，导致脑功能障碍，出现脑病症状。

（二）"自动调节过度"或"小动脉痉挛"

血压急剧上升时，全身小动脉普遍痉挛收缩，脑小动脉收缩，血管阻力明显增高，脑血流量减少，毛细血管壁由于缺血变性，渗透性增加，使体液和血浆蛋白向血管外渗透加速，从而发生急性脑水肿、点状出血及微梗死。

（三）血管源性脑水肿

有人认为高血压脑病是急性过度升高的血压迫使血管扩张，通过小动脉壁过度牵伸，破坏血脑屏障，继发血管源性脑水肿所致。

一、诊断

（一）现代科学方法诊断

腰椎穿刺检查，脑脊液压力多数有明显增高，少数可正常，脑脊液中蛋白质增高约在 100%～150%.细胞数可正常或有少量红细胞、白细胞，蛋白质增高由软脑膜和蛛网膜通透性增高引起。脑电图可出现两侧同步化尖、慢波，而且常有枕部的节律性尖波和慢波活动。有时由于严重的脑水肿而显示广泛性严重的慢节律脑电活动。颅脑 CT 及 MRI 检查可显示因脑水肿而出现弥漫性白质低密度，脑室受压变小，部分患者可有腔隙性病灶，而且多在基底节区。

诊断与鉴别诊断：高血压脑病具有特殊的临床表现，一般诊断不困难，当符合以下情况时应考虑是否有高血压脑病：

（1）高血压患者突然出现的血压迅速升高。

（2）临床上出现以颅内压增高和局限性脑组织损害为主的精神神经系统异常表现。

(3)患者经用速效降压药治疗后,症状和体征随着血压下降,一般在数小时内消失,不遗留任何脑损害后遗症。

高血压脑病需与各种高血压与神经系统功能异常并存的情况相鉴别,包括一部分脑梗死(脑血栓形成、脑栓塞)、脑出血、蛛网膜下隙出血(SAH)、急(慢)性硬膜下血肿、脑肿瘤、中毒性脑病和癫痫等疾病。可以从以下几点做出判断:(1)发病情况:本病的意识障碍和其他表现多在剧烈头痛发生后数小时才出现,而脑出血、SAH时则多在急剧头痛发生后数分钟至1h内出现。急、慢性硬膜下血肿患者也有严重头痛,但常有颅脑损伤史,且神经症状体征多在数小时、数日甚至数周逐渐出现。脑梗死尽管起病急.但头痛不明显。脑肿瘤患者也在就诊前常有数周至数月的进行性头痛加重史,其血压升高也不如本病明显。癫痫性头痛多在惊厥发作后出现,血压升高也不如本病明显。(2)对降压治疗的反应:若予以有效的降压后病情迅速恢复,则支持本病诊断;但若对本病治疗不及时,使脑组织发生不可逆性持久损害,或本病合并尿毒症时,则血压下降后病情恢复较慢或不完全。(3)眼底检查:本病有严重的弥漫性或部分性视网膜动脉痉挛,可伴视神经乳头水肿或出血、渗出。脑出血时也可有类似表现。若发生视神经乳头水肿时不伴视网膜动脉痉挛,则提示脑肿瘤、慢性硬膜下血肿或SAH。视网膜动脉栓塞多提示脑栓塞。(4)脑脊液检查:本病脑脊液可无或偶有少量红细胞,而脑出血时常为血性,SAH则为明显血性。(5)颅脑CT和MRI检查:可确立诊断。

(二)中医诊断

(1)患者自觉眼花或眼前发黑,视物模糊,或自觉外界景物或自身旋转、动摇、晃动、漂浮感。

(2)症见站立不稳,身体向一侧倾斜,时时常欲跌倒,不敢站立或行走。

(3)常伴有耳鸣、耳聋、恶心、呕吐、汗出、肢体颤震等。

(4)发病年龄:外感眩晕多见于青年人;内伤眩晕多见于中年以后,老年居多。

(5)可有不同病史,如外感、饮食、情志、劳欲、劳伤、外伤等。

(三)民间经验诊断

急骤起病,病情发展非常迅速。肾功能损害者更容易发病。

1.发病年龄与病因有关

急性肾小球肾炎多见于儿童或青年;慢性肾小球肾炎则以青少年及成年多见;子痫常见于年轻妇女;恶性高血压30～40岁最多见。

2.动脉压升高

原来血压已高者,在起病前,再度增高,舒张压达16kPa(120mmHg)以上,平均动脉压常在20.0～26.7kPa(150～200mmHg)之间。

3.颅内压增高

由脑水肿引起。患者剧烈头痛,喷射性呕吐,视盘水肿,视网膜动脉痉挛并有火焰样出血和动脉痉挛以及绒毛状渗出物。

4.意识障碍

可表现为嗜睡及至昏迷,精神错乱亦有发生。

5.癫痫发作

可为全身性局限性发作,有的出现癫痫连续状态。

6.阵发性呼吸困难

由于呼吸中枢血管痉挛,局部缺血及酸中毒所引起。

7.其他脑机能障碍的症状

如失语、偏瘫等。

8.头痛

常是高血压脑病的早期症状,多数为全头痛或额顶部疼痛明显,咳嗽、活动用力时头痛明显,伴有恶心、呕吐。当血压下降后头痛可得以缓解。

9.脑水肿症状为主

大多数患者具有头痛、抽搐和意识障碍三大特征,谓之为高血压脑病三联征。

二、治疗

(一)民间和经验治疗

饮食营养治疗的目的是全身营养支持,保护脑功能,促进神经细胞的修复和功能的恢复。在饮食营养供给上要求个体化,即根据患者的病情轻重,有无并发症,能否正常饮食,消化吸收功能、体重、血脂、血糖、电解质等因素,提出不同的饮食营养治疗方案。在急性期饮食治疗是让患者能度过危急阶段,为恢复创造条件。恢复期应提出合理饮食的建议,纠正营养不足或营养失调,促进恢复和防止复发。

1.重症患者的饮食治疗

重症或昏迷患者在起病的 2~3d 之内如有呕吐、消化道出血者应禁食,从静脉补充营养。3d 后开始鼻饲,为适应消化道吸收功能,开始的几天内以米汤、蔗糖为主,每次 200~250ml,每天 4~5 次。在已经耐受的情况下,给予混合奶,以增加热能、蛋白质和脂肪,可用牛奶、米汤、蔗糖、鸡蛋、少量植物油。对昏迷时间较长,又有并发症者,应供给高热能、高脂肪的混合奶,保证每天能有蛋白质 90~110g,脂肪 100g,碳水化物 300g,总热能 10.46MJ(2500kcal)。总液体量 2500ml,每次 300~400ml,每天 6~7 次。鼻饲速度宜慢些,防止反流到气管内。必要时可选用匀浆饮食或要素饮食。

2.一般患者饮食治疗

热能可按 125.52~167.36kJ(30~40kcal)供给,体重超重者适当减少。蛋白质按 1.5~2.0g/kg,其中动物蛋白质不低于 20g/d,包括含脂肪少的而含蛋白质高的鱼类、家禽、瘦肉等,豆类每天不少于 30g。脂肪不超过总热能的 30%,胆固醇应低于 300mg/d。应尽量少吃含饱和脂肪酸高的肥肉、动物油脂,以及动物的内脏等。超重者脂肪应占总热能的 20% 以下,胆固醇限制在 200mg 以内。碳水化合物以谷类为主,总热能不低于 55%,要粗细搭配,多样化。限制食盐的摄入,每天在 6g 以内,如使用脱水剂,或是利尿剂可适当增加。为了保证能获得足够的维生素,每天应供给新鲜蔬菜 400g 以上。进餐制度应定时定量,少量多餐,每天 4 餐,晚餐应清淡易消化。

(二)中医和经典治疗

(1)夏枯草 30 克,水煎服,或用菊花 6~10 克,决明子 10 克,开水冲泡,每日代茶常饮,适用于肝阳上亢之头痛。

(2)川芎、蔓荆子各 10 克,水煎服,适用于风邪上犯的头痛。

(3)制川草乌各 10 克,白芷、僵蚕各 6 克,生甘草 9 克,研细末,分成 6 包,每日 1 包,分 3 次用绿茶送服,适用于顽固性风寒头痛。

(4)全蝎、地龙、甘草各等分,研末,每服 3 克,一日 3 次,适用于顽固性头痛。

(5)白凤仙一株捣烂,火酒浸,露七夕,去渣,饮酒,治寒湿性头痛。

(6)山羊角 15～30 克(锉成细末,先煎),白菊花 12 克,川芎 6 克,水煎服,治偏头痛。

(7)白附子 3 克,葱白 15 克,白附子研细末,与葱白捣成泥状,取如黄豆大一粒,堆在小圆形纸上,贴在痛侧太阳穴处,约 1 小时左右取下,治偏正头痛。

(8)蓖麻同乳香、食盐捣,贴在太阳穴上治气郁头痛。

(9)鹅不食草 30 克,白芷 15 克,冰片 1.5 克,共研细末备用,发作时用棉球蘸药粉少许塞鼻孔,适应于偏头痛。

(10)针灸:近取印堂、攒竹;远取合谷、内庭用治前额痛;近取太阳、悬颅,远取外关、足临泣治侧头痛;近取天柱,远取后溪、申脉治后头痛;近取百会,远取太冲、内关、涌泉,治头顶痛;取风池、百会、太冲治肝阳头痛;取百会、气海、肝俞、脾俞、肾俞、合谷、足三里治气血不足之头痛。

(11)临床表现为眩晕的证治

①髓海空虚

主证:眩晕、耳鸣、腰膝酸软,遗精滑泄,神疲健忘,少寐多梦。偏于阴虚者,五心烦热,颧红咽干,舌嫩红少苔,脉弦细数;偏于阳虚者,形寒肢冷,面色㿠白或黧黑,舌质胖嫩,脉沉细。

治则:填精补髓充脑。偏于阴虚者滋阴,偏于阳虚者温阳。

方药:偏于阴虚者用左归丸——熟地黄、山药、山萸肉、枸杞子、菟丝子、鹿角胶、牛膝、龟板胶;偏于阳虚者用右归丸——熟地黄、山药、山萸肉、杜仲、枸杞子、菟丝子、肉桂、附子、鹿角胶、当归。

②气血虚弱

主证:眩晕,动则加甚,劳累则发,神疲懒言,气短声怯,心悸怔忡,健忘少寐,纳谷不香,面色㿠白或萎黄,唇甲无华,舌质淡嫩,边有齿痕,脉细弱。

治则:补气养血益脑。

方药:归脾汤——白术、茯苓、黄芪、人参、酸枣仁、远志、当归、龙眼肉、木香、甘草、生姜、大枣。

③肝阳上亢

主证:眩晕耳鸣,头痛且胀,面色潮红,急躁易怒,失眠多梦,每遇恼怒或烦劳则加重,目赤,口苦,尿赤,便秘,舌红苔黄燥,脉弦或弦数。

治则:平肝潜阳,熄风清脑。

方药:天麻钩藤饮——天麻、钩藤、石决明、山栀、黄芩、川牛膝、杜仲、益母草、桑寄生、夜交藤、朱茯神。

④痰浊中阻

主证:眩晕,头重如裹,胸闷恶心,呕吐痰涎,少食多寐,倦怠无力,舌苔白腻,脉濡滑。

治则:健脾燥湿,化痰熄风。

方药:半夏白术天麻汤——半夏、白术、天麻、陈皮、茯苓、甘草、生姜、大枣。

(三)现代和前沿治疗

当诊断明确后,应立即予以降压治疗,控制血压至安全水平,治疗原则包括紧急降压治疗,制止惊厥和治疗脑水肿,以防止发生不可逆性脑损害,注意保护心、肾功能等,在脑病缓解后,要积极治疗高血压及引起诱因的原发病,防止高血压脑病的复发。

1.迅速降低血压

高血压脑病急性期应严密监测血压。在不可逆性脑损害出现之前,尽快降低血压。降压前先了解患者既往有无高血压病史,即以往脑血管自动调节作用(Bayliss效应)是处于较高水平还是正常水平,使用降压药将这两种患者的平均血压下降25%～30%时不会影响脑血管自动调节作用,但下降40%时则可出现脑低灌注的脑缺血症状。重症高血压的脑血流自动调节恢复需18～48h,故降压要慢些进行。对老年及以往有高血压者应降低至较高水平。对以往血压正常者24h内的降压目标是18.7～21.3/12.0～13.3kPa(140～160/90～100mmHg)。常用降压药有下列数种:

(1)硝普钠能直接松弛周围血管,降低外周阻力而使血压下降。作用迅速,给药后5 min即有效,停药后作用能维持2—15min。用法:硝普钠50mg加入5%葡萄糖500ml,避光缓慢静脉滴注,一般从1～2μg/(kg.min)滴起。此药起效快,但失效也快,需2～3min测1次血压,适当调节滴入速度,可使血压维持在任何水平。若用量<3μg/(kg.min),使用时间<72h,一般不会发生硫氰酸盐中毒。如果用药超过72h,尤其是伴有肾功能不全或低钠饮食的患者,可引起硫氰化物中毒,故应每日测定血中硫氰酸盐浓度,其浓度>12mg/ml时则应换用其他降压药物。

(2)氯甲苯噻嗪能直接扩张动脉平滑肌。首次可用150～300mg,不稀释,10～20s内静脉注射完毕,通常30s内血压下降,3～5min内80%患者血压接近正常,作用持续时间6～18h。如第1次用药后血压下降不显著,可于30～60min后重复注射1次。如药效良好,则应间隔3～10h后才可再用药。本药有抗利尿作用,为了防止钠潴留,可与呋塞米40～80mg静脉注射联合应用。出现反射性心动过速,可静脉注射普萘洛尔(心得安)予以抵消。本药能抑制胰腺β细胞分泌胰岛素而引起高血糖,故糖尿病患者忌用此药。

(3)乌拉地尔(压宁定)

本品具有外周和中枢双重的作用机制:在外周阻断突触后α_1受体,扩张血管;同时激活中枢5-HTiA受体,降低延髓心血管中枢的交感反馈调节而起降压作用。不干扰糖、脂肪代谢,不增加颅内压;对心率影响甚小;无血压反跳。用法:首先静脉推注12.5～25mg,观察5～10min,必要时再推注12.5～25mg。为维持疗效或缓慢降压,可用10～100mg加入250～500ml液体中静脉滴注。孕妇、哺乳期禁用。

(4)酚妥拉明

又名瑞吉停(rigitine)或甲碘酸苄胺唑啉。为a-受体阻滞剂。适用于儿茶酚胺增高的高血压脑病患者。用法:酚妥拉明5～10mg加入5%葡萄糖液250～500ml内静脉滴注,血压被控制后以0.2～0.3mg/min静脉滴注维持。如静脉滴注该药后血压明显下降,应考虑为肾上腺嗜铬细胞瘤引起的高血压脑病。

(5)拉贝洛尔(柳胺苄心定)

可用 20mg 静脉缓慢注射,必要时可每隔 10min 注射 1 次,直至产生满意效果或总剂量 200mg 为止。孕妇、哮喘患者禁用。

(6)硫酸镁有镇静、解除血管痉挛的作用。用法:25%硫酸镁液 5～10ml 加入 25%葡萄糖液 40ml 中缓慢静脉注射,或用 25%硫酸镁 10ml 深部肌内注射。

(7)硝酸甘油作用迅速,对合并冠心病,心功能不全者较适用。用法:10～20ml 加入 5%葡萄糖液 250～500ml 中静脉滴注,根据血压情况调整滴速。

(8)对血压显著升高,但症状不严重者,可舌下含服硝苯地平 10mg,卡托普利 12.5～25mg,或口服可乐定 0.1～0.2g 或米诺地尔等。

(9)利血平本药的降压作用主要是通过耗竭交感神经末梢儿茶酚胺的贮存,减低周围血管阻力而直接扩张血管使血压下降。见效较慢,效力较小,但较安全。用法:利血平 1mg 肌内注射,必要时 2～8h 重复 1 次;或每 2h 肌内注射 1mg,直至 10mg。注射后 1.5h 血压降低,3～4h 出现最大效应。

2.制止惊厥

有惊厥者,可用地西泮 10～20mg 直接静脉注射,同时肌内注射苯巴比妥 0.1～0.2g。亦可用 25%硫酸镁液 10ml 深部肌内注射。

3.降低颅内压、减轻脑水肿

头部放置冰袋,可选用 20%甘露醇液 125 ml 快速静脉滴注,依病情每 4～8h1 次;可辅以应用呋塞米、地塞米松等。

4.对症支持疗法

包括吸氧、卧床休息,保持环境安静,严密观察病情变化,维持水电解质平衡,防止心肾并发症等。

5.维持降压治疗

当紧急降压治疗后高血压脑病开始好转,舒张压降至 13.3kPa(100mmHg)左右时,可逐渐改为口服降压药控制血压如:(1)尼莫地平片,每次 20～40mg,每日 2～3 次口服;(2)硝苯地平片,每次 10～20mg,每日 2～3 次口服。

近几年来,大多数人认为高血压脑病的发生是由于血压太高而至脑血管自身调节崩溃或强制性血管扩张引起脑水肿而发病,故认为应禁用扩血管药物,并应禁用含 CO_2 的气体吸入(因 CO_2 能显著地扩张脑血管,增加脑血流,加重脑水肿)。

高血压脑病往往会反复发作,因而在首次发作被控制之后,必须给予综合性治疗。首次发作后经降低血压和防治脑水肿治疗与患者的预后密切相关。有人统计,如果不降压治疗,80%的患者在一年内,99%的患者在五年内死于心功能不全、尿毒症、脑出血、心肌梗死。如果能及时而恰当的控制血压,则对患者脑功能的恢复预后较好。

三、康复

高血压脑病,是一种非常危险的疾病,以脑部损害最为突出,必须及时抢救治疗。凡高血压者有血压急剧升高伴剧烈头痛,甚至有意识和神志改变者,均应立即到医院急救治疗。迅速将血压控制在安全范围、防止或减轻脑组织水肿与损伤是治疗的关键。此外在治疗过程中应避免血压下降过度而使脑、心、肾的血液灌注发生障碍。系统治疗高血压和原发病、避免过度劳累和精神刺激将有助于降低高血压脑病的发生。病情稳定后应逐步向常规抗高血压治疗过渡并坚持长期、正规治疗。

（1）平时生活应有规律，起居有常，参加体育锻炼，增强体质，避免精神刺激，保持心情舒畅。

（2）饮食有节，宜食清淡，以免过食肥甘，损伤脾胃，聚湿生痰。痰浊中阻，清阳不展，肝阳上亢者，禁食鸡肉、猪肉、螃蟹、虾等以免动风，使病情加重。

3.头痛剧烈者，宜卧床休息，环境要清静，光线不要过强。

第七章　临床较罕见的脑血管病

第一节　年轻人缺血性卒中

一、概述

年轻人缺血性卒中指年龄在 15～45 岁间的年轻人所发生的缺血性脑卒中。

年轻人缺血性卒中发病率虽不及老年缺血性卒中,但并非罕见,其在病因学、危险因素和预后等方面与老年性卒中有很大的差异,近 20 年引起了人们普遍的重视。老年人缺血性卒中的病因以动脉粥样硬化最为常见,而年轻人缺血性卒中的病因则更加多样、复杂,因其中不少病因是可以治疗的,故掌握该领域的进展有重要意义。

年轻人缺血性卒中的发病率约为 6～16/10 万人口,占整个卒中患者的比例约为 3%～8%。

二、危险因素

缺血性卒中是多危险因素性疾病,年轻人缺血性卒中的危险因素(n/sk factors,RF)与壮年、老年性缺血性卒中的危险因素有相同之处,如高血压、糖尿病、高脂血症、心脏疾病、吸烟、酗酒等,但各种危险因素的相对危险度与老年人存在差异,其中常见的 RF 依次为糖尿病、高血压、心脏疾病等。此外,年轻人缺血性卒中 RF 还存在一些特殊性,如天然抗凝血系统某些因子的缺乏、脂蛋白(a)水平较高、体内抗磷脂抗体阳性及血同型半胱氨酸升高等。

1.天然抗凝血系统某些因子的缺乏

生理状态下,凝血系统和纤溶系统之间维持动态平衡,凝血—抗凝血也存在着动态平衡,这种平衡对机体不致发生血栓形成是至关重要的。近年发现年轻人缺血性卒中者体内涉及体内抗凝血机制的抗凝血酶Ⅲ(antithrombinⅢ.AT -Ⅲ)及蛋白质 C、蛋白质 S 缺乏。已知 AT -Ⅲ属丝氨酸蛋白酶抑制物,血浆中凝血酶抑制活性的 50%～67% 左右是 AT -Ⅲ作用的结果。蛋白质 C 和蛋白质 S 属内凝血途径辅助因子抑制物,其激活形式可灭活因子Ⅷ、Ca2＋、Va 和 Xa,结果反馈地抑制凝血酶,促进 t- PA(组织型纤溶酶原激活物)激活。因此,AT -Ⅲ、蛋白质 C 和蛋白质 S 的缺乏可致年轻人高凝状态。

2.血清脂蛋白(a)水平升高

脂蛋白(a)是一种类似低密度脂蛋白的物质,其血清水平由遗传因素决定。目前认为,血清脂蛋白(a)是年轻人缺血性卒中的独立危险因素。

3.抗磷脂抗体(aPLs)

aPLs 是存在于循环血清可与阴性磷脂特异性结合的多克隆免疫球蛋白,主要包括抗心磷脂抗体(aCL)和狼疮抗凝物(LA)。目前认为 aPLs 是年轻人缺血性卒中独立的危险因素。aPLs 阳性的缺血性卒中者以年轻人、女性多见,患病具有多灶、复发的特点。

4.高同型半胱氨酸血症（HHCM）

自 1969 年 McCully 提出 HHCM 与动脉粥样硬化的关系来，近年研究证明，中等度 HHCM 是卒中的独立危险因素。最近，美国一项研究（1999 年）表明，HHCM 是独立于其他传统危险因素以外的独立危险因素，其相对危险度（OR）为１６，与每天吸一包烟的 OR（1.9）大致相等。有学者提出采用蛋氨酸负荷试验可以更好地明确诊断 HHCM。

三、临床表现、诊断和治疗

年轻人缺血卒中的临床表现可分为闭塞血管供血区或引流区脑功能缺失的症状和体征的一般表现和病因或危险因素方面的特殊表现。血管方面的一般表现并无特异性，勿需赘述；病因或危险因素方面的特殊表现视病因不同而不同。引起年轻人缺血性卒中的病因或存在的危险因素十分繁多且相对少见，下述相对常见和近年倍受人们关注的一些病因方面的临床表现。

1.夹层动脉病

又称动脉夹层或动脉壁分离、动脉夹层病。该病可分为自发性夹层动脉病和继发性夹层动脉病两类。继发性夹层动脉病多由颈部外伤、脊柱不正规按摩和颈部过伸等所致。动脉夹层分离可于损伤处发生动脉闭塞；也可于损伤处形成血栓，继而脱落形成动脉供血区远端的动脉—动脉栓塞而引起缺血性卒中；还可以在损伤处形成夹层动脉瘤，进而破裂形成出血性卒中。

引起缺血性卒中的夹层动脉瘤的好发部位常位于颈内动脉、椎动脉和主动脉弓。颈内动脉夹层病的主要症状常见两种类型，即同侧头面痛特别是眼周疼痛伴同侧霍纳征和同侧头面痛伴同侧大面积脑缺血，出现对侧神经功能缺失征。

椎动脉夹层病常见于颈部外伤后出现后枕、颈疼痛伴脑干和小脑缺血症状。

主动脉弓处夹层病常见胸背部疼痛伴晕厥、一侧脑部缺血症状和桡动脉搏动减弱。实际上是主动脉弓综合征的一种病因。

夹层动脉瘤病的确诊依赖于血管造影和血管数字减影（DSA）。颈内动脉夹层病血管影像学检查可见颈内动脉颅外段血管呈不规则狭窄或呈串珠状，也可发现远端血管闭塞。超声检查如 TCD、标准双功扫描，可发现典型高阻抗双向低幅血流和舒张期血流消失信号。颈内动脉（ICA）远端闭塞的超声特征为收缩期和舒张期血流速度减慢，伴同侧颈动脉和眼动脉血流速度变慢。ICA 完全闭塞多普勒无信号，临床上少见，其超声表现与动脉硬化性闭塞无区别。ICA 舒张期血流速度增快提示夹层动脉再通。

抗血小板聚集或其他抗凝治疗，可防止动脉损伤处血栓形成，常用小剂量阿司匹林。手术治疗疗效欠佳。

2.主动脉弓综合征

本病综合征可能系一种自身免疫性疾病，主要累及主动脉弓及其分支，也可累及肾动脉、股动脉等。早期常有发热、关节痛或肌痛、体重下降等，以年轻女性多见。颈内动脉闭塞，可出现一过性黑矇、晕厥发作及其他颈内动脉闭塞的症状；颈外动脉闭塞出现颞浅动脉搏动消失；锁骨下动脉闭塞产生同侧上肢桡动脉脉搏减弱或消失，两侧血压不等，患侧血压过低，患侧上肢苍白、变冷等，尤以上肢活动时更易出现；偶见椎—基底动脉受累表现为枕叶缺血产生视野缺损。颈、肩周及锁骨上凹区听诊可闻及血管杂音，颈动脉、主动脉弓超声检查可发现血管狭窄或闭塞。血管造影可明确诊断。其他实验室检查可见血沉增快,轻度贫血、抗核抗体及类风湿因子阳性。治疗可用大剂量肾上腺皮质激素,也可试用血管扩张剂和抗血小板聚集等治疗。

3.卵圆孔未闭(PFO)

在心脏各种右向左分流的疾患中(如房间隔或室间隔缺损、肺动静脉瘘等),以 PFO 最为常见。研究表现≤40 岁原因不明缺血性卒中患者中 PFO 占 56%,而对照组为 15%,提示 PFO 为年轻人缺血卒中重要的致病因素之一。PFO 致脑梗死,所谓反常栓塞系指脑栓塞之栓子并非起源于常见的左室—主动脉系统,而是起源于右房—静脉系统。并非所有 PFO 均发生脑栓塞,PFO 致脑栓塞的条件为:①一般 PFO 口径≥2mm 或 4mm;②有静脉栓塞、肺动脉栓塞或房间隔动脉瘤等,即有反常栓子来源;③可伴持续性(肺动脉高压)或短暂性(如 Valsalva 动作或咳嗽)右室高压。PFO 口径及右向左分流程度的测定常用经食管超声心动图(TEE)法。深静脉血栓形成(DVT)和肺栓塞检测可经静脉造影、放射核素标记的纤维蛋白原或血小板闪烁法等证实。

临床上 PFO 反常栓塞可累及颈内动脉系统(大脑前动脉、大脑中动脉或眼动脉),也可累及椎—基底动脉系统。神经影像学特征:①皮质动脉闭塞;②梗死位于主干动脉供血区,常超过一个脑叶;③更易累及后循环,出现枕叶或幕下脑梗死。临床上累及颞叶致一过性全面遗忘者也较多见。PFO 致反常脑梗死有较高的复发率,年复发率为 1.9 %~16 %。

治疗上,对证实有静脉血栓形成、高凝状态者,如卵圆孔分流程度较轻,可口服抗凝治疗;如 PFO 分流小,无静脉血栓形成可口服抗血小板制剂(如阿司匹林、抵克力得等);对于分流较重、符合反常栓塞标准(即前述 PFO 致脑栓塞三条件)者,可行皮下经导管置入伞状物或卵圆孔修补术以封闭未闭的卵圆孔,防止复发。

4.镰状细胞病

镰状细胞病即血红蛋白 S (HbS)纯合子,是血红蛋白 p 珠蛋白链第 6 位谷氨酸被缬氨酸替代所致的异常血红蛋白病。患者可并发脑缺血,且常表现为无症状性脑梗死,也可表现为 Moyamoya 综合征。发病年龄多在 15 岁左右或更小。临床表现除脑缺血以外尚有苍白、黄疸、肝、脾肿大,发育不良等,及因镰状细胞造成各脏器微循环功能障碍的表现如腹痛、气急、肾区痛、血尿等;此外也可有手、足、关节骨骼肿痛及下肢溃疡等。实验室检查 Hb 多在 50g/L~100g/L 间,重硫酸钠镰变试验可见大量镰状红细胞。M 碱性条件下电泳,可发现位于 HbA 或 A2 之间的 HbS。本病本身无特殊治疗,可补充叶酸、积极预防感染和缺氧,溶血发作时应输血,并发脑缺血可进行血球分离血浆回输等治疗。

5.体内体液抗凝机制异常

体内抗凝机制可分为体液抗凝机制和细胞抗凝机制。体液抗凝机制主要包括丝氨酸蛋白酶抑制物、激活的辅助因子抑制物与外源性途径抑制物三大类。年轻人缺血性卒中与丝氨酸蛋白抑制物之抗凝血酶Ⅲ(AT -Ⅲ)、内凝血途径辅助因子抑制物之蛋白 C 系统功能障碍及缺乏有关。

(1)AT -Ⅲ血浆中凝血酶抑制活性的 50%~67%是 AT -Ⅲ作用的结果,其作用机制为其近羧基端的一个精氨酸残基与丝氨酸蛋白酶活性部位结合形成复合物;作用环节包括灭活 Xa、凝血酶、Ⅸa、Ⅺa、Ⅻa、激肽释放酶及纤溶酶等丝氨酸蛋白酶。先天性 AT -Ⅲ缺乏症是一种常见染色体显性遗传病,该病可并发缺血性卒中;严重肝功能衰竭、肾病综合征、口服避孕药、肝素治疗、弥漫性血管内凝血(DIC)、白血病和糖尿病等所造成的继发性 AT-Ⅲ缺乏,也可致脑缺血。AT-Ⅲ缺乏者发生急性脑血栓形成或栓塞可先用肝素治疗,其后用华法林长期口服治疗。

(2)蛋白 C 系统 蛋白 C 系统包括蛋白质 C、凝血酶调制蛋白、蛋白质 S 与激活的蛋白质 C 抑制物。蛋白质 C 受凝血酶激活,协同参与反应的有凝血酶调制蛋白和因子 Va 轻链,激活产生激活的蛋白质 C(APC)。APC 可灭活因子Ⅷ、Ca^{2+}、Va 和 Xa,结果反馈地抑制凝血酶和促进组织型纤溶酶原激活物(t-PA)激活。蛋白质 S 缺乏可能是有明显家族史的年轻人缺血卒中的病因之一。遗传性蛋白 S 缺乏症是特发性静脉血栓形成的重要原因,约占总数 5% 以上。严重肝病、肾病综合征、DIC、手术后、妊娠等均可导致继发性蛋白质 C、蛋白质 C 缺乏,其皆与缺血性卒中有关,并发缺血性卒中者可予肝素及口服华法林治疗。

6.偏头痛性脑梗死(MCI)

偏头痛是年轻人常见的疾病,Welth 将偏头痛与卒中的关系分为 4 型:

(1)偏头痛与卒中共存,系指卒中发生必须与一次典型偏头痛发作在时间上是远隔的。

(2)偏头痛诱发卒中,即 MCI,必须符合以下标准:①神经功能缺失征酷似以往偏头痛发作的症状。②卒中发生在典型偏头痛发作时。③虽可存在卒中的危险因素,但无卒中的病因存在。

(3)具有偏头痛特征的卒中,指出现典型偏头痛的临床特征,但脑结构损害与偏头痛发病机制无关。本症可分为:①确定的偏头痛,患者有 CNS 或脑血管的结构性损害,引起偏头痛典型症状并有神经功能缺失先兆,具有代表性的是脑动—静脉畸形(AVM)。②新发作的偏头痛。

(4)其他,如伴有脑局灶症状的偏头痛,可因局限性脑炎引起等。

MCI 的发生机制 其发病机制为:①Leao 皮质扩布性抑制(CSD)致局部脑血流量扩布性减少。CSD 是一种短暂性去极化波,经皮质以 3～5mm/min 的速度扩布。②血管痉挛、血管壁损伤导致血栓形成。③凝血因素,偏头痛先兆期血小板聚集性(PtAg)增强,由此可能诱发缺血性卒中。

MCI 临床表现 主要为头痛及局灶性神经功能缺失征,如视力障碍、头痛对侧锥体束征、偏身感觉障碍及言语障碍等。神经影像学可发现脑梗死。梗死灶多位于大脑后动脉供血区。偏头痛性脑梗死预后较好。

治疗 MCI 可据可能的机制而进行干预。

7.结节性多动脉炎

结节性多动脉炎是一种原因不明的中小动脉的炎性疾患。主要病理变化为中小动脉各层的水肿、渗出,继而白细胞浸润,最后弹力纤维坏死、断裂,结缔组织增生、血管闭塞,甚至血栓形成。本病主要症状为低热、腹痛、肾损害、皮疹、心动过速、体重减轻。典型病例出现皮下结节,结节如黄豆大小,疼痛或压痛,一个或多个,沿动脉排列,或不规则地聚集在血管旁。约 7% 患者并发缺血性卒中。并发脑缺血时可出现供血动脉闭塞相应脑部的局灶性神经功能缺失征,如偏瘫、失语、偏盲,甚至锥体外系症状。结节性多动脉炎患者出现神经功能缺失症状应考虑其并发脑缺血性卒中的可能,确诊需作皮下结节或肌肉活检。治疗可用肾上腺皮质激素和(或)环磷酰胺,经此治疗5年生存率约为80%。

8.Sneddon综合征(Sneddon syndrome)

Sneddon(1965)描述了以卒中和全身网状青斑共存为特征的非炎性进行性血管病,发病可呈家族性或具遗传性,发病年龄多在40岁左右,与抗心磷脂抗体综合征可重叠出现。网状青斑可见于四肢或躯干。缺血性脑血管病多表现为广泛的白质病变和多发的皮质下腔隙性梗死。血清免疫学检测多正常(抗核抗体、类风湿因子、循环免疫复合物等)。DSA可发现中等大小动脉狭窄。皮肤血管活检对诊断具有重要价值,病理可见小动脉平滑肌呈增殖性改变,内弹力层间断性破坏。网状青斑不仅见于Sneddon综合征,也可见于胶原性血管病(结节性多动脉炎、类风湿、红斑狼疮等)、血液疾病、感染性疾病等,应注意鉴别。Sneddon综合征治疗采用肾上腺皮质激素或环磷酰胺,也可试用抗血小板药物。

9.线粒体脑肌病伴乳酸酸中毒和卒中样发作(MELAS)

本病属线粒体脑肌病常见临床分型之一(CPEO型,慢性进行性眼外肌麻痹;KSS型,眼外肌麻痹、视网膜色素变性、心脏传导阻滞及小脑症状;MERRF型,肌阵挛、癫痫、共济失调、肌无力;MELAS型,脑肌病伴乳酸酸中毒和卒中样发作),多系mtDNA之3243位A-G点突变使编码亮氨酸的tRNA发生突变所致。卒中发病机制存在两种理论,一种理论认为,神经细胞自身代谢紊乱伴继发性能量生成障碍;另一种理论认为是血管源性障碍。

(1)临床表现

本病发病年龄多于4岁~11岁,最大发病年龄可为40岁左右。无性别差异。临床常见症状为运动不能耐受,即活动后肢体无力加重,活动后头痛、呕吐。卒中样发作以缺血性卒中居多,可出现缺血脑区相应的神经功能缺失症。运动耐受性差除累及肢体外,也可累及眼外肌及构音肌。患者常有身材矮小、小脑性共济失调.智力下降、听力减退、多毛、肝功能异常、内分泌及心血管功能异常等,也可于手掌足底出现特征性丘疹样紫癜。发病年龄与预后密切相关,10岁前发病者多于18岁前死亡,10岁后发病者30岁后仍存活。

(2)实验室检查

①血、脑脊液乳酸含量增多,特别是血乳酸运动试验出现运动后乳酸水平较正常人明显升高。

②肌肉活检和肌酶谱。肌活检常规HE染色可见散在发暗肌纤维,内膜间隙扩大及深染颗粒。MGT染色可见不整红边纤维(RRF),该染色诊断价值较高。琥珀酸脱氢酶(SDH)染色血管浓染,称SDH反应性血管。NADH-TR染色可见对氧化酶阳性反应的深蓝色颗粒沉积,即线粒体聚集。电镜可见肌浆膜下和肌原纤维间线粒体呈灶性增多、形态异常,也可见晶格状包涵体。肌酶谱增高,提示肌源性肌损害。

③脑活检。脑组织呈海绵状改变,皮质呈层状坏死,即选择性损害大脑皮质第2~5层神经元,白质脱髓鞘,神经元内线粒体异常增多。

④近年采用PCR法对白细胞和尿中上皮细胞进行检测可发现tRNA基因上第3243号位核苷酸点突变。

临床上也可见到MEIAS可无症状或仅以感音性耳聋为表现的病例。

（3）神经影像学检查

头颅 CT、MRI 示：①基底节区包括苍白球、壳核和尾状核头部钙化；②以灰质及皮质下白质为中心的梗死样改变；③沿脑回走行的线状低密度或长 T1、长 T2 信号，反映皮质的层状坏死；④DSA 无血管闭塞表现。

（4）诊断及鉴别诊断

凡患者出现脑、肌肉症状，血乳酸或脑脊液乳酸升高伴卒中样发作者均应考虑 MEIAS，肌活检组化染色可见不整红边纤维（RRF）（MGT 染色）及基底节钙化、皮质梗死沿脑回呈线状分布等种种影像学改变均支持本病诊断。本病出现基底节钙化影像学表现时，需与 Fahr 病或 Fahr 综合征鉴别。出现智力低下，脑梗死等需与同型半胱氨酸血症鉴别。

（5）治疗

MELAS 的中心病理学是线粒体功能低下，以致产生能量供应不足。目前主要针对代谢途径进行治疗：

①增加 ATP 的产生。这类药物包括辅酶 Q 及其泛醌衍生物、维生素、皮质类固醇等。辅酶 Q 及其泛醌衍生物：泛醌类化合物用于治疗 MELAS 主要通过逆还原为羟化泛醌，产生的泛醌氧化还原时可使电子通过旁路传递；泛醌本身作为旁路活性氧化还原池等途径起作用。辅酶 Q 剂量为 60～50mg/d。另一种苯泛醌衍生物 Idebenone 也用于治疗 MELAS，Idebenone 剂量 90mg/d。维生素类：K 族维生素中 Vit K1 和 Vit K3 为辅 Q 的奈泛醌类似物，二者可试用于 MELAS 的治疗中，注意在妊娠期和抗凝治疗时禁用，以防止溶血性贫血出现。VitB1 为呼吸链的底物可促使 NADH 的产生，也可合并 VitB2 用于 MELAS 治疗。皮质类固醇：通过抑制磷酸酶的活性和稳定细胞膜的作用来治疗 MEIAS。注意皮质类固醇治疗 MELAS 时有药物依赖性，停药后病情可能恶化，此外在治疗中个别患者可能出现致死性酸中毒。其他药物：二氯醋酸是一种降糖药，有报道使用 12.5～100mg/d 治 MELAS，可使血、CSF 中乳酸含量减少，症状部分缓解。

②对症治疗。

③基因治疗是今后研究的方向。

10.伴皮质下梗死及白质脑病的常染色体显性遗传性脑动脉病（CADASIL）

Van Bogaert 最早描述了本病，其后 Sourander 和 Walinder 对本病在一血管性痴呆的家族中的发病情况作了详尽描述，Tourmer -Lasserve 等将其命名为 CADASIL。现已明确本病是与年轻人缺血性卒中及偏头痛样头痛密切相关的疾病，病程中反复出现脑皮质下缺血性卒中致病情呈阶梯状恶化并逐渐出现以额叶受损为特征的痴呆综合征，最终使患者存活率降低。

现已明确 CADSIL 系 Notch3 基因缺陷所致，该基因定位于染色体 19q12。此与偏瘫性偏头痛（MLH）、遗传性发作性小脑共济失调（HPCA）属等位基因。

（1）临床表现

本病平均发病年龄在 24～48 岁左右，多呈家族发病，临床上常见三大主要症状，即反复发作的皮质下梗死或 TIA、进行性血管性痴呆及偏头痛样头痛。三大主要症状在病程中出现顺序一般依次为偏头痛样头痛、皮质下梗死或 TIA 和痴呆。偏头痛样头痛是常见的首发症状，平均发生年龄在 28 岁左右。多数患者出现反复发作的皮质下梗死及 TIA。随缺血的发作次数增加,约近半数者出现进行性血管性痴呆,在痴呆病例中约半数可出现典型额叶受损的智力损害表现。除以上三大主要症状外,还可出现轻重不一的认知功能障碍、假性球麻痹、癫痫、感音性听力减退等症状,疾病晚期多有抑郁症状出现。

本病临床重要的特征是无血管疾病危险因素的存在。

(2)神经影像学

MRI 对本病诊断具有重要价值。MRI 表现为小而深、边界清晰的短 T1、长 T2 信号,提示小而深的梗死;长 T2 灶多位于白质区。病灶可大可小,对称存在,以颞前区和外囊处多见,也有人描述病灶位置常位于基底节区和脑室周白质区。小脑、脑干也可受累。无论症状是否存在,MRI 均可发现病灶。

脑血管造影多正常,一般不主张作脑血管造影。

(3)病理

白质显著萎缩及弥漫性脱髓鞘,多发小囊状梗死。腔隙可见于中央灰质、白质和脑桥。小动脉如软脑膜动脉、脑内小动脉之动脉壁增厚,可见具相对特异性非淀粉样嗜酸硅沉积物,内弹力层增厚。有人认为这种小动脉损害也可见于脊髓或其他脏器。总之,病理上本病表现为一种广泛累及脑白质、基底节穿动脉和软脑膜动脉的小动脉血管病。电镜可见脑小动脉中层和弹力层间颗粒状嗜铬物质(GEOM)。外周皮肤、肌肉也可见 GEOM,此可为确诊本病提供依据。

(4)诊断和鉴别诊断

年轻人随年龄增大顺序出现偏头痛样头痛、反复发作的皮质下梗死或 TIA 及血管性痴呆等症时应考虑到本病,MRI 在脑白质和基底节区呈现多个大小不等的短 T_1、长 T_2 信号支持本病诊断。确诊本病需作皮肤活检电镜检查,查见 GEOM。如条件允许,尽可能明确 Notch3 基因突变。本病极易与 Binswanger 病(BD)相混。BD 是一种综合征,而非独立疾病,CADASIL 可能为该综合征病因之一,BD 在临床表现、神经影像学检查与 CADASIL 极其相似。一般 BD 发病年龄多为壮年或老年,且常伴血管疾病危险因素如高血压等。

治疗上本病尚缺乏特殊治疗方法。

11.抗磷脂抗体(APLA)

APLA 是一组存在于循环血清中能与磷脂特性结合的多克隆免疫球蛋白,主要包括抗心磷脂抗体(ACL)和狼疮抗凝物(LA)。目前认为 ACL 滴度持续性升高或 IA 持续阳性为年轻人缺血性卒中的独立危险因素。抗磷脂抗体在缺血性卒中中可能的机制是其直接或通过辅助因子(β_2 糖蛋白 I,β_2GPI)与体内的血管内皮细胞、血小板及神经元中的磷脂成分发生作用,促进内皮细胞膜磷脂结构破坏,使蛋白 C 及蛋白 S 的功能降低,前列环素(PGI2)分泌减少,血小板聚集性增加,从而促进血栓形成。临床上,与抗磷脂抗体相关的缺血卒中患者以年轻女性多见。最常见的症状是不同形式的 TIA,以伴或不伴视网膜动脉、静脉闭塞、一过性黑矇最为多见。卒中样症状常见于伴有偏头痛、高脂血症和抗核抗体阳性的患者。1/3 者存在血小板减少症。患者其他血管疾病危险因素如高血压、高胆固醇血症、糖尿病等相对少见或缺如。发生缺血性卒中具有多灶性和复发性特点。除卒中外,尚有网状青斑、习惯性流产、血小板减少症、舞蹈病和心瓣膜赘生物等。治疗:(1)抑制自身免疫。包括类固醇激素、免疫抑制剂、血浆

置换和 γ-球蛋白。伴血小板减少者常需用 γ-球蛋白。（2）抗血小板。（3）抗凝剂。

12.高同型半胱氨酸血症（HHCY）

HHCY 是年轻人缺血性卒中的一个独立危险因素已被证实。HHCY 的形成机制：

（1）MTHFR 基因（即 N5,N10-亚甲基四氢叶酸还原酶基因）于 C677T 发生突变。

（2）维生素类缺乏，包括叶酸，Vit B$_{12}$ 和 Vit B$_6$ 等。维生素是同型半胱氨酸（HCY）分解代谢酶的辅酶，其缺乏可造成 HHCY。

（3）慢性肾功能不全。HHCY 可通过以下机制致缺血性脑血管疾病：①干预纤溶系统，使机体纤溶活性降低。蛋氨酸负荷试验中 HHCY 者，其 t-PA 活性降低，纤溶酶原抑制物-1（PAI-1）水平较低，血浆纤溶活性低下；②破坏血管内皮；③使血小板聚集性升高。对年轻人缺血性卒中者如无明确病因或危险因素，应作蛋氨酸负荷试验。如发现 HHCY，应考虑 HHCY 致缺血性卒中的可能。特异性的实验室检查包括蛋氨酸负荷试验后 HCY 水平测定，采用 PCR 法检测 MTHFR 基因突变。治疗可试用维生素 B$_6$、叶酸和 Vit B$_{12}$，一般使 HCY 水平降至正常的治疗时间约为 6 周至 15 周。

总之，年轻人缺血性卒中并非少见，其在病因学和危险因素与老年缺血性卒中有很大的区别。这些病因和危险因素多数可以控制，因此临床上加强对年轻人缺血性卒中的认识实有必要。应积极开展相关实验室检查，如凝血、纤溶系统指标（APTT、TT、PT、纤维蛋白原、t-PA、PAI-1、D-二聚体、AT-Ⅲ、蛋白 C 和蛋白 s 等），免疫学指标（抗磷脂抗体），分子生物学指标（PCR 法检测 MEIAS 的 tRNA 基因、CADASIL 的 Notch3 基因、HHCY 的 MTHFR 基因等），以提高对年轻人缺血性卒中的诊治水平。

第二节 脑微循环障碍

一、概述

微循环系指器官和组织内的血流和淋巴循环，目前主要研究的是微血液循环，它是介于微动脉和微静脉之间的循环。各器官的微血管从表面上看似乎是完全相似的功能，但实际上它们的构型、结构、功能各有独特的标志，它们的血管壁内皮细胞、基底膜以及平滑肌细胞的反应性各不相同。

脑的微循环由管径 $200\mu m$ 以下的微动脉、毛细血管和小静脉的血管网所组成，主要功能是调节脑血流量、运输氧及营养物质并排除代谢产物。血脑屏障是脑微循环的一个重要结构特点，除了具有一般微循环的功能外，还具有阻止毒性物质进入脑组织，防止体循环内的神经递质和激素的影响，维持脑内水电解质平衡等作用。

二、脑微循环的解剖及功能特点

脑组织代谢率极高，其耗氧量在安静时约占全身耗氧量的 20％，正常安静时脑血管流量约占心输出量的 13％，而脑组织又不能贮存能量，就必须从连续不断的血液中得到能量。从而决定了脑具有包括微循环在内的丰富的血循环系统，每立方厘米脑组织（约 100000 个神经元）约有 1000cm 的毛细血管网，灰质内的毛细血管密度明显高于白质。而且灰质的毛细血管壁比白质的要薄。这些毛细血管网与两端的微动脉、微静脉构成了许多动静脉柱——微循环的基本形式,它们沿皮质表面向脑室周围血管丛呈垂直走行。

穿行于脑实质的小动脉在中枢神经系统内血管反应性最活跃,参与脑血供的调节。脑微循环受局部体液(包括缺氧、二氧化碳过高、局部温度)、脑血管自动调节及神经等多种因素的调节,尤其是 CO_2 过高起主要调节作用。

脑实质内小动脉在老年时发生伸展、延长、弯曲,可有螺旋状,并有血窦形成。较大的微动脉及脑内和脑外的动脉均有中层纤维化,并失去弹性。这些变化从 55 岁以后逐渐加重。微循环的变化更加重要,在老化过程中,白质的毛细血管壁逐渐变薄直至与灰质相等;白质的脑血流量不受年龄影响,而灰质的脑血流量随年龄增加而减少。

三、脑微循环障碍与疾病的关系

脑微循环障碍在许多脑疾病的发生发展中起很大作用,它既可以是疾病的起病因素,如皮质下动脉硬化性脑病;又可以是疾病的结果,这种结果又能反过来加快疾病的病程,如脑梗死、脑出血、脑外伤等。许多因素可以引起脑微循环障碍,如微血管壁病变、高血液黏度、红细胞的变形能力减弱、红细胞压积升高、血浆纤维蛋白原的增高、血压的明显下降等等,动物实验证明,改善这些因素就可改善脑的局部血流量,缩小脑梗死的范围;临床上通过测定患者的 rCBF 也证实了这点。

四、皮质下动脉硬化性脑病

皮质下动脉硬化性脑病(SAE)是一种独立的疾病或脑血管病的一种类型,目前还无定论,所以尚无明确的定义。

1.临床表现

本病好发于 55～75 岁,男女均等,呈急性、亚急性或慢性起病,然后在 5～10 年以缓慢进展,中间可有一定的平稳或缓解。以缓慢出现的精神障碍以及失语、偏瘫、偏身感觉障碍、偏盲、假性球麻痹等表现为特征。还可以出现震颤、肌张力增高、舞蹈症等锥体外系症状及小脑性共济失调症状。

2.病因

(1)高血压

大多数学者认为高血压是腔隙状态的重要原因,长期和严重增高的血压可使穿动脉发生变性,导致深部梗死和白质病灶。动物实验中已经证实高血压可破坏血脑屏障,增加血管的通透性。

(2)淀粉样血管病

(3)常染色体显性遗传的脑血管病合并皮质下梗死和白质脑病(CADASIL)

发病家族的基因连锁研究证实,病变基因位点在常染色体 19 q12。发病年龄 40～60 岁,血压基本正常,主要表现为轻重不同的卒中发作、偏头痛样的头痛发作和进行性痴呆。头颅CT 或 MRI 检查可见与皮质下动脉硬化性脑病一样的深部梗死和广泛的白质病灶。病理检查可见病变主要累及脑小动脉,内膜下纤维增生和透明变性,使动脉壁增厚,管腔狭窄。

(4)皮肤弹性假性黄色瘤

为一种常染色体隐性遗传病。

（5）其他

包括糖尿病、高脂血症、真性红细胞增多症及其他原因所致的血液的高凝状态等。

3.病理

病变主要累及大脑和小脑半球的白质，脑沟和脑回外观基本正常，胼胝体明显变薄，脑室扩大。在基底节、丘脑、脑桥和小脑白质内可见多发性腔隙性梗死灶。

光镜下可见基底节、丘脑、脑桥和侧脑室周围白质内散在分布的坏死病灶，伴有少突胶质细胞减少和星形胶质细胞增生。髓鞘染色可见放射冠—半卵圆中心及脑室周围白质广泛、对称性的脱髓鞘改变，损害最重的依次是额叶、颞叶、顶叶、枕叶。血管病变主要是脑中线结构内的深穿动脉的动脉壁增厚和玻璃样变，内膜纤维增生，外膜纤维化以及内弹力层断裂。

4.实验室检查

头颅 CT 显示侧脑室周围、放射冠和半卵圆中心散在的斑片状低密度灶；基底节、丘脑、脑桥及小脑可见多发性腔隙状态；脑室扩大，脑沟增宽，呈轻度脑积水改变。

MRI 检查显示侧脑室深部及半卵圆中心白质散在的 T1 加权像低信号、T2 加权像高信号病灶，无占位效应；有脑萎缩改变。

5.诊断和鉴别诊断

中老年有高血压、动脉硬化、糖尿病、高脂血症等危险因素存在，出现慢性进展性痴呆和偏瘫、失语、小脑性共济失调、帕金森综合征、假性球麻痹等表现，头颅 CT 及 MRI 显示脑室周围、半卵圆中心、基底节、小脑等有散在病灶，除外其他类型的白质脑病。符合上述条件可考虑本病。本病应与其他病因所致白质低密度的疾病鉴别。

6.治疗

治疗原则为控制危险因素、改善脑循环尤其是微循环、降低血黏度、维持凝血纤溶平衡及神经保护治疗。

7.预后

本病自然病程 1～2 年，平均生存期 5 年。

第三节　颅内静脉和静脉窦血栓形成

一、概述

由于诊断技术手段的限制，很长时期对颅内静脉和静脉窦血栓形成的认识不足，依靠尸检病理发现对于临床表现的回顾性分析往往只能对病情十分严重的病例有所认识，据此而积累的经验对病理改变不是十分严重病例的临床诊断未能起到很大的作用，因此颅内静脉和静脉窦血栓形成的临床检出率较低。随着诊断技术的进步，血管造影和 CT 应用于临床，特别是 MRI 在临床的普及，对颅内静脉和静脉窦血栓形成加深了认识，并促进了治疗学的进步。

硬脑膜窦和脑静脉组成颅内静脉系统。脑内汇入静脉的毛细血管血液，通过脑表面和内部的静脉离开脑，引流至硬脑膜窦，窦内血液可经颈内静脉、头臂静脉和上腔静脉回到心脏，小部分血液经由椎管的静脉丛或由硬脑膜窦内流经颅骨板障静脉和头皮静脉再回到心脏。

　　颅内大的硬脑膜窦(或静脉窦)主要有 5 个:(1)上矢状窦:位于大脑镰的上缘,前始自额骨的鸡冠,向后在枕内粗隆处与侧窦相沟通,接收大脑上静脉分支的血液(即半球背外侧面和内侧面血液),并在脑脊液重吸收过程中起着重要作用。(2)下矢状窦:位于大脑镰下缘的后半部,在小脑幕处与直窦相通。(3)直窦:位于大脑镰与小脑幕连接处,接收来自下矢状窦、小脑上静脉和大脑大静脉的血液,向后与上矢状窦的后端融合而称窦汇。(4)侧窦:位于枕内粗隆两侧,围绕颞骨乳突而呈乙字形(该处又称乙状窦),与颈内静脉沟通。(5)海绵窦:位于蝶鞍两侧,内部结缔组织似海绵状,有颈内动脉和数支脑神经由此通过。接收眼静脉、蝶顶窦、大脑中静脉和下静脉的血液,并与岩上、下窦相通,将血液导入颈内静脉。两侧海绵窦环绕垂体相通呈环状,称环窦。

　　脑部静脉由脑外静脉和脑内静脉组成。脑外静脉引流大脑皮质和皮质下白质以及基底节和丘脑下半部血液,主要有:(1)大脑上静脉:由大脑背上静脉和大脑内上静脉组成,分别引流大脑半球凸面背侧和大部分内侧面的血液,均汇入上矢状窦。(2)大脑下静脉:引流大脑半球凸面下部以及颞叶和枕叶外侧底部的血液,汇入侧窦。(3)大脑前静脉:引流眶叶、额叶内侧和胼胝体嘴侧的血液,汇入直窦。(4)大脑中静脉:分为深、浅两支。深静脉引流侧裂内各脑回的血液,浅静脉引流侧裂周围脑回以及额叶外侧面和眶叶外侧脑回的血液。浅静脉汇入海绵窦,深静脉汇入 Rosenthal 基底静脉。深浅静脉相互吻合。(5)大脑后静脉和 Rosenthal 基底静脉:大脑后静脉接收距状区血液;Rosenthal 基底静脉接收大脑中静脉血液,向后与大脑后静脉和大脑内静脉汇聚成大脑大静脉(Galen 静脉),汇入直窦。脑内静脉引流大部分白质以及基底节和丘脑上半部的血液,它们穿过深部白质走向侧脑室壁,在壁内形成吻合支并与丘纹静脉相连,额叶内侧的白质静脉向后加入透明隔静脉。丘纹静脉向前走行在室间孔处与透明隔静脉和脉络丛静脉汇合,形成大脑内静脉。大脑内静脉再向后与 Rosenthal 基底静脉和大脑后静脉汇合成 Galen 大静脉,小脑背内侧静脉也汇入此静脉,最后汇入直窦。

　　如果颅内静脉或静脉窦内血栓形成使静脉回流受阻,引流区域内的小静脉和毛细血管就会淤血,导致脑组织水肿、梗死和/或出血,静脉系统阻塞所导致的脑梗死常为出血性梗死。静脉的入窦口处血栓形成是发生阻塞的必要条件,仅局限于窦内的血栓可不产生临床症状,脑静脉血栓多由窦血栓扩展而形成,单纯脑静脉血栓形成少见。

二、临床表现

1.上矢状窦血栓形成

　　上矢状窦血栓形成产生的临床症状和体征取决于血栓形成的速度和静脉系统受累及的范围。上矢状窦血栓形成导致脑静脉内压升高、脑脊液回吸收障碍,造成颅内压升高,患者早期表现颅内高压的症状和体征,如:头痛、呕吐和视盘水肿。假如血栓扩展至皮质表浅静脉,患者脑水肿加重,可发生脑梗死和/或脑出血而呈现相应于病灶部位的症状和体征,如:局部或全身性痫性发作,肢体肌无力或感觉障碍,视力减退,失语,并可出现不同程度的意识障碍。如果血栓形成较快、累及范围较宽,上述症状可很快发生并同时存在。也有少数患者血栓进展较慢、累及部位局限,在临床上仅表现轻微头痛而无任何阳性体征。大部分上矢状窦血栓形成患者病情进展速度和临床症状严重程度介于上述两个极端之间。

　　上矢状窦血栓形成漏诊的主要原因是由于临床医师对于本病没有足够的重视。上矢状窦血栓形成在临床上无特殊的症状和体征，相应的症状又往往被原发疾病的症状掩盖，临床医师接诊患者时很难首先考虑到本病。如果患者处于产褥期，或长期服用避孕药，或有 Behcet 病史，而临床表现逐渐加重的头痛，局部或全身性痫性发作，肢体瘫痪或感觉障碍等局部脑损害的症状，不同程度的意识障碍，应考虑上矢状窦血栓形成的可能性。新生儿有窒息缺氧、脱水或头部外伤的病史，当出现痫性发作时，也应怀疑上矢状窦血栓形成。可由 MRI 或 MR 静脉造影或数字减影血管造影证实。

2.侧窦血栓形成

侧窦血栓形成可波及邻近的静脉窦或引流静脉，邻近的静脉窦血栓形成也可扩展至侧窦。侧窦血栓形成多首先表现颅内高压的症状和体征，严重者可有不同程度的意识障碍。如血栓波及大脑下静脉，患者可有眩晕、耳鸣和平衡障碍，也可有局部痫性发作、病灶对侧中枢性面瘫和上肢瘫或偏侧肢体瘫痪，可有病灶同侧肢体的小脑性共济失调。如累及脑内静脉，可造成半球深部白质、基底节和丘脑等处的血液回流障碍，在基底节区发生梗死或出血性梗死而表现相应的症状和体征。侧窦血栓形成可继发于中耳炎、乳突炎、咽炎、扁桃体炎或邻近头皮感染，具有这些病史的患者出现前述症状时更应重视鉴别诊断。MRI 或 MR 静脉造影可确诊。

3.海绵窦血栓形成

海绵窦血栓形成可造成眼静脉回流障碍，眼眶内淤血、液体渗出，经过海绵窦的Ⅲ、Ⅳ、Ⅵ对脑神经和第Ⅴ对脑神经眼支受损害，从而表现球结膜水肿、眼球突出和眼肌麻痹，常有眶部和眶后疼痛，可有眼底静脉淤血和视盘水肿，视力一般不受影响。病初可先为一侧受损，多数患者在数日内波及对侧。严重者可有脑膜炎性改变，呈现脑膜刺激征。

海绵窦血栓形成多为邻近的局部感染造成。面部"危险三角"的皮肤感染可经眼静脉，中耳感染可经岩窦，牙龈、上颌窦、咽部和扁桃体感染可经翼静脉丛或颈静脉丛，最后波及海绵窦引起炎症性血栓形成。蝶窦炎症可直接侵及海绵窦。

三、诊断

有相当多的颅内静脉和静脉窦血栓形成患者仅有颅内压升高的临床表现，容易误诊为颅内高压或假脑瘤综合征，在做出最后诊断前须行影像学检查确定。当病情进展较快、存在较严重的颅内高压时，可有不同程度的意识障碍，须与脑炎、脑膜炎相鉴别。当患者表现局部脑损害的症状和体征时，应注意脑损害范围是否与某脑静脉引流区域相吻合，此外颅内静脉和静脉窦血栓形成患者在局灶脑损害症状出现前往往有颅内高压表现。患者表现急性卒中而有下述临床特点应考虑到颅内静脉和静脉窦血栓形成：(1)双侧大脑半球上部或丘脑的梗死或出血；(2)表现出血性梗死而其部位与任一动脉分支分布范围不相吻合；(3)较持续的癫痫发作；(4)病史中有导致颅内静脉和静脉窦血栓形的危险因素存在；(5)卒中前有较突出的、持续数日的头痛。海绵窦血栓形成有特殊的症状和体征，如眼球突出、球结膜水肿和眼肌麻痹，诊断较容易。

影像学检查，特别是 MRI 对临床确诊颅内静脉和静脉窦血栓形成有非常重要的价值。颅脑 CT 扫描可排除颅内其他病变，如肿瘤、动脉性梗死或出血等，但对确定颅内静脉和静脉窦血栓形成的价值不大。数字减影血管造影静脉相可显示静脉窦部分或完全缺损而作为静脉窦血栓形成的诊断依据。然而须注意，有部分正常人可存在上矢状窦前部或一侧副窦的发育不良。上矢状窦后部、深部静脉窦和多个静脉窦的不显影可确诊静脉窦血栓形成。MRI 检查优于血管造影,因其不仅可观察到静脉窦内血流的中断,还可直接观察到栓子以及颅内其他变化,应作为疑诊颅内静脉和静脉窦血栓形成患者的首选检查。

四、病因

颅内静脉和静脉窦血栓形成的病因有:感染、炎症、静脉窦结构损伤、血液系统疾病、混合性因素和原发性。由于抗生素的应用,感染引起的颅内静脉和静脉窦血栓形成的发病率有所降低。然而,仍应注意检查患者头面部皮肤、咽部、鼻部和耳部,以除外局部感染引起的静脉和静脉窦血栓形成。面部蜂窝组织炎或蝶窦炎症的扩散仍是海绵窦血栓形成的最常见病因。炎症性因素包括结缔组织疾病(如系统性红斑狼疮)、Behcet 病和类肉瘤病等。通常颅内静脉和静脉窦血栓形成的症状出现于上述疾病症状之后,但也有颅内静脉和静脉窦血栓形成作为首发症状的病例报道。头部外伤和颅内手术是导致颅内静脉窦损伤的主要因素。其他一些因素,如肿瘤、脑膜癌瘤病和蛛网膜囊肿等也可导致静脉窦结构受损。产后、妊娠或长期口服避孕药引起的血液高凝状态是导致妇女发生颅内静脉和静脉窦血栓形成的最常见原因。其他原因引起的血液高黏滞状态也可能导致颅内静脉和静脉窦血栓形成。严重脱水,心功能衰竭和婴儿窒息等是导致颅内静脉和静脉窦血栓形成的混合性因素。部分病例可能查不出明确病因。

五、治疗

1. 原发疾病的治疗

2. 对症处理

3. 抗凝和溶栓治疗

(1)肝素抗凝治疗。

以往对肝素抗凝治疗本病存在很大的争论,集中在肝素抗凝治疗是否会诱发或加重脑出血。近年许多研究表明,肝素抗凝治疗可大大降低颅内静脉和静脉窦血栓形成患者的死亡率,对于存在或不存在颅内出血的患者均是如此。有的研究者认为,静脉性出血性梗死不应作为肝素抗凝治疗的禁忌证,因为静脉阻塞后由于静脉高压导致毛细血管淤血而发生渗出性出血,肝素可阻止血栓进展、改善静脉引流、降低毛细血管内压,不会加重出血,甚至可能减轻出血。目前一般认为,除大量的脑叶出血、严重的脑水肿和蛛网膜下隙出血,对颅内静脉和静脉窦血栓形成患者应采用肝素抗凝治疗,疗程一般为 3～5d。

(2)华法林抗凝治疗。

应在肝素治疗的第二天开始使用,疗程持续数月或至高凝状态改善。

(3)降纤溶栓治疗。

可采用尿激酶、蛇毒制剂或重组纤溶酶原激活剂等治疗。存在颅内出血者禁用降纤溶栓治疗。

使用抗凝和溶栓治疗应注意掌握禁忌证,定时复查各项凝血指标,防止并发症的发生。

第四节　血管性痴呆

一、概述

血管性痴呆(VD)在欧洲和美国是仅次于阿尔茨海默病(AD)的第二位常见痴呆,在亚洲和许多发展中国家 VD 的发病率超过 AD。流行病学研究表明,VD 的发病率随年龄而直线上升,且国家之间有很大差异。我国 65 岁以上老年人中痴呆发病率为 3.9‰,VD 占 68.5% 而居首位。卒中后痴呆的发病率为 31.8%.而卒中相关的痴呆和第一次卒中后痴呆者分别为 28.4% 和 28.9%。引起 VD 的主要危险因素是高血压、糖尿病、心脏病和卒中等。

二、临床表现与临床分型

1.临床表现

VD 突出的症状是记忆力减退和性格改变。记忆力减退以近记忆力减退明显,远记忆力相对保持完好,随病情进展可出现定向力障碍、思维贫乏、反应迟钝、情感淡漠、不关心外界事物等;性格异常可表现为多疑、妄想、虚构、不拘小节、幼稚行为等。多发性脑梗死性痴呆(MID)由于反复多次的脑梗死而引起局灶性神经症状和体征,可有言语障碍、肢体活动障碍、脑神经损害、假性延髓麻痹等。

2.VD 的临床分型

(1)多发梗死型痴呆:患者有多次卒中病史,脑内存在多个大梗死病灶,临床表现除痴呆症状和体征外,常伴有偏身的感觉和运动障碍,头颅 CT 或 MRI 可见多灶的梗死灶,通常容易被确认。

(2)单个重要部位梗死型痴呆:病灶多见于角回、丘脑和海马,临床可表现为急性起病的痴呆,患者可以只表现为痴呆,而没有感觉和运动障碍,部分患者可伴有失认、失用和失记忆等神经心理障碍。

(3)多发皮质下腔隙梗死型痴呆:患者多数有长期高血压病史,起病形式隐匿或缓慢,临床表现除痴呆外,可伴有感觉障碍、运动障碍、共济失调、假性延髓麻痹和手笨拙讷综合征等,头颅 MRI 可见脑室和基底节旁数个腔隙梗死灶。

(4)皮质下动脉硬化性脑病(Binswanger disease):患者多缓慢起病,主要表现为全面的脑功能衰退,临床上有脑动脉硬化的症状和体征,CT 或 MRI 显示脑室周围白质病灶。

(5)混合型痴呆:上述 VD 亚型两型或两型以上的混合型。

(6)出血型痴呆:脑出血后患者出现痴呆。

(7) VD 合并 AD:阿尔茨海默病和血管病共同所致的混合性痴呆占痴呆患者的 8%～10%。验至少 3 位数字表现为辅助记忆障碍,间隔 5 min 后不能复述 3 个词或 3 件物品名称。

(2)长期记忆障碍:表现可以是不能回忆本人的经历或一些常识。

2.认知功能损害至少具备下列一项

(1)失语:除经典的各类失语症外,还包括找词困难,表现为缺乏名词和动词的空洞语言;类比性命名困难,表现在 1 min 内能说出动物的名称数,痴呆患者常少于 10 个,且常有重复。

（2）失用：包括观念运动性失用。

（3）失认：包括视觉和触觉性失认。

（4）抽象思维或判断力损害：包括计划、组织、程序及思维能力损害。

B.上述两类认知功能障碍明显干扰了职业和社交活动，或与个人以往相比明显减退。

C.不只是发生于谵妄的病程之中。

D.上述损害不能用其他精神及情感性疾病来解释。

DSM-Ⅳ-R定义的痴呆是一种以发生包括记忆障碍和至少有下列多发性认知缺陷之一：失语、失用、失认或执行功能障碍。此种缺陷要严重到足以影响其职业和社交功能，或先前功能水平较高，现在明显下降。

（二）Ⅷ诊断标准

根据美国加利福尼亚州 Alzheimer 病诊断和治疗中心（AD-DTC）血管性痴呆诊断标准、英国国家神经病学障碍与中风研究所（NINDs/AIREN）制订的 VD 诊断标准、判断 VD 三种诊断标准的比较和 Hachinski 缺血指数做出Ⅷ的诊断。

表 ADDTC 血管性痴呆诊断标准

A.缺血性血管性痴呆的临床诊断必须具备下列条件：

（1）痴呆（符合痴呆的诊断标准）；

（2）两次或多次缺血性卒中病史、神经系统体征和/或神经系统影像学检查证据，或 1 次卒中伴有与痴呆的发生有明显相关资料；

（3）1 次或多次小脑以外梗死的证据（CT 或 MRI）；

B.支持缺血性血管性痴呆诊断的证据：

（1）有已知影响认知功能脑区的多发性梗死；

（2）有多次发作的 TIA 病史；

（3）有脑血管病危险因素的病史（如：高血压、心脏病、糖尿病）；

（4）Hachinski 缺血程度评分≥7；

c.与缺血性血管性痴呆有关，但尚需进一步研究的临床表现：

（1）早期出现步态障碍和尿失禁；

（2）与年龄不符的脑室周围及深部白质的病变（MRI）；

（3）脑电图显示局灶性改变；

D.与缺血性血管性痴呆诊断关系不大的临床表现：

（1）症状进展缓慢；

（2）错觉、精神病、幻觉、妄想；

（3）癫痫发作；

E.不支持缺血性血管性痴呆的临床表现：

（1）经皮质性感觉性失语，不伴神经系统影像学检查中相应的局灶性损害；

（2）认知紊乱但无明确的神经系统症状和体征。

VD 的诊断标准：

（根据 NINDS/AIREN1993 年制订的 VD 诊断标准）

临床很可能标准：

(1)通过临床及神经心理学检查有充分证据证明有痴呆,同时排除了由意识障碍、谵妄、神经症、严重失语及全身性疾病或脑变性疾病(AD)所引起的痴呆。

(2)有脑血管病的证据：

①临床证明有脑血管病所引起的局灶性体征,如：偏瘫、中枢性舌瘫、病理征、偏身失认、构音障碍等；

②CT 或 MRI 证实有脑血管病的表现:多发性脑梗死和腔隙性脑梗死；

天平法鉴别 VD 和 AD

VD	AD
自知力保持较久	智能呈全面性衰退
局限陛神经症状	人格改变明显,进展快
起病快,阶段性恶化	情感衰退,关心兴趣缩窄
高血压、动脉硬化史	记忆力障碍突出
言语障碍明显	遗忘逐渐发展史
感情脆弱,哭笑更迭	发病慢,呈进展性
人格改变轻,相对缓慢	无神经系定位体征
智能呈斑片状衰退	早起丧失自知力

注:表中各项凡不存在者计 O 分,存在者计 1 分,症状明显者计 2 分,计总分后天平左倾者为 VD,倾向右者为 AD,接近水平者为混合型。

四、病因及发病机制

(一)病因

目前尚不知道发生 VD 的危险因素是否不同于卒中患者中已发现的那些因素,但卒中和年龄增长是发生 VD 最重要的危险因素,卒中自身增加了 9 倍患痴呆的危险性。增加发生 VD 危险性有关的因素还包括:糖尿病、心肌梗死史、高血压、白质病变、脑萎缩、低教育水平等。VD 危险因素多,有些危险因素如高血压、糖尿病、心脏病等是可以治疗或缓解的,这对预防 VD 的发生具有重要意义。

(二)发病机制

1.多发性梗死

多发性梗死性痴呆患者的脑研究显示,梗死灶可在脑皮质、皮质下区域,更常见的是皮质和皮质下同时梗死。多发腔隙性梗死也能引起痴呆,其特点是病灶常常是多发的,多见于壳核、尾状核、视丘、脑桥、内囊和白质内,腔隙大者直径 1.5～2.0cm,小者直径 3～4mm。皮质下痴呆与皮质性痴呆的临床表现有所不同（见下表），皮质下痴呆的患者通常表现为精神运动迟缓、注意力不集中、犹豫不决、精神不振等体征；皮质梗死性痴呆常常表现为记忆缺失、失语、失用、失认等皮质功能障碍的体征。腔隙性梗死常与大脑白质缺血相关，这两种情况通常见于高血压患者。

表　皮质性痴呆与皮质下痴呆的特点

特征	皮质性痴呆	皮质下痴呆
失语、失用、失认、失定向	有	无
记忆	遗忘（记忆障碍）	健忘（回忆障碍）
认知能力	重度受损（不能胜任工作，社交及经济活动受限）	轻中度受损（思维缓慢，解决问题能力下降）
人格	丧失	保持
情感	欣快、易变	淡漠、抑郁
构音障碍	无	有
姿势、步态异常	无	有
运动速度	正常	缓慢
病理改变部位	额、顶、颞、枕叶皮质等	基底节、丘脑、脑干等
CT 及 MRI	弥漫性脑萎缩、脑室扩大	皮质下局灶受损
PET	皮质糖利用减少	皮质下糖利用减少

2.单个重要部位的梗死

脑的重要部位发生单个梗死也可产生血管性痴呆，常见的重要部位包括角回、丘脑，其他重要脑区域还有尾状核、苍白球和海马区。角回梗死表现为急性发作的言语困难、视空间定向力障碍、失写、记忆丧失。丘脑痴呆时出现嗜睡症、眼肌麻痹、情感淡漠及迟钝，同时有记忆丧失。

3.白质缺血（Binswanger 病）

白质缺血是产生血管性痴呆最常见的发病机制。自从 CT 被引入临床，白质低密度比以前更常见，MRI 在显示白质损害方面比 CT 更敏感。病理学上，白质低密度代表了脱髓鞘区域或这些区域发生了反应性神经胶质增生、玻璃样变或纤维化，以及血管壁增厚的动脉硬化同时伴随着白质内小动脉和穿过白质内的小动脉管腔狭窄，这种病理改变切断了皮质与皮质下中枢之间的不同纤维联系而引起痴呆。

(三)形态学分型

血管性痴呆的形态学分型,见下表。

五、治疗

1.预防性治疗

VD是可治疗和预防的疾病,它是迄今为止唯一的一种可以预防的痴呆类型。对VD最关键的治疗是预防卒中的发生,而预防的关键在于控制引起VD发生的危险因素,如高血压、糖尿病、高血脂、肥胖、吸烟、高盐饮食、高凝状态等。因此,治疗应包括降低血压、治疗糖尿病、降低血脂、减肥、戒烟、低盐饮食、口服阿司匹林改善高凝状态、饮食控制、加强锻炼等。

通过控制高血压可预防MID的发生。治疗收缩型高血压(收缩压高于21.33 kPa,舒张压低于12.67 kPa)比治疗收缩—舒张型高血压(收缩压高于21.33kPa,舒张压高于12.67kPa)更为重要,伴有高血压患者的认知功能改善与收缩压控制有关,当收缩压控制在18kPa~20kPa之间时认知功能稳定,若低于此水平认知功能则下降。

血管性痴呆的形态学分型

经典型多灶脑梗死痴呆(MID)

大血管供应区,尤其是大脑中动脉,大脑中动脉加大脑后动脉等供血范围内的皮质和皮质下白质以及基底节区散在多发性大梗死灶,多累及双侧的大脑半球

关键性梗死型痴呆(SID)

大和中等大小的梗死/缺血灶位于重要的脑功能区:丘脑(大脑后动脉之丘脑穿通支);海马(大脑后动脉)、角回及颞叶底面(大脑前动脉);双侧大脑半球或主侧半球

小血管病型痴呆(SMVD)

(1)Binswanger皮质下动脉硬化性脑病(皮质下白质脑病)

基底节区及大脑半球白质内多发小梗死灶而大脑皮质保留

(2)多发腔隙状态

多发小梗死灶(1.5cm直径);基底节、大脑半球白质、脑桥基底部多发出血灶或小梗死瘢痕

多发皮质—皮质下小梗死灶(混合性脑病)

(3)皮质颗粒萎缩

一侧或双侧大脑半球在大脑前动脉和大脑中动脉交界区多发小出血灶或梗死瘢痕

阿司匹林具有抗血小板聚集的作用,同时它可以改善患者的认知水平,有效预防卒中的发生。阿司匹林的推荐剂量一级预防为160~300mg/d,二级预防为300mg/d,160mg/d以下无抗血栓作用。

2.改善认知功能的药物

传统改善认知功能的药物有脑血管扩张剂、中枢神经兴奋剂等,但疗效均不显著。近年来对以下药物有较多报道。

(1)益智药

脑复康是益智药的代表,近年来又推出不少其他同类药物,如 Oxiracetam、Pramirscetsm、Anaracetam、Etiracetam、Vincamine 和海得琴等。Schneider 等复习 151 篇用海得琴治疗痴呆的临床研究文献,对符合随机、双盲、安慰剂匹配对照、数据统计完善、患者符合痴呆诊断标准的 47 篇文献进行统计,发现海得琴治疗痴呆的疗效优于安慰剂,海得琴对患者的临床脑功能测定和各项神经心理测验均有改善,改善患者行为优于认知功能,对 VD 患者的疗效优于 AD 患者。海得琴推荐剂量为 4mg/d 或更大。

(2)与神经递质有关的药物

VD 的发生与脑内神经递质的异常有很大关系,其中胆碱能系统尤为重要。胆碱能假说认为中枢胆碱系统功能的下降导致了认知功能受损,痴呆患者的认知功能受损程度和乙酰胆碱酯酶(AchE)的活性相对增高及 Ach 合成减少呈正相关,而且胆碱能系统在认知功能的恢复中也起重要作用。Tacrme 是美国第一个公认治疗痴呆的药物,它是一种可逆性抑制剂,常和卵磷脂合用治疗痴呆。Knapp 对 663 例痴呆患者进行 30 周双盲研究,认为 Tacnne 可改善痴呆患者的认知功能,并且具有显著的剂量依赖性,长期疗效也较好。

(3)神经肽及兴奋性氨基酸(EAAs)受体拮抗剂

近年来神经肽的研究给痴呆的治疗带来了新的希望,较目前其他治疗似更有发展前景。研究较多的药物有 AVP、ACTH 及其衍生物和神经生长因子(NGF)。NGF 存在于体内所有组织中,在脑中又以海马和大脑皮质含量最高,它可以促进神经细胞的生长,改善认知功能障碍,故可以治疗痴呆。EAAs 如谷氨酸、甘氨酸参与缺血性脑损害过程,而 EAAs 拮抗剂则可能成为临床治疗 VD 的有效药物。

3.心理治疗

对痴呆的非药物治疗已受重视,并被证实是有效的。在心理治疗中最常用的是行为疗法,它的理论基础是操作性条件反射,即人的一切行为都是习得的反应模式,非适应性行为可以通过学习模式改变。操作性学习模式已成功地应用于有行为障碍的痴呆患者中。成功的行为治疗主要在于对靶行为的了解及对正常行为发生的前驱及后果的分析。治疗步骤包括:(1)确定要改变的行为;(2)确定非条件刺激;(3)确定行为的强化因素;(4)更换强化物以减少不良行为;⑤鼓励新行为,间断性强化使新行为持久。

支持疗法,如环境支持对于痴呆患者也很重要,环境支持包括提供机会使患者感受快乐和爱,减少抑郁和困惑,包括:(1)将物体放在患者熟悉的固定地方,减少患者的慌乱;(2)提供单通道信息及正确信息;(3)不断观察患者独立行为的安全性,阻止不希望的行为;(4)调整患者的工作以符合其能力,并使他们在最佳时刻工作。

参考文献

[1]朱晓峰,朱长庚.钙调控与癫痫.国外医学神经病学神经外科学分册,1997,24(4):181-184.

[2]Marshall D.Coldin.外科患者的监护.鲁泽清,张延龄译.北京:人民卫生出版社,1988:43-83

[3]樊寻梅,何庆忠.实用急救与危重症抢救技术.北京:人民卫生出版社,2000:99-121.

[4]苏鸿熙.重症加强监护学.北京:人民卫生出版社,1996:206-227.

[5]佘守章.临床监测学.广州:广东科技出版社,1997:1-17.

[6]王一山.实用重症监护治疗学.上海:上海科学技术文献出版社,2000:151-186.

[7]王朋霄,薛波.新编危重症监护治疗技术.济南:山东科学技术出版社,2001:92-154.

[8]江学成.危重疾病严重程度评分临床应用和意义.中国危重病急救医学,2000,12(4):195.

[9]孟新科,邓跃林.APACHE评分系统的研究及展望.中国急救医学,2001,21(7):430.

[10]冯文明.APACHE11评分法对急性重症胆管炎的评估价值.中国现代医学杂志,2000,10(3):55

[11]黄文庆,张孟贤,王江桥,等.APACHEm评分对危重患者病情预后评估的价值.中国危重病急救医学,2000,12(11):694.

[12]陈清棠.脑卒中患者临床神经功能缺损程度评分标准(1995).中华神经科杂志,1996,29:381

[13]张国瑾,赵增荣.国外脑血管疾病研究进展.北京:中国医药科技出版社,2000:301

[14]王文昭,邵福源.脑缺血与线粒体异常.国外医学脑血管疾病分册,1999,7(6):262-265.